系統看護学講座

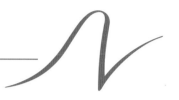

専門基礎分野

薬理学

疾病のなりたちと回復の促進 3

吉岡　充弘　元北海道大学大学院医学研究院教授

泉　　　剛　北海道医療大学薬学部教授

井関　　健　北海道大学名誉教授

横式　尚司　市立札幌病院循環器内科部長

菅原　　満　北海道大学大学院薬学研究院教授

医学書院

発行履歴

1968 年 2 月 1 日	第 1 版第 1 刷		1992 年 1 月 6 日	第 8 版第 1 刷	
1971 年 9 月 1 日	第 1 版第 9 刷		1996 年 2 月 1 日	第 8 版第 7 刷	
1972 年 2 月 1 日	第 2 版第 1 刷		1997 年 1 月 6 日	第 9 版第 1 刷	
1975 年 1 月 15 日	第 2 版第 6 刷		2000 年 2 月 1 日	第 9 版第 5 刷	
1976 年 1 月 15 日	第 3 版第 1 刷		2001 年 1 月 6 日	第 10 版第 1 刷	
1979 年 2 月 1 日	第 3 版第 4 刷		2004 年 1 月 6 日	第 10 版第 5 刷	
1980 年 2 月 1 日	第 4 版第 1 刷		2005 年 2 月 15 日	第 11 版第 1 刷	
1982 年 8 月 1 日	第 4 版第 4 刷		2008 年 8 月 15 日	第 11 版第 6 刷	
1983 年 1 月 6 日	第 5 版第 1 刷		2009 年 1 月 15 日	第 12 版第 1 刷	
1984 年 2 月 1 日	第 5 版第 2 刷		2013 年 2 月 1 日	第 12 版第 6 刷	
1985 年 1 月 6 日	第 6 版第 1 刷		2014 年 1 月 6 日	第 13 版第 1 刷	
1987 年 2 月 1 日	第 6 版第 4 刷		2017 年 2 月 1 日	第 13 版第 4 刷	
1988 年 1 月 6 日	第 7 版第 1 刷		2018 年 1 月 6 日	第 14 版第 1 刷	
1991 年 4 月 1 日	第 7 版第 5 刷		2021 年 2 月 1 日	第 14 版第 4 刷	

系統看護学講座　専門基礎分野

疾病のなりたちと回復の促進[3]　薬理学

発　　　行　2022 年 1 月 15 日　第 15 版第 1 刷ⓒ
　　　　　　2024 年 2 月 1 日　第 15 版第 3 刷

著 者 代 表　吉岡充弘

発 行 者　株式会社　医学書院
　　　　　　代表取締役　金原　俊
　　　　　　〒113-8719　東京都文京区本郷 1-28-23
　　　　　　電話　03-3817-5600(社内案内)
　　　　　　　　　03-3817-5657(販売部)

印刷・製本　三美印刷

本書の複製権・翻訳権・上映権・譲渡権・貸与権・公衆送信権(送信可能化権
を含む)は株式会社医学書院が保有します.

ISBN978-4-260-04716-6

はしがき

　医療の高度化に伴ってチーム医療はますます重要となり，薬物治療においても，看護師・医師・薬剤師をはじめとする多職種連携が深化している。患者に接する時間・機会が最も多い看護師には，薬物の特徴を十分に理解し，薬物治療の効果を十分に引き出すとともに，おこりうる副作用への対応や，事故防止に寄与することが求められている。

　このことは，2020 年の「保健師助産師看護師学校養成所指定規則」の改正にもあらわれており，専門基礎分野において，薬理学を含む「疾病の成り立ちと回復の促進」と「人体の構造と機能」とを合わせて単位数の増加がなされた。

　薬理学は薬物治療の基盤となる重要な学問分野である。しかし，看護師になるために必要な薬理学の知識は膨大であり，カタカナ用語が多いという特徴もある。そのため，限られた講義時間だけで必要な知識を完全に理解することはむずかしく，苦手に感じる学生も多い。

　本書は，看護師養成課程において，薬理学の講義で使用されることを前提とした教科書である。教科書として第 1 に求められる性質は，必要な内容がコンパクトにまとまっていることであり，1968 年の初版発行以来，改訂を重ねるごとに内容を深化させてきた。

　さらに，本書は読者の自学自習を重視しており，1 人でも通読しやすいように工夫を重ねてきた。たとえば，薬物の一般名だけでなく代表的な商品名を必ず併記していることや，薬物の特徴を可能な限り本文で記述していること，豊富な図表，節末・章末のふり返り問題などは，本書で工夫され，受け継がれてきた特徴である。

　これらの特徴によって，講義のあとも，読者が本文を読み進めていくことによって必要な知識が自然と身につくようになっている。このことは，中井健五・大鹿英世をはじめとする歴代の執筆者の尽力による本書のよき伝統といえよう。

　第 15 版への改訂においても，講義でより使いやすく，読者の理解がより深まるように，内容・構成のアップデートを心がけた。それぞれの項目では，専門家が記述内容をあらためて検討し，最新の知見を含む十分な情報をまとめたほか，図表の追加・更新などを適宜行った。また，発展的・臨床的な内容についても内容を検討し，「コラム」や「投与時の看護のポイント」として各所に配した。

　第 1 部「薬理学総論」では，学習の導入や，薬物一般に共通する知識の学習を目的として，内容・構成をアップデートした。第 2 章には「物質としての薬物の分類」と題した節を新たに設け，近年開発が盛んな生物学的製剤・抗体医薬・高分子医薬といった用語について整理し，概説した。

　第 2 部「薬理学各論」では，各章で疾患・治療の概要を最新の知見に更新した。それに伴い，具体的な個々の薬物についても，記載すべき薬物や，その使用目的，作用，有害作用，禁忌などの記述を見直した。おもな改訂内容については以下のとおりである。

　第 3 章「抗感染症薬」では，本文・図表を整理するともに抗真菌薬・抗ウイルス薬の説明を増やした。また，新興感染症の項目に COVID-19 についての記述を加えた。

　第 4 章「抗がん薬」では，近年，進歩の著しい分子標的薬について内容を刷新した。

　第5章「免疫治療薬」では，mRNAワクチンやウイルスベクターワクチンなどの遺伝子ワクチンについての記述を追加した。

　第6章「抗アレルギー薬・抗炎症薬」では，関節リウマチ治療薬について最新の治療ガイドラインにそうように記述を改めた。

　第9章「循環器系に作用する薬物」では，近年，進歩の著しい血液悪性腫瘍治療薬の項目について内容を刷新した。

　第10章「呼吸器・消化器・泌尿器・生殖器系に作用する薬物」では気管支喘息治療薬について，第11章「物質代謝に作用する薬物」では糖尿病治療薬について，それぞれ最新の治療ガイドラインにそうように記述を改めた。

　そのほか，読者のスムーズな読書体験を意図して，紙面デザインを変更した。紙面の右側のスペースには，新たにNOTEという欄を設け，用語の補足説明などを盛り込んだ。また，新しい試みとして，動画の付録を盛り込み，薬物作用について読者がより直感的にイメージできるようにした。

　薬物に関する知識は，基礎教育の間だけでなく，臨床に出たあとも医療従事者である限り，学びつづける必要がある。読者には臨床に出たのちも折にふれて本書をひもとき，ふり返り学習や発展学習に役だててほしい。本書は，とかくむずかしくとらえられがちな薬理学を，少しでも親しみやすく感じられるように心がけたつもりであるが，著者の力の及ばない部分については，忌憚のない意見をいただければ幸いである。

　最後に，本書の校正中に，吉岡充弘先生の急逝という悲報があった。吉岡先生は，2001年発行の第10版から執筆に携わられ，2014年発行の第13版からは著者代表として本書に長らくかかわられてきた。本書および看護学生への薬理学教育にかける先生の思いは深く，その無念は察するに余りあるものである。

　吉岡先生のご遺稿は，北海道大学大学院の大村優氏，真崎雄一氏，東恒仁氏，政氏伸夫氏の協力をいただいて校正を進めた。なお，毎年行っている薬剤名の確認などは，今後は共著者が分担して行う予定である。

　今回の改訂では，吉岡先生のご遺志および，ご家族と校正協力の方々のご協力がなければ発行にまでたどり着くことはできなかった。ここにあらためて感謝を申しあげるとともに，先生のご冥福を心よりお祈り申しあげる。

　2021年11月

著者ら

目次

第2部 薬理学各論

第3章 抗感染症薬

吉岡充弘・菅原満

第7章 末梢での神経活動に作用する薬物

泉剛・菅原満

第8章 中枢神経系に作用する薬物

吉岡充弘・泉剛・菅原満

第**9**章　**循環器系に作用する薬物**

横式尚司・菅原満

第10章 呼吸器・消化器・生殖器・泌尿器系に作用する薬物

泉剛・菅原満

第11章　物質代謝に作用する薬物

泉剛・菅原満

第12章　皮膚科用薬・眼科用薬

泉剛・菅原満

第 1 部

薬理学総論

第 1 章

薬理学を学ぶにあたって

A　薬物治療と看護

　現在の医療において，さまざまな疾患・症状に対して薬物治療を行うことは，あたり前の光景になっている。しかし，人類ははじめから薬物を安全かつ有効に用いることができたわけではなく，先人による試行錯誤の積み重ねによって，薬物治療は確立されてきた。

　本節では，薬物という言葉が示す意味の変遷と，薬物の使用目的，薬物治療における看護の役割について概説する。

1　薬物とはなにか

1　近代以前の薬物

● **薬物と毒物**　古来，人類は身のまわりの物質をいろいろな目的のために利用してきた。これは病気の治療や健康の増進という目的においても同様であり，さまざまな物質が生体に及ぼす効果が経験的に蓄積されてきた。その結果，生体になんらかの反応を生じさせる物質のうち，ヒトに有用なものは**薬物** medicine，有害なものは**毒物** poison とされた。

● **天然物質由来の薬物**　とくに近代以前では，人工的に物質をつくる合成化学がまだ存在していなかったため，植物からの抽出物や，水銀・ヒ素といった鉱物など，天然由来の物質が人体に及ぼす効果に関心が向けられていた。

- 植物由来の薬物の例として，ヤナギの樹皮からの抽出物[1]が鎮痛作用をもつことが紀元前から知られていた。また，ケシの未熟果から採取した樹液が鎮痛や陶酔感をもたらすことも知られており，世界各地で栽培されて治療や祭祀のために用いられていた[2]。そのほかにも，ジギタリスの葉（●210ページ）が浮腫の治療に用いられていたなどの例がある。

- 鉱物由来の薬物として，水銀・硫黄・銀・ヒ素などが薬物として利用されていた。たとえば，水銀は腐敗を抑制する作用があるため，防腐剤として用いられていた[3]。また，強い殺菌成分をもつ硝酸銀は，消毒剤として用いられていたといわれている。

　ただし，毒物とされていた物質でも使用法や用量によっては有用であったり，薬物とされていても過量の使用が有害であったりする。そのため，薬物と毒物の区別は明確ではなく，便宜的なものといえる（●49ページ「容量反応曲線」）。

　さらに，有用な薬物とされた物質についても，その有効性には経験以上の裏づけがなく，作用の実体についても魔法や迷信で説明されることもしばしばあった。そのため，初期の薬物のなかには，実際には効果がないものや，むしろ有害なものさえあった。

NOTE
[1]鎮痛作用の正体はヤナギに含まれるサリチル酸であり，のちにサリチル酸を化学的に改変したアセチルサリチル酸（●138ページ，「アスピリン」）が消炎鎮痛薬として開発されることになる。
[2]ケシの樹液を乾燥させたものがアヘンであり，麻薬性鎮痛薬のモルヒネ（●190ページ）などのさまざまな成分を含む。
[3]腐敗の防止と関連して，水銀は不老長寿の薬として用いられることもしばしばあったが，実際には水銀中毒によって寿命を縮めることとなった。

2　現代の薬物

◆ 薬物の科学的な理解

　その後，時代が進むにつれて，薬物について科学的に理解しようという試みがなされるようになった（●12ページ）。その結果，現代において薬物とは，化学的に構造がわかっている物質（**有効成分**）を主体としており，それを生体に投与したときになんらかの生物学的効果（たとえば心拍数増加や血圧低下）を生じるもの，と考えられるようになっている（●図1-1）。

　現代の薬物には，化学的に合成されたもの，植物や動物由来のもの，遺伝子工学によってつくられたものなど，さまざまな物質が有効成分として含ま

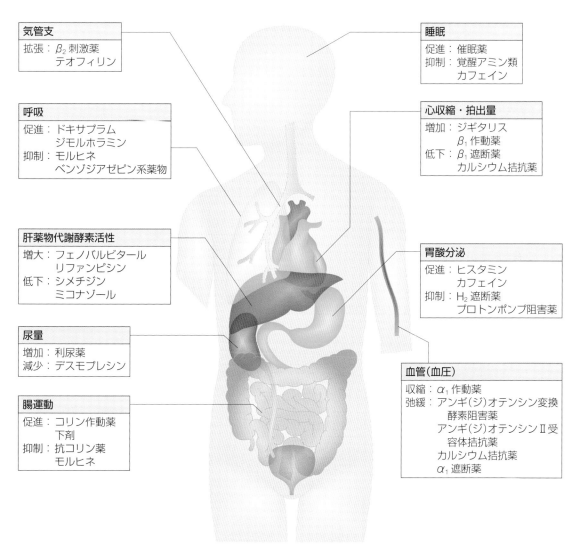

◎図1-1　生物学的効果と薬物
・それぞれの機能を促進（亢進）させたり，制御させる薬物がある。
・薬物がもたらすからだにとって不利益な作用は有害作用（副作用）とよばれる。

れている。また，インスリンやアドレナリンなどは，もともとは生体内に存在し，生理的な役割をもつ物質であるが，それらの物質が治療上の目的のために投与されるときには薬物の成分として取り扱われる。

　これらの有効成分を，薬物として使用するために適切なかたち（**剤形**）にすることを**製剤**という❶。製剤の過程では，薬物がより有効に作用するように，基剤（賦形剤）・安定剤などが加えられることも多い❷。一般に「薬物」や「薬」というとき，製剤によってつくられたすべてをさす場合もあれば，有効成分のみをさす場合もあるため，注意が必要である。

◆ 法律による規定

　薬物と毒物の区別があいまいであるように，生体への薬物の使用には，必ず一定の危険性（リスク）を伴う。そのため，現代において，薬物およびその使用には，法律によって厳しい規定・規制がなされている。わが国では，「医薬品，医療機器等の品質，有効性及び安全性の確保等に関する法律」（**医薬品医療機器等法**）が薬物を取り扱ううえで最も基本となる法律である。

●医薬品　「医薬品医療機器等法」の第2条では，「日本薬局方に収められている物」「人又は動物の疾病の診断，治療又は予防に使用されることが目的とされている物」「人又は動物の身体の構造又は機能に影響を及ぼすことが目的とされている物」が**医薬品**として定義されている。

　薬物治療に関する話題で「薬物」という言葉を用いる際は，法律でヒトに投与できることが認められた医薬品をさすことが多い。

　同法では，医薬品は有効性や安全性によってさらに区分されている（●表1-1）。

　①**医療用医薬品**　医療機関で医師が発行した処方せん（●328ページ）に基づいて，薬剤師が調剤する医薬品であり，入手時には薬剤師による服薬指導

❶「製剤」という言葉は，「インスリン製剤」「生物学的製剤」など，一定のグループの薬物を総称する際に用いられることもある。
❷有効成分がごく少量の場合，基剤（賦形剤）によって全体量を増し，混和して均一の濃度とする。基剤には，①人体に無害であり，②軟膏のワセリン，散剤の乳糖，坐薬のカカオ脂など医薬品と配合変化をおこさず，③治療効果に障害をもたらさないという①〜③を満たすものが用いられる。

●表1-1　医薬品医療機器等法で規定されている医薬品などの区分

区分			概要
医薬品	医療用医薬品		医療機関で医師が発行した処方せんに基づいて，薬剤師が調剤する。
	要指導医薬品		処方せんがなくても入手できるが，薬剤師の対面による情報提供・指導が義務づけられている。OTC化されて間もないものや，劇薬などがある。
	一般用医薬品	第1類医薬品	一般用医薬品のなかでとくにリスクが高いもの。薬剤師が販売し，情報提供が義務づけられている。（例）ガスター10など。
		第2類医薬品	一般用医薬品のなかでリスクが中程度のもの。薬剤師あるいは登録販売者が販売し，情報提供が努力義務となっている。（例）バファリンAなど。
		第3類医薬品	一般用医薬品のなかでリスクが比較的低いもの。薬剤師あるいは登録販売者が販売するが，情報提供の義務はない。（例）ハイチオールCなど。
医薬部外品			厚生労働省が許可した効果・効能に有効な成分が，一定の濃度で配合されているもの。治療というよりは予防や衛生を目的につくられたもの。（例）歯周病・齲歯予防の歯みがき剤，制汗剤，薬用化粧品，ドリンク剤，うがい薬など。
その他			化粧品や医療機器，再生医療等製品などについても規定されている。

を受ける必要がある。なお，安全性や使用実績などで一定の条件を満たした医療用医薬品については，処方せんなしでも薬局で購入できるように転用（スイッチ OTC〔over the counter〕化）されたものもある。

②**要指導医薬品**　処方せんがなくても薬局などで入手できる医薬品（OTC 医薬品）であるが，薬剤師の対面による情報提供および，薬学的知見に基づく指導が義務づけられている。スイッチ OTC 化から一定時間を経過していないものや，劇薬（●55 ページ）などがある。

③**一般用医薬品**　OTC 医薬品のうち，要指導医薬品以外のものである。一般用医薬品は，安全性の観点からさらに第 1 類〜第 3 類に分類され，それぞれ販売時のルールや情報提供の必要性が定められている。

● **医薬部外品**　厚生労働省が許可した効果・効能に有効な成分が，一定の濃度で配合されているもの。治療というよりは予防や衛生を目的につくられたものであり，薬剤師などでなくても販売することができる。

● **その他**　「医薬品医療機器等法」では，そのほかに化粧品や，医療機器，再生医療等製品についても規定がなされている。

2　薬物の使用目的

　現代の医療において，薬物治療は，治療法の大きな柱の 1 つであり，疾患や症状，治療目的によってさまざまな役割をもっている（●図 1-2）❶。

▶MOVIE
❶薬物治療の種類

● **原因療法薬**　病気の原因を取り除く薬物である。たとえば，感染症の原因である病原菌に対する抗菌薬や，インフルエンザなどのウイルス感染症に対する抗ウイルス薬などである（●68 ページ）。しかし，本態性高血圧や糖尿病などのように，さまざまな素因が重なっておこる病気に対しては，薬物による原因療法は困難である。

● **対症療法薬**　病気の症状を緩和させる効果をもつ薬物である。原因を除去するわけではないため，ほかの方法による根治や自然寛解にいたるまで，薬物を服用しつづけなければならない。たとえば，一般的な感冒薬（かぜ薬）は，その原因であるウイルスを取り除く薬物ではなく，咳・鼻水・発熱・頭痛などの症状を緩和するために使用される。また，降圧薬は血圧を下げる効

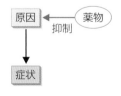

a. 原因療法薬

疾患・症状の原因を薬物によって除去あるいは抑制する。根治が期待できる。

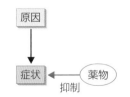

b. 対症療法薬

症状を薬物によって抑制する。原因は除去しないため，根治は期待できない。

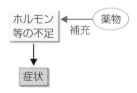

c. 補充療法薬

ホルモン等の生体物質の不足によりおこる症状を，物質の補充により緩和する。

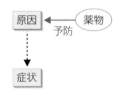

d. 予防薬

疾患の原因となりうる事象を薬物であらかじめ除去・抑制することで，疾患を予防する。

● **図 1-2　薬物治療の種類**

果をもつが，高血圧の根本的な原因を除去するわけではないため，一種の対
症療法薬といえる（●200ページ）。

● **補充療法薬**　ホルモンやビタミンが不足して生じる疾患および病態では，
不足しているホルモンやビタミンの製剤を投与することによって，症状を抑
えることができる。たとえば，更年期障害に使用されるエストロゲン製剤
（●252ページ）や，インスリン分泌に障害がある1型糖尿病に対するインス
リン製剤（●263ページ）などがある。

● **予防薬**　病気の発症をあらかじめ防ぐための薬物である。たとえば，花
粉症などに対しては，抗アレルギー薬が予防的に用いられる（●132ページ）。
また，心房細動の患者では，心房内に発生した血栓の一部が血流を通って脳
に達し，脳の血管をふさいで脳梗塞を引きおこすことがある。そのため，心
房細動患者に対しては，抗血液凝固薬を投与し，脳梗塞の発生をあらかじめ
防ぐことが行われている（●225ページ）。抗痙攣薬では，てんかん発作を発
生後にとめる薬物だけでなく，発作を予防する薬物もある（●187ページ）。

3　チームによる薬物治療と看護師の役割

1　チーム医療と薬物治療

　近年，医療の高度化に伴い，1人の患者に対してさまざまな治療法を検
討・選択するようになっている。たとえば，がん領域では，複数の治療法を
組み合わせる集学的治療も広まっている❶。また，質が高く安全な医療の需
要の増大に伴い，患者の情報を収集する際には，病気だけでなく，その背景
も含めて全体的にとらえることが重要になっている。

　このような背景から，患者1人あたりの情報量は多様化・増加しており，
主治医が1人で情報を統合して判断し，治療することは困難である。そのた
め，1人の患者に対してさまざまな職種の医療職者が医療チームとしてかか
わり，治療を行うようになっている。

　薬物治療においても，看護師・医師・薬剤師がそれぞれ専門性を発揮しな
がら連携することが，安全かつ有効な医療および，患者の早期回復につなが
る（●図1-3）。そのためには，医療職者どうしが患者や治療についての情報
を交換・共有することが大切である。医療機関において，看護師は人数や患
者と接する時間が最も多く，医療チームと患者あるいは，チーム内でのコ
ミュニケーション促進にとって重要な役割をもっている。

2　薬物治療における看護師の役割

　薬物治療における看護師の役割には，①誤薬の防止，②治療効果の確認，
③有害作用の早期発見と予防，④服薬に関する患者指導，⑤患者・家族に対
する治療の説明，などがある。

NOTE
❶たとえば，乳がん患者に
対しては，病巣の摘出は外
科，乳房の再建は形成外科，
抗がん薬の投与は腫瘍内科，
放射線治療は放射線科，精
神状態が不安定な場合は精
神科，など必要に応じて多
くの診療科が治療に参加す
る。そして，それぞれの診
療科では，看護師・医師・
薬剤師・臨床検査技師など
さまざまな医療職者が，そ
れぞれの専門性をいかしな
がら協力し，治療を進める。

◆ 誤薬の防止

　医薬品に関するミスは，医療事故のなかで最も多い[1]。処方せんや看護記録，伝票などは読みやすい字で簡潔に書き，疑問や不明な点があれば必ず確認するようにする。また，患者の誤認を防ぐため，薬物投与時にはとくに注

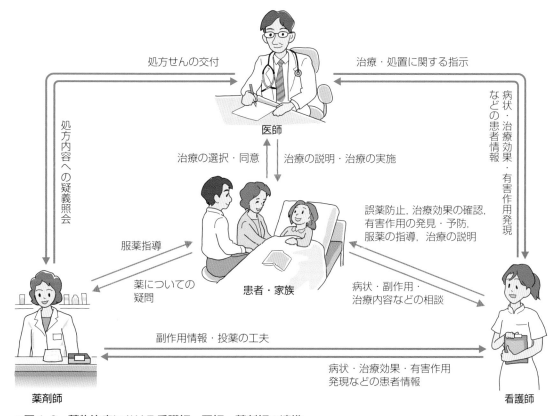

○**図1-3　薬物治療における看護師・医師・薬剤師の連携**

---

plus	**最適使用推進ガイドライン**

　最適使用推進ガイドラインとは，新規作用機序を有する革新的な医薬品について科学的見地に基づく最適な使用を推進する観点から，厚生労働省によって添付文書のほかに策定されるガイドラインである。対象となる医薬品を使用できる医療機関や投与が適切と考えられる患者の要件，投与する際の留意事項などが記載されている。背景の1つに，近年の医療費増加があり，薬剤の適正使用は医療全体の課題となっている。そのため，看護師も必要に応じて病棟の薬剤師と協働し，その推進に努める意識をもつことが大切である。

---

1 ）日本医療機能評価機構：医療事故情報収集等事業による．（https://www.med-safe.jp/mpsearch/SearchReport.action）（閲覧 2021-03-31）.

意して患者を確認しなければならない。

　類似した名称や形態の薬物がある場合にも注意が必要である(◐column)。薬物を手に取ったとき，1回量を準備するとき，さらに薬物を戻すときに，薬物名(製品名・一般名)および用量を確認するようにする。

　誤薬を防ぐための注意事項としては，以下に示す**5つのR(5R)**❶が知られている。

（1）Right patient(正しい患者)
（2）Right drug(正しい薬物名)
（3）Right dose(正しい量)
（4）Right route(正しい投与経路)
（5）Right time(正しい時間)

　また，誤薬防止には作業環境の整備も重要である。薬物を取り扱う手順を標準化して文章化することも，手順ミスや事故を防止することにつながる。

NOTE
❶Right purpose(正しい目的)を入れて6つのRとすることもある。

◆ 治療効果の確認

　薬物を投与したあと，治療方針にそった効果を十分にあらわしているかどうかを観察することは，看護師の重要な役割である。また，それを看護記録に記して医療チームで共有し，他職種にフィードバックすることも大切である。看護師からフィードバックされた情報は，治療効果を検証することのた

---

column 薬物の名称

　薬物の名称には一般名と商品名がある。一般名は，有効成分の化合物名に基づいた名称であり，ほぼ世界共通の名称と考えることができる。そのため，医学教育・看護教育の場では，一般名を用いることが多い。

　一方，商品名は各製薬会社が独自につけた薬物の名称であり，臨床ではこちらが使われることが多い。商品名は，同じ有効成分を含んでいても製薬会社の違いで異なることが多い。そのため，病院で採用する薬物がかわったときなどは，注意が必要である。

　また，効果がまったく違うが似た商品名の薬物がある場合，誤薬には，とくに注意が必要である(◐表)。さらに，電子カルテの普及に伴い，入力や変換・選択のミスによる誤薬や用法・用量の間違いなどもおこっている。

　このような事故を防ぐために，看護師・医師・薬剤師の情報交換・共有は以前にも増して重要になっている。

◐表　間違いやすい薬物の名称の例

商品名	一般名	おもな適応	備考
ノルバスク ノルバデックス	アムロジピンベシル酸塩 タモキシフェンクエン酸塩	高血圧症，狭心症 乳がん	商品名が連続3文字以上一致しており，とくに電子カルテでの入力時に注意が必要である。
マイスリー マイスタン	ゾルピデム酒石酸塩 クロバザム	不眠症 てんかん	
アスベリン アスペノン	チペピジンヒベンズ酸塩 アプリンジン塩酸塩	感冒・気管支炎などによる咳・喀痰 不整脈	
サイトテック ザイロリック	ミソプロストール アロプリノール	胃潰瘍および十二指腸潰瘍 痛風，高尿酸血症	

すけとなり，医師や薬剤師が治療方針や調剤方法を変更することのきっかけとなる場合もある。

　これらの役割を十分に果たすためには，看護師は，患者の特徴や，疾患の病態，治療方針，処方薬の期待される効果などについて，あらかじめよく理解しておく必要がある。

◆ 有害作用の早期発見と予防

　看護師は，有害作用（●50ページ「副作用」）が発生したときの対応や防止についても重要な役割をもっている。

　有害反応の発生時，患者は一番近くにいる看護師に不調を訴えることが多い。また，訴えがなくとも，看護師は患者のわずかな異変に気がつく機会が最も多い。有害反応の発生を疑うことができる場合，その情報を医療チームにフィードバックすることによって，発生の有無をすみやかに判断し，迅速な対処をとることができる。

　予防においても，看護師は，医師の治療方針や薬剤師のもたらす薬物情報から，おこりうる有害反応をある程度予測できる立場にある。そのため，看護師は医師や薬剤師とよく情報を共有し，おこりうる有害作用にあらかじめ備えておくことが大切である。

◆ 服薬に関する患者指導

　内服薬などの患者がみずから使用する薬物が処方された場合，患者がその処方薬を正しく服用すること，すなわち高い服薬アドヒアランス❶を保つことは，薬物治療が効果を上げるうえで大変重要である。

　患者の近くにいる看護師は，その患者が正しく処方された薬物を服用しているかどうかを確認することが大切である。また，患者が服薬を自己中止したり用量などを正しくまもらなかったりすると，治療効果を十分に得られなかったり，思わぬ有害反応が生じたりすることを患者に伝え，正しく服用するように指導することも大切である。

　とくに，自己注射が必要なインスリン製剤や，特殊な器具を用いる吸入薬などは，投与・服用の手順をわかりやすく説明する必要がある。場合によっては，サンプルを用いて実際にやって見せたり，練習をしてもらったりすることも有効である。

◆ 患者・家族に対する治療の説明

　患者は治療方針や処方薬に対して疑問が生じても，緊張などから医師や薬剤師にそれを確認しないままにすることがある。患者と医療職者の仲介者となり，互いのコミュニケーションを促進することも，看護師の重要な役割である。とくに，高齢者や小児などが患者である場合，医師や薬剤師の説明をそのままでは理解することが困難なときもある。そのような場合，看護師が説明を補足することが，患者の治療に対する理解や安心につながる。

　また，コミュニケーションをとることの重要性は，患者の家族についても

同様である。家族と医療職者のコミュニケーションを促進し，家族を励ましたり，治療内容を理解してもらったりすることは，家族の信頼や協力を得ることにつながる。

B 薬理学とはなにか

　現代の医学において，薬理学は薬物治療の科学的な基礎である。本節では，薬理学が誕生するまでの歴史や，現代の薬理学がかかわる分野について概説する。

1 薬理学の歴史

　ヒポクラテス Hippocrates（B.C. 460～377）の時代から，植物抽出液などを薬物として使用することは，重要な治療法であった。しかし，薬物作用の原理はほとんどわかっておらず，経験的な薬物治療の時代が長く続いた。

　しかし，19世紀中ごろになると，生理学や生化学の発展に伴って，薬物の科学的な理解が試みられるようになり，エストニアのタルトゥ大学でブッフハイム Buchheim, R.（1820～1879）が薬物学講座を開くなど，薬物が学問の対象とされるようになった。また，この時代には，薬理学の成立にとって重要なできごとがおこった。

●**有効成分の発見**　1つ目のできごとは，抽出や精製などといった化学的手法の進歩による有効成分という概念の成立である。とくに重要なものとして，1805年のゼルチュルナー Sertürner, F.（1783～1841）による，モルヒネ（モルフィウム）の発見がある。アヘン抽出液から精製されたモルヒネは，アヘンと同じ薬効をもっており，植物抽出物の薬効の正体が，魔法や迷信ではなく，その中に含まれる化学物質（有効成分）であることが，はじめて示されたことが画期的であった。

●**実験科学による薬物研究の成立**　2つ目のできごとは，シュミーデベルグ Schmiedeberg, O.（1838～1921）による，実験科学の手法を用いた薬物研究（実験薬理学）の確立である。

　シュミーデベルグはタルトゥ大学在籍時に，薬物研究に生理学的な実験手法を取り入れ，さまざまな薬物と生体との相互作用を科学的に研究する方法を確立した。そして，彼はこの研究分野を，生体に化学物質を与えておこる変化を調べることとして，ギリシャ語の「pharmakon」（薬物）とラテン語の「logia」（理論）から「pharmacology」（薬理学）と名づけた。

　これによって，薬理学は近代科学における独立分野として成立し，薬物作用の理論的基盤として現代の発展にまでつながっている。そのため，シュミーデベルグは「近代薬理学の父」とよばれている。

2　現代の薬理学が扱う分野

1　薬力学と薬物動態学

　現代では，薬理学は，化学物質（薬物）と生体（人体～分子レベルを含む）との間でおこる選択的な相互作用を研究する分野としてとらえられている。また，薬理学は，どの視点から相互作用を考えるかによって，薬力学と薬物動態学に大別される（◉図1-4）。

　①**薬力学**　薬物が生体に及ぼす生化学的・生理学的作用（薬理作用）を調べる学問である。

　②**薬物動態学**　生体が薬物の吸収や分布，代謝，排出に及ぼす影響を調べる学問である。

　これらのほかに，ヒトへの薬物の治療的応用や，その有効性・安全性を調べることなども重要であり，これらについては臨床薬理学とよばれる。

2　薬理学とさまざまな分野のかかわり

● **合成化学とのかかわり**　20世紀に入ると，合成化学の目ざましい進歩によって，天然物質以外にも多様な化合物を合成することができるようになった。このことは薬理学および製薬分野に革命を引きおこし，新たにつくり出された化合物から，さまざまな薬物が開発された。たとえば，催眠薬のバルビツール酸誘導体（◉176ページ）や局所麻酔薬（◉162ページ）は，合成化学の初期につくり出された薬物であるが，現在でも用いられている。

　合成化学によりつくられる薬物は，分子量が比較的小さい化合物（低分子化合物）が多く，現在臨床で用いられる薬物の中心となっている。

● **生理学・生化学とのかかわり**　薬理学の発展と同じ時期に生理学も発展し，薬理学に影響を与えた。とくに，生体のほぼすべての調節機構で化学物質による情報伝達が中心となっているという概念と，薬物が受容体（◉16ページ）に結合して効果をもたらすという概念は，薬物治療の考え方に大き

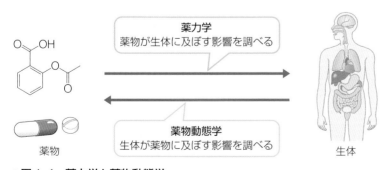

◉図1-4　薬力学と薬物動態学
薬理学は薬物と生体の間でおこる選択的な相互作用を研究する学問であり，薬力学と薬物動態学に大別される。そのほか，ヒトへの薬物の治療的応用にかかわる分野を臨床薬理学とよぶ場合もある。

な影響を与えた。

また，生化学も酵素の発見や，各種代謝産物の生合成経路の解明などの大きな発展があり，薬理作用の理解に大きな影響を与えた。

● **分子生物学・バイオテクノロジーとのかかわり** 近年では，生理学と生化学に加えて，生命現象の分子レベルでの解明を目ざす分子生物学や，それを医学的・工学的に応用するバイオテクノロジーが発展し，さまざまな分野に影響を与えている。薬理学においても，新しい薬物の開発や，個人の遺伝情報の違いに基づく医療などに，これらの知見や技術が応用されている。

①**薬物の開発への応用** バイオテクノロジーによって，合成化学ではつくることが困難な抗体やホルモン，成長因子，酵素，ペプチド❶などの生体関連物質がつくられるようになった。そして，これらの物質から新しい種類の薬物が開発されている。

②**薬理遺伝学** ヒトゲノムの解読など，遺伝情報の解読・解析の飛躍的発展は，薬理学においても新たな分野を生み出している。その1つとして薬理遺伝学があり，薬物反応の遺伝学的影響について研究が進められている。そして，これまでは特異体質として考えられていた薬物反応が，実は遺伝子の影響によるものであったことなどが明らかになってきている。これらの研究結果から，近年，薬物反応には従来考えられてきたよりも多様性があり，その遺伝学的な基盤もさらに複雑であると考えられている。

③**個別化医療** 薬理遺伝学の発展に伴い，患者の遺伝学的な基盤を調べることによって薬物反応や副作用を予測し，患者ごとに適切な医療を提供しようというテーラーメード医療の研究が進められている。近年は，**精密医療** precision medicine（**プレシジョンメディシン**）ともよばれ，最新の遺伝子検査などによって，患者をある集団に分類し，その集団ごとに最適な治療法を選択することが，実用化されてきている。さらに，精密医療は患者への利益をもたらすだけでなく，医療費の削減にも通じるものとされており，医療経済学の観点からも注目されている。

□ NOTE
❶2つ以上のアミノ酸がつながった物質の総称である。

📝 **work** 復習と課題

❶ わが国の法律・制度による医薬品の定義について説明しなさい。

❷ 補充療法とはなにであるか，具体例をあげて説明しなさい。

❸ 誤薬を防ぐために注意すべき「5つのR」について説明しなさい。

❹ 薬物治療における看護師の役割について，医師・薬剤師との連携の観点から説明しなさい。

❺ 現代の薬理学における2つのおもな分野について説明しなさい。

❻ 精密医療について説明しなさい。

第 2 章

薬理学の基礎知識

A 薬が作用するしくみ(薬力学)

　薬物は投与されたあと，細胞や組織の特別な成分(分子)に結合し，特異的な反応を引きおこすことで効果を発揮する。この条件を満たす細胞や組織の分子を，**標的**あるいは**作用点**とよぶ。

　薬物の標的のほとんどはタンパク質である。標的となる代表的なタンパク質として，受容体・イオンチャネル・酵素・トランスポーターがある。

● **特異性**　薬物がどの程度正しい標的に結合できるかという程度を**特異性**という。完全な特異性というものはありえないため，すべての薬物は，標的以外の分子にも非特異的な結合をする。薬物の非特異的結合は，副作用(◯50ページ)の原因となる可能性がある。

　たとえば，三環系抗うつ薬の場合，本来の標的は神経伝達物質のトランスポーターである。しかし，ほかの受容体にも結合してその機能を阻害し，①眠け(ヒスタミン受容体の阻害)，②口渇(アセチルコリン受容体の阻害)，③起立性低血圧(アドレナリン受容体の阻害)などの副作用をもたらす。

1 受容体

1 受容体とは

　受容体とは，狭義にはホルモンや神経伝達物質などの化学刺激(または物理刺激)を認識・変換して，情報を細胞内に伝達する分子の総称である。このことから，薬物の受容体(**薬物受容体**)とは，薬物による化学刺激を認識し，細胞内でなんらかの情報に変換・伝達するはたらきをもつタンパク質であると考えることができる(◯図2-1)。

◆ 受容体の基本的性質

　受容体は，以下の段階を経て化学刺激を認識・変換する。

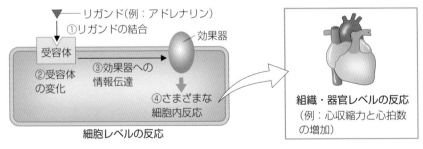

◯図 2-1　受容体を介した情報伝達と薬物の効果
薬物(リガンド)を投与すると，リガンド→受容体→効果器と情報が伝達されることでさまざまな細胞内反応がおこり，組織・器官レベルの反応にいたる。

（1）受容体に特異的な物質（**リガンド** ligand❶）が結合して認識される。

（2）結合に伴って受容体および周辺に変化がおこる。

（3）情報が細胞膜にある酵素やイオンチャネルなどの**効果器** effector に伝達され，変化を増幅する。

　心臓のアドレナリン受容体を例にとると，①アドレナリンが，心筋細胞のアドレナリンに特異性をもつ受容体（アドレナリン受容体）に結合し，②受容体の構造が変化し，③その情報が効果器に伝達されて心筋細胞を活性化させて，心収縮力と心拍数が増加する（◯図2-1）。また，アドレナリンが結合しなければ受容体の構造は変化しないため，それ以降の反応はおこらない。

◆ 受容体の種類

　薬物の受容体は，①イオンチャネル内蔵型受容体，②Gタンパク質共役型受容体，③キナーゼ連結受容体，④核内受容体に分けられる（◯図2-2）❶。

●**イオンチャネル内蔵型受容体**　リガンド結合部位とイオンチャネル部位からなる構造をもつ受容体である（◯図2-2-a）。リガンド（または薬物）の結合によってチャネルが開閉し，イオンの流入，脱分極❷を経て効果を発現する。通常，この反応はミリ秒単位でおこり，シナプスの速い活動調節などに関係する。膜電位の変化によって開口する膜電位依存性イオンチャネルと区別するために，**リガンド依存性イオンチャネル**ともよばれる（◯20ページ）。

　例として，アセチルコリンと結合するニコチン受容体（◯150ページ）や，GABA$_A$受容体（◯178ページ）などがある。

●**Gタンパク質共役型受容体**　**代謝型受容体**ともよばれる受容体である。細胞膜を7回貫通する特徴的な構造をしており，細胞外と細胞内に機能の異

□NOTE

❶生理的な意味において受容体に特異的に結合する物質の総称である。

❷神経や心筋などの興奮性細胞では，通常，細胞内の電気的環境がマイナスで，細胞外では逆の状態（分極状態）にある。脱分極とは，チャネルの開口に伴う陽イオンの流入などによって，細胞内の電気的環境がマイナスからプラスに変化することをいう。

▶MOVIE

❶受容体の種類

┌─────────────────────────────┐
│ ▨リガンド　▢受容体　▨チャネル　■酵素 │
└─────────────────────────────┘

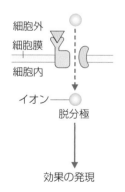

a．イオンチャネル内蔵型受容体

リガンドが受容体に結合すると，チャネルが開きイオンが細胞内に流入して脱分極がおこる。その後いくつかの段階を経て効果が発現する。

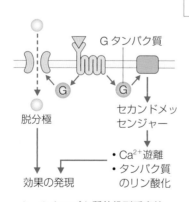

b．Gタンパク質共役型受容体（代謝型受容体）

リガンドが受容体に結合すると，Gタンパク質を介してほかのタンパク質へ信号が伝わる。伝達先はイオンチャネルのほかに膜酵素があり，膜酵素はセカンドメッセンジャーなどを介して効果を発現する。

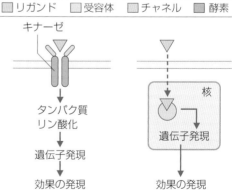

c．キナーゼ連結型受容体

リガンドが受容体に結合すると，キナーゼがほかのタンパク質をリン酸化し，特定の遺伝子発現を介して効果を発現する。

d．核内受容体

脂溶性の高いリガンドが細胞膜を通過して核内の受容体に結合する。受容体は遺伝子発現の調整を介して効果を発現する。

◯**図2-2　受容体の種類と特徴**

なる部位をもつ（◐図2-2-b）。細胞外のリガンド結合部位に伝達物質（または薬物）が結合すると，細胞内にある部位がGタンパク質と相互作用し，セカンドメッセンジャー❶を介して効果器の機能を調節する。

例として，ムスカリン受容体（◐150ページ）や，アドレナリン受容体（◐149ページ），神経ペプチド受容体などがある。

● **キナーゼ連結型受容体** 細胞外のリガンド結合部位と細胞内部位からなる（◐図2-2-c）。リガンド（または薬物）が結合すると細胞内のリン酸化酵素（**キナーゼ** kinase）が活性化し，各種の信号伝達が調節されて，遺伝子の発現調節や細胞機能の変化を引きおこす。

例として，細胞分裂・炎症・免疫反応にかかわる成長因子やサイトカインなどの生理活性物質の受容体，インスリンなどのホルモンの受容体がある。

● **核内受容体** 糖質コルチコイド（グルココルチコイド）・エストロゲンといったステロイドホルモンや，甲状腺ホルモンなどは，脂溶性が高く，簡単に細胞膜を通過できる性質をもつ。これらのホルモンを認識する受容体は細胞内に存在しており，ホルモンと結合したあと，細胞核内で効果をあらわすことから，**核内受容体**とよばれる（◐図2-2-d）。核内受容体は，細胞核内で遺伝子の**プロモーター** promoter❷に結合して，転写を調節することによって作用を発現する。

2 受容体を標的とする薬物のはたらき

薬物の多くは，標的となる受容体に結合したあと，受容体のはたらきを強めたり弱めたりすることによって効果を発現する。

● **親和性と効力** 受容体とリガンド（または薬物）の結合しやすさを**親和性** affinity といい，受容体を活性化する能力を**効力** efficacy という。両者は一見似ているが，薬理作用の発現において重要な違いをもつ。たとえば，アドレナリンとプロプラノロール塩酸塩は，βアドレナリン受容体に対して同程度の親和性をもつ。しかし，アドレナリンは受容体を活性化するが，プロプラノロール塩酸塩は受容体を活性化しない。すなわち，効力が異なっていることが，両者の薬理作用の違いを生み出すのである。

NOTE

❶**セカンドメッセンジャー**
リガンドが受容体へ結合したあと，細胞内で二次的に産生される情報伝達物質のこと。

❷**プロモーター**
DNAからRNAを合成する転写の開始にかかわる遺伝子（DNA）上の領域のこと。プロモーターに転写因子とよばれるタンパク質が結合して転写が始まることから，核内受容体は転写因子の一種と考えることもできる。

---

column 薬理学における広義の「受容体」

20世紀後半まで，薬物の作用機序について分子レベルの実態はほとんどわかっていなかった。そのため「薬物受容体」とは，元来，仮説的・概念的なものであり，薬物がその薬理作用を発揮するために必要な標的分子という生物学的な（狭義の）受容体よりも広義の意味を含む場合がある。

たとえば，膜電位依存性ナトリウムチャネルは，局所麻酔薬（◐162ページ）と特異的・選択的に結合するわけではないが，その「受容体」とよばれることがある。また，ジヒドロ葉酸還元酵素は酵素反応を阻害するメトトレキサート（◐110ページ）と結合して作用を発現するが，機序が情報伝達ではないにもかかわらず「受容体」とよばれることがある。

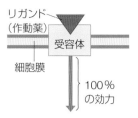

a. 完全作動薬
受容体に結合し，100％の効力を発現させる。

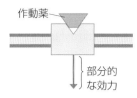

b. 部分作動薬
部分的に効力を発現させる。状況によって阻害的または促進的にはたらく。

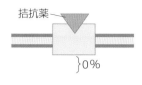

c. 競合的拮抗薬
リガンドと同じ結合部位に結合し，受容体の機能を阻害する。

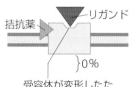

d. 非競合的拮抗薬
リガンドと異なる結合部位に結合し，受容体の形を変化させ，リガンドの結合を阻害する。

▶図2-3　作動薬と拮抗薬

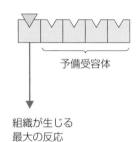

▶図2-4　予備受容体
リガンド（あるいは完全作動薬）がごくわずか（全体の1％程度）の受容体をはたらかせるだけで，組織が最大の反応を示すとき，残りの受容体を予備受容体という。

◆ 作動薬

　リガンドと同様に受容体に結合し，受容体を活性化して，その生物学的効果を引きおこす薬物を**作動薬** agonist（**アゴニスト**）という❶。また，作動薬の受容体に対する効力は全か無かではなく，薬物によって段階的である❶。

● **完全作動薬（完全アゴニスト）**　受容体と結合することによって最大の反応をもたらす薬物をいう（▶図2-3-a）。また，完全作動薬は，その受容体全体の1％程度と相互作用するだけで，最大の反応を引き出すことがある❷。この場合，残りの受容体を**予備受容体**あるいは**余剰受容体**という（▶図2-4）。

● **部分作動薬（部分アゴニスト）**　完全作動薬よりも弱い反応をもたらす薬物をいう。受容体の反応が低調な場面では活性化にはたらき，受容体の反応が過剰な場面では阻害的にはたらくという二面性をもつ（▶図2-3-b）。

◆ 拮抗薬

　受容体には結合するが，受容体を活性化せずにリガンド（あるいは作動薬）の結合を阻害する作用（**拮抗作用**）をもつ薬物を**拮抗薬** antagonist（**アンタゴニスト**）という。拮抗薬には，競合的拮抗薬と非競合的拮抗薬がある。

● **競合的拮抗薬（競合的アンタゴニスト）**　受容体と可逆的に結合する拮抗薬である（▶図2-3-c）。リガンド（あるいは作動薬）と受容体の同じ結合部位を奪い合うため，拮抗作用の強さは作動薬と拮抗薬それぞれの濃度・比率で決まる。そのため，作動薬の濃度を上げると受容体に結合する作動薬の割合

▶NOTE
❶標的に対する促進・抑制をあらわす用語
　ある薬物が標的に対して促進的にはたらく場合，「作動薬」「活性化薬」「刺激薬」などとよばれ，抑制的にはたらく場合は，「拮抗薬」「遮断薬」「阻害薬」などとよばれる。これらの用語の使い分けには慣習的なものも多いが，注目している点が異なるといえる。
❷この機構は，生理学的には，きわめて低濃度のホルモンや神経伝達物質が一定の反応を効率よくおこすことに役だっている。

▶MOVIE
❶作動薬と拮抗薬

が高くなり拮抗作用が低下する。
● **非競合的拮抗薬(非競合的アンタゴニスト)** 競合的な阻害以外の機構により，拮抗作用を発現する薬物である(◉図2-3-d)。機序として，リガンド結合部位以外に結合し，受容体の構造を変化させてリガンド(または作動薬)の結合を阻害するものや，リガンド結合部位に非可逆的に結合するものなどがある。非競合的拮抗薬の投与後に作動薬の濃度をいくら上げても，非競合的拮抗薬は外れないため，作動薬の最大反応を低下させる。

2 イオンチャネル

1 イオンチャネルとは

イオンチャネルは，選択的にイオンを通す小孔をもった細胞膜のタンパク質であり，なんらかの刺激によって小孔が開き，細胞外から細胞内へイオンを透過させる❶。
● **リガンド依存性イオンチャネル** 前述したイオンチャネル内蔵型受容体と同じものであり，受容体として分類される(◉17ページ)。リガンド結合部位への薬物の結合あるいは，別の受容体の活性化および仲介するタンパク質によって制御される。
● **膜電位依存性イオンチャネル** 電位感受性イオンチャネルともいい，細胞膜の電位によって開閉するイオンチャネルである。

2 イオンチャネルを標的とする薬物のはたらき

イオンチャネルを標的とする薬物は，イオンチャネルを介したイオンの流れを変化させることによって，作用を発現する。

とくに，膜電位依存性陽イオンチャネル(おもにナトリウムイオン〔Na^+〕とカルシウムイオン〔Ca^{2+}〕)は重要な標的である。これらのイオンチャネルでは，開口に伴う脱分極およびそれに伴う細胞の興奮が，さまざまな生理機能に関与している。そのため，イオンチャネルに作用して脱分極を阻害する薬物が，さまざまな疾患の治療薬として用いられている(◉図2-5)。

◉**図2-5 膜電位依存性イオンチャネルへの作用点**

NOTE
❶細胞の内外を区切る細胞膜はおもに脂質から構成されており，疎水性(水をはじく性質)をもつ。そのため，脂溶性の物質は濃度勾配にしたがって細胞膜を通過(受動拡散)することができるが，イオンや水溶性の物質は細胞膜を通過することはできない。

● **カルシウムチャネル阻害薬**　血管平滑筋や心筋の収縮は，膜電位依存性カルシウムチャネルの開口・脱分極によっておこり，高血圧や不整脈と深くかかわっている。カルシウム拮抗薬❶は，細胞膜上のカルシウムチャネルに結合して細胞内への Ca^{2+} の流入を阻害し，筋収縮を抑制するため，高血圧や不整脈の治療薬として用いられる(●200ページ)。

● **ナトリウムチャネル阻害薬**　痛みの信号伝達は神経軸索にあるナトリウムチャネルと深くかかわっているため，このイオンチャネルを阻害する局所麻酔薬が，痛みの抑制に用いられる(●162ページ)。

3 酵素

1 酵素とは

　生体では，化学反応(**生合成**)によって生命活動に必要なさまざまな物質が産生されている。生合成で触媒のはたらきをするタンパク質を**酵素**といい，材料となる物質を**基質**という。また，生体における物質の産生は，複数の酵素反応(**代謝**)が連なって行われており，合わせて**代謝経路**とよぶ。

2 酵素を標的とする薬物のはたらき

　酵素を標的とする薬物は，特定の酵素反応を阻害して物質の産生量を変化させ，生体内の環境をかえることによって臨床的な効果をもたらす。

● **酵素阻害薬**　たとえば，アンギ(ジ)オテンシン変換酵素 angiotensin converting enzyme(ACE)は，血管平滑筋を収縮させるアンギオテンシンⅡの生合成ではたらく酵素である。この酵素を阻害する ACE 阻害薬のカプトプリルは，アンギオテンシンⅡの産生量を減らして血管収縮を抑制し，血圧を低下させることから，高血圧の治療に用いられる(●201ページ)。

● **偽基質**　酵素の基質に似た分子を**偽基質**といい，薬物として用いられることがある。偽基質は，正常な基質のかわりに酵素に取り込まれて代謝されるが，産生される物質は正常な活性をもたない。このことは，結果的に正常な酵素反応や特定の代謝経路の阻害と同等の効果をもたらす(●図2-6)。

　たとえば，抗がん薬のフルオロウラシルはウラシル❷に似た物質である(●110ページ)。フルオロウラシルは投与後に代謝を経て，ウラシルをチミンにかえる酵素の1つ(チミジル酸合成酵素)に取り込まれ，チミンの合成を阻害する。その結果，DNA 合成が阻害されることとなり，がん細胞の増殖を抑制する効果をもたらす。

● **プロドラッグ**　薬物のなかには，そのままでは不活性で，生体内の酵素によって代謝されてはじめて活性をもつものがあり，**プロドラッグ** prodrug という。まず薬物の代謝酵素によって分解される必要があることから，プロドラッグのはじめの標的は酵素であると考えることができる(●表2-1)。

NOTE

❶作用機序として，カルシウムの結合に拮抗しているわけではないが，わが国では慣習的にカルシウム拮抗薬とよばれている。

❷ピリミジン塩基とよばれる物質の1つで，核酸(おもにRNA)の構成成分である。チミンに変換されることを経てDNAの合成材料にもなる。

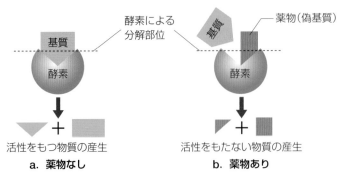

a. 薬物なし　　　　　　　　b. 薬物あり

◐図2-6　偽基質による酵素反応の阻害
偽基質は基質と構造が似ているため，酵素の反応部位に基質と同様に結合して，反応が進む。しかし，産生される物質は活性をもたない物質であるため，反応を阻害したときと同様の効果が得られる。

◐表2-1　プロドラッグの例

不活性物質	活性化物質	備考
レボドパ	ドパミン	ドパ脱炭酸酵素により代謝される。
コデイン	モルヒネ	おもに CYP2D6 により代謝される。
ジドブジン	ジドブジン三リン酸	UDP グルクロノシルトランスフェラーゼにより代謝される。
シクロホスファミド	ホスファミド・マスタード	おもに CYP2B6 により代謝される。

4　トランスポーター

1　トランスポーターとは

　トランスポーター transporter（**担体**あるいは**輸送体**）とは，細胞膜上にある，生体内のさまざまな物質を輸送するタンパク質である。イオンチャネルとは異なって細胞膜の内外それぞれで開口する2通りの立体構造があり，両者が切りかわることによって，細胞膜をこえて物質を輸送する。ATP の分解など，なんらかのエネルギーを使うことによって，濃度勾配に逆らって物質を輸送するものは**ポンプ**とよばれることもある（◐31ページ，図2-13）。

2　トランスポーターを標的とする薬物のはたらき

　トランスポーターは，生体において糖やアミノ酸などの栄養素や，アドレナリンやセロトニンなどの神経伝達物質など，さまざまな物質の細胞内への取り込みや排出などにかかわっている。そのため，トランスポーターを標的とする薬物は，これらの物質の細胞内外への輸送を変化させることによって，さまざまな効果を発揮する。

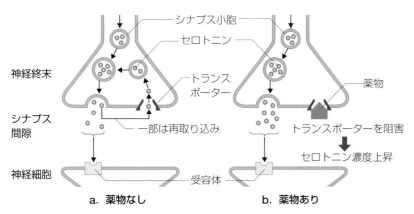

○図2-7　トランスポーターを標的とする薬物の例
薬物がトランスポーターを阻害することでシナプス間隙のセロトニン濃度が上昇する。

● **神経伝達物質のトランスポーター阻害薬**　神経細胞からシナプス間隙に
遊離された神経伝達物質（セロトニンやノルアドレナリンなど）は，一部がト
ランスポーターによってシナプス前細胞の終末に回収される。ほとんどの抗
うつ薬（○183ページ）は，セロトニンやノルアドレナリンなどのトランス
ポーターを阻害する作用をもち，シナプス間隙の伝達物質の濃度を上昇させ
ることを介して，うつ状態を改善する（○図2-7）。
● **糖のトランスポーター阻害薬**　血中のグルコース（血糖）は，腎臓の糸球
体で濾過されたのち，一部が近位尿細管で再び再吸収される。糖尿病治療薬
の SGLT2 阻害薬は，グルコースの再吸収にはたらくナトリウム–グルコー
ス共輸送体 2 sodium-glucose co-transporter-2（SGLT2）を阻害する作用によって，
血糖の濃度を下げる（○262ページ）。

▶ work　復習と課題

❶ 受容体とその分類について正しいものを線で結びなさい。

　　イオンチャネル内蔵型受容体・　　　　・エストロゲン受容体
　　G タンパク質共役型受容体　・　　　　・アドレナリン受容体
　　キナーゼ連結型受容体　　　　・　　　　・サイトカイン受容体
　　核内受容体　　　　　　　　　・　　　　・$GABA_A$ 受容体

❷ 完全作動薬と部分作動薬の違いについて説明しなさい。

❸ 競合的拮抗薬と非競合的拮抗薬の違いについて説明しなさい。

❹ 膜電位依存性イオンチャネルに作用する薬物を 2 つあげなさい。

❺ プロドラッグとはなにかを説明し，その例を 1 つあげなさい。

❻ トランスポーターを標的とする薬物を 1 つあげなさい。

B 薬の体内動態（薬物動態学）

● **ADME**　人体に投与された薬物は，一般に，①血中への**吸収** absorption，②血中から体内の各組織や部位への**分布** distribution，③肝臓などでの**代謝** metabolism，④体外への**排泄** excretion，という段階をたどる（◉図2-8）。また各段階の頭文字から，薬物の体内動態は **ADME**（アドメ）と総称される。

　薬物が有効にはたらくためには，効果を発現する必要のある組織・部位・時間において，薬物が適切な濃度に達していなければならない。また，有害な副作用を避けるため，必要のない組織・部位・時間では，薬物濃度が高くないことが望ましい。そのため，薬物治療にあたっては，薬物の投与経路や体内動態を理解し，応用することが重要である。

● **血中濃度曲線**　薬物の体内動態を知るための指標として，最も基本的なものは**血中濃度**である。血中濃度は，通常，経時的に採取された血液を解析して横軸に時間，縦軸に血中濃度をとった**血中濃度曲線**のかたちで示される（◉図2-9）。

　血中濃度曲線において，投与後に最大となる点の血中濃度を**最高血中濃度**（C_{max}）といい，時間を**最高血中濃度到達時間**（t_{max}）という。また，ある時点での血中濃度が，半分に減少するまでにかかる時間を**生物学的半減期** biological half-life（$t_{1/2}$）という（◉37ページ）。

　さらに，血中濃度曲線と横軸の基線で囲まれた部分の面積を**薬物血中濃度**

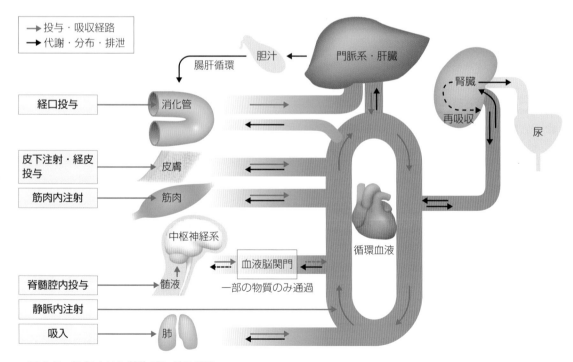

◉図2-8　投与された薬物がたどる経路
ほとんどの薬物はどの経路から投与されても，吸収（血液），各組織への分布，代謝（肝臓）を経て，おもに尿から排泄される。その他の排泄経路には，消化管（糞便）や汗腺（汗・乳汁），呼吸器（呼気）などがある。

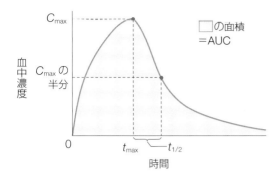

● **図 2-9　血中濃度曲線**
薬物の投与後，血中濃度がピークを示す濃度を最高血中濃度（C_{max}），時間を最高血中濃度到達時（t_{max}）といい，濃度が半分になるまでの時間を生物学的半減期（$t_{1/2}$）という。また，青色で囲まれた部分の面積を薬物血中濃度時間曲線下面積（AUC）といい，体内薬物量の目安となる。

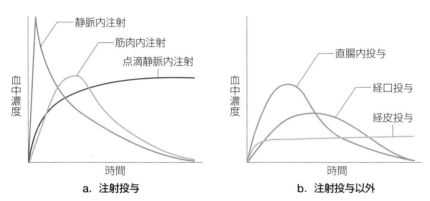

a. 注射投与

b. 注射投与以外

● **図 2-10　薬物の投与経路別の血中濃度曲線**
投与経路によって血中濃度曲線のパターンが異なるため，目的に応じて投与経路を選ぶ必要がある。

時間曲線下面積 area under the curve（**AUC**）といい，体内に吸収された薬物の総量の目安となる。

1　薬物の投与経路

　薬物治療では，薬物がさまざまな経路から投与され，循環血液中に入ったのちに目標とする組織・器官へ運ばれる。また，投与経路ごとに，薬物は最適な形態（**剤形**）で製剤化されている。

　投与経路や剤形が異なると，同じ薬物，同じ投与量でも血中濃度の推移が異なり，作用発現時間や持続時間などが違ってくる（●図 2-10）。そのため，疾患や患者の状態に応じて適切な投与経路や剤形を選択しなければ，期待する効果が得られないばかりか，有害な副作用の原因となることもある。

1　経口投与

　経口投与とは，薬物（**経口薬**）を口から飲み込み，消化管から吸収させる投与方法である。最も簡便な方法であり，医師や看護師によらずに患者がみずから投与できる，安全性が比較的高い，厳密な無菌操作を必要としないなどの長所がある。

　一方で，即効性に欠けるほか，食事内容に影響を受ける場合があるなどの

短所もある。また，抗体医薬品などのタンパク質製剤や，インスリンなどのペプチド製剤といった消化液で分解される薬物は経口投与できない。

● **剤形**　経口薬の剤形には，以下のようなものがある。

　1 **錠剤**　薬物を粒状に加工したものである。かまずに飲み込むように指導する。

　2 **カプセル剤**　薬物をゼラチンなどからなるカプセル内に閉じ込めたものである。内服時は，カプセルから薬物が出ないように注意する。

　3 **口腔崩壊錠** oral disintegrant（**OD錠**）　口腔内で一度崩壊させてから嚥下して内服する錠剤である。水がなくても内服できる。

　4 **散剤・顆粒剤**　薬物を粉末または微粒子状にしたものである。

　5 **液剤（シロップ剤・懸濁剤）**　薬物を水などに溶解または懸濁したものである。散剤を内服できない小児などに用いることが多い。

　6 **その他**　特殊なコーティングなどによって，有効成分がねらった場所や時間に届くように工夫した製剤もある。

　　①**腸溶剤**　胃酸から薬物をまもり，有効成分が腸管に届くようにしたもの。

　　②**速放剤**　有効成分がすみやかにとけ出し，効果発現が速い。

　　③**徐放剤**　有効成分がゆっくりとけ出し，血中濃度がゆるやかに推移する。

● **経口薬の吸収**　経口投与された薬物は，おもに小腸で吸収される。このとき，ほとんどの薬物は，受動拡散によって腸管の内腔から壁内へと移行するため，吸収効率を左右するのは，後述する薬物のイオン化と脂溶性である（▶30ページ）。ただし，レボドパ（▶185ページ）など，アミノ酸に構造が似た一部の薬物は例外であり，小腸上皮細胞のトランスポーターによって壁内へ取り込まれる。

● **初回通過効果**　経口投与後に小腸から吸収された薬物は，全身循環に移行する前にすべて門脈に集められ，肝臓を通過する。このとき，一部の薬物は肝臓の酵素により代謝され，活性を失う。これを**初回通過効果** first-pass effect といい，初回通過効果をまぬがれた薬物だけが全身循環に達し，標的で効果を発揮する（▶30ページ「バイオアベイラビリティ」）。

　したがって，初回通過効果を受けやすい薬物では，肝臓の状態が薬物の血中濃度に影響し，薬効や副作用にも影響を及ぼす。たとえば，90％が初回通過効果を受ける薬物の場合，残りの10％が全身を循環することになる。しかし，肝臓の機能が低下して80％の初回通過効果となれば，通常の2倍（20％）もの薬物が循環することになる。その結果，薬物の効果が強く出すぎたり，副作用の発現頻度が上昇したりする。

2 舌下投与

　舌下投与とは，舌下部に薬物（**舌下錠**）を投与する方法である。薬物は舌下部の粘膜から吸収され，門脈・肝臓を通過せずに，直接かつ迅速に全身循環へ達する（▶図2-11）。

　舌下投与の最大の特徴は，この経路を通ることによって，経口投与にあるような初回通過効果を回避できることである。この特徴によって，舌下投与

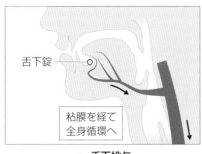
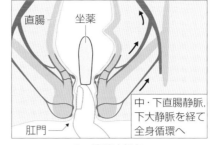

a. 舌下投与　　　　　　　　　b. 直腸内投与

○**図 2-11　舌下投与と直腸内投与**
舌下投与では舌下部に薬物（舌下錠）を投与する。直腸内投与では，直腸内に坐薬を投与する。いずれの方法も，門脈系・肝臓を経由せず初回通過効果をまぬがれるため，効果の強さや速効性が期待できる。

では投与量の削減や，副作用の発現頻度の低下が期待できる。また，すみやかに全身循環に達することから，効果発現も早くなることが期待できる。

　狭心症治療薬のニトログリセリンは，舌下投与される代表的な薬物であり（○206 ページ），舌下錠のほかに，同様の特徴をもつスプレー剤なども開発されている。
● **バッカル錠**　舌下錠と似たものに，臼歯の歯茎と頬の間に挿入して口腔粘膜から吸収させるバッカル錠がある。いずれも飲み込まないよう指導することが大切である。

3　直腸内投与

　直腸内投与とは，有効成分と基剤（カカオ脂など）を混合して一定の形状に成型した製剤（**坐薬**）を，直腸内に投与する方法である。体温や分泌液によって製剤が融解したのち吸収される。薬物は，直腸静脈から下大静脈へ移行し，門脈・肝臓を経由せずに全身循環にいたる。そのため，舌下投与と同様に，初回通過効果の回避や速効性が期待できる。

　直腸内投与は，嘔吐のある患者や消化管手術を受けた患者など，経口投与ができない場合に有効である。また，高齢者や小児などの経口投与が苦手な患者に対しては，鎮痛解熱薬の坐薬を用いることが多い。ただし，速効性が高いため，薬効の急激な発現や思わぬ副作用の発現には，注意が必要である。

4　皮膚投与（経皮投与）

　皮膚投与（経皮投与）とは，皮膚に薬物（**外用薬**）を直接塗布，または布・テープ・パッチなどに薬物を塗布した**貼付薬**をはって投与する方法である（○276 ページ，図 12-1）。
● **局所作用を目的とする場合**　皮膚の病変や筋肉の炎症などに対しては，局所的な作用を期待して薬物を直接塗布あるいは，ガーゼなどの布に塗布した薬物を使用する。
● **全身作用を目的とする場合**　皮膚投与は，全身的な効果を目的とするこ

ともある。皮膚からの薬物吸収は緩徐なため，持続的に血中濃度を維持できる利点があり，このような特性をいかした製剤が開発・使用されている。

たとえば，硝酸薬を塗り込んだテープ剤が，狭心症発作の予防のために開発されている（◐207 ページ）。また，少量ずつの投与が必要なエストロゲン製剤では，薬物を含んだパッチ剤が用いられている（◐252, 270 ページ）。

5 注射投与

注射投与とは，注射によって体内に薬物（**注射薬**）を注入する方法である。注射薬は無菌状態でアンプル・バイアル・バッグなどに封入されている。体内に直接投与するため，すみやかに血中濃度が上昇し，即効性や確実な効果発現を期待できる。その一方で，注射時に患者が苦痛を感じることも少なくなく，さらに，万が一誤薬などの事故がおこった際には，即効性などの利点があだとなって思わぬ不利益を患者にもたらす危険性がある。

注射投与には，いくつかの実施方法がある（◐図2-12）。

注射投与法ごとに特徴があるが，いずれの方法においても，事故や有害な副作用を避けるために，患者の氏名や薬物名，用量を確認することは必須である（◐10 ページ）。

● **静脈内注射**　静脈内注射（静注）は，静脈内に注射針を挿入して薬液を注入する方法である（◐図2-12-a）。最も速く，確実な吸収が得られる投与経路である。また，血管内で薬液が希釈されるため，①薬液の浸透圧が等張でなくともよい，②抗がん薬などの細胞毒性のある薬物を投与できる，などの利点がある。ただし，抗がん薬などは，血管外に薬液がもれると，そこで炎症や壊死などの不利益を引きおこす危険性もあるため，注意が必要である。

短時間で全用量を注射する急速静注（ワンショット）は，すみやかに，高い血中濃度を得ることができるが，有害な副作用を発現する危険性も高い。

● **点滴静脈内注射**　点滴静脈内注射（点滴静注）は，点滴を用いて薬物を持続的に滴下しながら静脈内に投与する方法で，以下のような特徴がある。

• 確実に薬物を血中へ吸収させつつ，急速静注で生じる血中濃度の高いピークを避けることができる。

• 滴下速度を適切に調節することで，薬物の血中濃度を長時間維持できる。

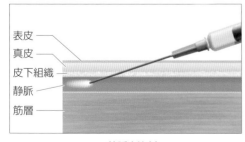

a. 静脈内注射
静脈内に注射針を挿入して薬液を注入する。

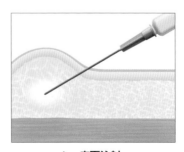

b. 皮下注射
皮下組織内へ薬液を注入する。

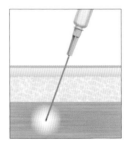

c. 筋肉内注射
筋肉に薬液を注入する。

◐**図2-12　各種の注射投与法**

- 大量の薬液を投与することができる。
- 薬物が輸液で希釈されるため，複数薬物を混合できることがある（混注）。

　一方で，点滴用の注射針を長時間刺したままとなるため，①患者の行動が制限される，②穿刺部位の感染に注意が必要である，などの欠点もある。

● **皮下注射・筋肉内注射**　皮下注射は，皮下の結合組織内へ薬液を注入する方法である（◉図2-12-b）。筋肉内注射は筋肉組織に薬液を注入する方法である（◉図2-12-c）。両方とも，経口投与より確実な吸収や速い作用が期待できる。一般に，血中濃度の上昇は静脈内注射よりおだやかであるが，注射部位の血流の程度が吸収の速度に大きくかかわる。

　なお，皮下注射は，筋肉内注射に比べて感覚神経が豊富な場所に投与するため，刺激性の薬物や容量の多い薬物（数 mL 以上）には適さない。

6 その他の投与経路

● **吸入**　薬物を気体もしくは微粒子として吸気とともに吸い込む方法である。吸入麻酔薬や気管支喘息治療薬で用いられる。

　①**吸入麻酔薬**　吸入によって投与された気体の麻酔薬が，肺胞から血中に移行し，中枢神経系に到達して効果を発現する（◉170ページ）。

　②**気管支喘息治療薬**　副腎皮質ステロイド薬や β_2 刺激薬（受容体作動薬）などを局所的に作用させる目的で吸入が用いられる。薬物を微粒子にして特殊な容器に入れた吸入剤を吸い込ませ，患者の気管支に薬物を直接到達させる（◉241ページ）。

● **脊髄腔内投与**　全身循環と中枢神経系の間には，特殊な関門である**血液脳関門** blood brain barrier（**BBB**，◉30ページ，column）があり，簡単に薬物などの化学物質が移行できないようになっている。そのため，血液脳関門を通過しにくい薬物を中枢神経系で作用させる場合は，髄腔内へ直接的に薬物が投与される（◉24ページ，図2-8）。

　たとえば，下半身の麻酔（腰椎麻酔）では，局所麻酔薬が脊髄腔内に投与される。また，真菌による脳炎には，アムホテリシンB（◉91ページ）が髄腔内に投与される。そのほか，ほとんどの抗がん薬は脳血液関門を通過できないため，白血病でがん細胞が中枢神経系にまで達した患者では，抗がん薬が髄腔内に直接投与される。

● **その他**　そのほかにも，動脈内注射や，点眼，点鼻，腔内投与などの投与経路がある。

2 薬物の吸収

　吸収とは，薬物が投与された部位から血中へ移行する過程である。薬物が静脈内注射によって直接投与された場合，すべての薬物が吸収されるが，それ以外の経路では，血中に入るまでにさまざまな障害や関門があるため，吸収の効率が落ちる（◉26ページ「初回通過効果」）。

1 バイオアベイラビリティ

　投与された薬物が循環血液中に到達する割合を，**バイオアベイラビリティ**
bioavailability（**生物学的利用率**）とよぶ。（絶対的）バイオアベイラビリティは，
静脈内注射とその他の投与経路での AUC（●25ページ，図2-9）の比率として
計算される。

$$\text{バイオアベイラビリティ}(\%) = \frac{\text{任意の投与経路の AUC}}{\text{静脈内注射 AUC}} \times 100$$

2 薬物の細胞膜透過

　静脈内注射以外の経路で投与された場合，薬物はなんらかの方法で消化管
などの細胞膜を透過しなければ血管内へ到達できず，効果を発現できない❶。
● **細胞膜透過のしくみ**　薬物が細胞膜を透過するしくみには，物質の濃度
勾配によって透過する**受動輸送**と，なんらかのエネルギーを消費することで
能動勾配に逆らって透過する**能動輸送**がある。受動輸送はさらに，受動拡散
と促進拡散に分かれる（●図2-13）❶。

　①**受動拡散**　**単純拡散**ともよばれ，物質が高濃度の環境から低濃度の環境
へ移動しようとする力による透過である。細胞膜はおもに脂質から構成され
ているため，薬物の脂溶性が高いほど，細胞膜の透過性はよい。

　②**促進拡散**　濃度勾配があるが，脂溶性が低いためにそのままでは細胞膜

▭ NOTE
❶気管支喘息治療薬の吸入
や皮膚疾患での軟膏塗布な
ど，局所作用を目的とする
場合は，効果発現に吸収を
必要としない。

▶ MOVIE
❶細胞膜透過

---

column 　血液脳関門

　血液脳関門の存在は，19世紀後半にエールリッヒ Ehrlich, P. によってアイデア
がもたらされた。彼は動物の静脈内に投与した色素が，ほとんどの組織を染めたに
もかかわらず，脳がまったく染まらなかったという結果から，「なんらかの障壁が
脳とほかの組織の間にあり，物質の行き来を制限している」と考えたのである。

　その後，この関門の本体は，密着結合により強固に接続した血管内皮細胞とそれ
を支えるグリア細胞によって構成されていることが明らかになっている。

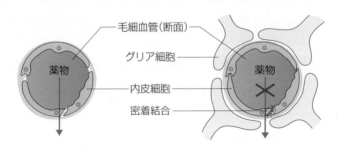

a. 通常の毛細血管
薬物が内皮細胞のすきまを通って
血管中から組織へ移行できる。

b. 中枢の毛細血管
密着して結合した内皮細胞とまわ
りを囲むグリア細胞により，薬物
が血管外へ移行できない。

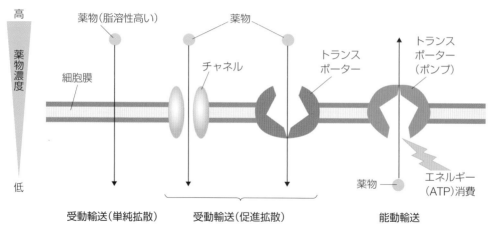

◎図 2-13　受動拡散と能動輸送
物質が単純に細胞膜を通過する単純拡散と，チャネル・トランスポーターを介した受動輸送では，濃度
勾配に従って物質(薬物)が移動する(受動拡散)。一方，ポンプを介した能動輸送では，エネルギー
(ATP)を消費しながら濃度勾配に逆らって物質が移動する。

を通れない薬物を，チャネルやトランスポーターを介して透過するものである。

　③**能動輸送**　トランスポーター(◉22ページ)でエネルギーを消費しながら濃度勾配に逆らって細胞膜を透過するものである。グルコースやアミノ酸など，細胞が生きていくために重要な分子はこの方法で輸送されている。これらの分子に似た構造をもつ薬物には，能動輸送によって細胞膜を通過し，血中に到達するものがある。

●**イオン型と非イオン型**　多くの薬物は弱酸性や弱塩基性の物質であり，胃液や血漿，尿などの体液中で，イオン型と非イオン型の状態に解離する。イオン型と非イオン型の割合は，薬物が存在する体液のpHに依存する。たとえば，弱酸性の薬物であるアスピリンの場合，胃液中(pH1.0〜2.0)では，そのほとんどが非イオン型であるが，小腸(pH5.8〜6.8)に入ってpHが高くなると，イオン型の割合が増える。

　イオン型の薬物は，脂溶性が非常に低いため，細胞膜を受動拡散によって透過することができない。そのため，同じ薬物であっても部位によって吸収効率は変化する。

3　薬物の分布

　分布とは，薬物が血中から細胞間隙(細胞間のすきま)に入り，組織の細胞内へと移行する過程である。

1　血漿タンパク質との結合

　血中に移行した薬物が全身を循環する際は，血漿タンパク質(おもにアルブミン)と結合した**結合型薬物**か，結合していない**遊離型薬物**のどちらかのかたちで存在している。遊離型薬物は，細胞膜を拡散して細胞内へ移行でき

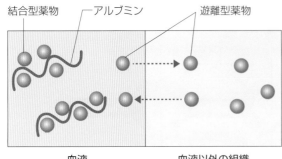

結合型薬物 アルブミン 遊離型薬物

血液　　　　　　血液以外の組織

●図 2-14　血中の結合型薬物と遊離型薬物
アルブミンと結合していない遊離型のみが、血液とそれ以外の組織を行き来して作用することができる。

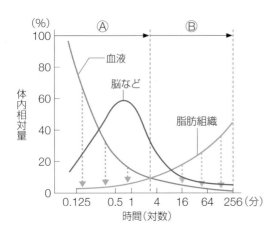

●図 2-15　薬物の組織への蓄積例
**　　　　　（チオペンタールナトリウム）**
静脈内麻酔薬のチオペンタールナトリウムは、脳に移行して作用するほか、脂溶性が高いため脂肪組織へも移行する。Ⓐでは血液から脂肪組織への移行がおこるが、Ⓑでは逆転して、脂肪組織から血液へ薬物が供給されるため、血中濃度が下がりにくい。

るほか、膜受容体に結合して作用を発現できる。一方、結合型薬物は分子量の大きなアルブミンと結合しているために血管外へ移行することができないほか、膜受容体に結合して作用を発現することもできない（●図2-14）❶。

　たとえば抗血液凝固薬のワルファリンカリウムは、アルブミンとの結合性が90％以上と非常に高いため、その抗血液凝固作用は10％以下の遊離型薬物によるものである。

●MOVIE

❶アルブミン結合

2　組織への蓄積

　多くの薬物は組織に移行したあと蓄積される。組織に蓄積しやすい薬物の場合、投与後に薬物血中濃度が低下してくると、組織中の濃度が血中濃度よりも高くなることがある。この場合、組織から蓄積した薬物が血中に再び移行するため、血中濃度が下がりにくい。

　たとえば、チオペンタールナトリウムは脂溶性が高く、脂肪組織に高い濃度で蓄積するため、投与から時間が経過しても脂肪組織が新たな供給源となって血中へ薬物を放出する。その結果、血中濃度の低下はゆるやかであり、薬物の効果も長時間持続する（●図2-15）。

4　薬物の代謝と排泄

　生体にとって薬物は異物である。そのため、薬物が体内に入っても、すぐ

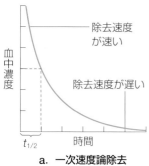
a. 一次速度論除去

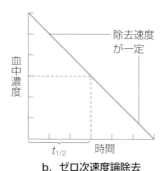
b. ゼロ次速度論除去

◎**図2-16　一次速度論除去と ゼロ次速度論除去**
一次速度論に従う薬物は，初期の除去速度（グラフの傾き）が大きく，血中濃度が下がると小さくなる。ゼロ次速度論に従う薬物は，血中濃度にかかわらず，除去速度が一定である。

にそれを不活化し，体外へ出そうとする機構がはたらく。この機構は，①肝臓での代謝，②胆汁および尿中などへの排泄からなり，薬物療法において重要な因子である。

● **薬物代謝と排泄の動態**　多くの薬物では，尿中へ排泄される速度が，血中・組織などの体内に存在する薬物量に比例する。このような排泄を**一次速度論除去**とよび，投与直後で体内の薬物量が多いときには，排泄速度が速く，薬物量が減るにつれて遅くなる（◎図2-16-a）。

　一次速度論除去は，浴槽にたまった水を抜くときにたとえられる。すなわち，満杯の水をたたえた浴槽の栓を抜くと，はじめ水は勢いよく流れ出すが，残っている水の量に比例して遅くなっていく。

　一方で，薬物によっては，体内の薬物量の多寡にかかわらず，一定の速度でしか排泄されない場合もあり，**ゼロ次速度論除去**とよばれる。たとえば，エタノールは，体内量にかかわらず排泄速度は一定であるため，血中濃度が中毒量に達してもなかなか排泄されず，中毒症状が長引く（◎図2-16-b）。

1 薬物代謝

◆ 第Ⅰ相反応と第Ⅱ相反応

　薬物の代謝はおもに肝臓で行われ，肝臓の酵素によって水にとけやすいかたちに変換される。薬物代謝のうち，酸化・還元・加水分解の反応を**第Ⅰ相反応（異化反応）**とよぶ。また，グルクロン酸や硫酸などといった水溶性の高い物質と結合させることによって，水溶性を高めた代謝産物（**抱合体**）を形成する反応を**第Ⅱ相反応（合成反応**あるいは**抱合反応）**とよぶ。

　薬物代謝の反応はしばしば連続しておこるが，必ずしも第Ⅰ相反応・第Ⅱ相反応の順番ではない。たとえば，抗結核薬のイソニアジドは，第Ⅱ相反応であるアセチル化❶を受けたあと，第Ⅰ相反応である加水分解を受ける。また，もともと親水性の高い薬物の場合は，第Ⅰ相反応を受けずに，直接，第Ⅱ相反応を受けるものもある。

◆ シトクロム P450（CYP）

　第Ⅰ相反応において，多くの薬物は肝臓の**シトクロム P450** cytochrome

☐NOTE
❶薬物代謝においては，アセチルトランスフェラーゼが，薬物分子中のアミノ基などにある水素をアセチルCoAのアセチル基で置換することをさす。

◉表2-2 代表的な CYP アイソザイムの例

CYP アイソザイム	代謝を受ける薬物の例
CYP1A2	カフェイン, カルベジロール, クロピドグレル, テオフィリン, プロプラノロール
CYP2B6	シクロホスファミド, クロピドグレル
CYP2C8	パクリタキセル
CYP2C9	イブプロフェン, カルベジロール, ジクロフェナク, ワルファリン
CYP2C19	オメプラゾール, クロピドグレル, プロプラノロール
CYP2D6	カルベジロール, コデイン, プロプラノロール
CYP2E1	エタノール, カルベジロール
CYP3A4	カルバマゼピン, カルベジロール, クロピドグレル, タクロリムス, パクリタキセル

P450(**CYP**)という酵素によって代謝される。なお，CYP は肝臓だけでなく，小腸粘膜にも多く存在することから，薬物が経口投与された場合，小腸でも代謝を受けることがある。

● **CYP の種類と基質** CYP には多くのアイソザイム❶が存在し，1つの CYP は複数の薬物を代謝し，また1つの薬物は複数の CYP の基質となる（◉表2-2）。

● **薬物による CYP の誘導** エタノールやカルバマゼピン（◉188ページ）のような薬物を繰り返し投与すると，CYP 活性の上昇や，新たな CYP の産生を引きおこすことがある。すなわち，複数の薬物を同時に投与する際には，単剤の場合に比べて薬物代謝活性が変化するおそれがあるため，注意が必要である（◉42ページ）

● **CYP の遺伝的多様性** CYP は遺伝的背景によって，活性が異なることが知られている。CYP の活性が異なる場合，薬物の効果や副作用の発現頻度に影響を及ぼす。たとえば，CYP2D6 には遺伝子多型❷genetic polymorphism が存在し，遺伝子型によっては薬物代謝活性が非常に低い。そのため，同じ薬物を同じ量投与しても，いきなり中毒量に達することがある。

また，CYP の遺伝子多型は，人種間で頻度が異なることが知られている。CYP2D6 の場合，白人では5～10%の頻度で多型が存在するが，アジア人では2%未満の頻度で多型が存在し，この差が薬効や副作用発現率の差をもたらすことがある。

2 薬物の排泄

薬物代謝によって水溶性が高いかたちに変換された薬物のほとんどは，尿中あるいは胆汁中に排泄される。

◆ 尿中への排泄

● **排泄における腎臓の機能** 薬物の尿中への排泄において，腎臓は重要なはたらきをもち，①糸球体濾過，②尿細管分泌，③尿細管再吸収の3つの機構が関与している。

📝 NOTE
❶同一生物内において，同じ反応を触媒するが，異なる分子構造をもつ複数の酵素タンパク質のこと。
❷遺伝的多型ともいう。遺伝子を構成している DNA の配列の個体差のうち，一般的に1%以上の頻度で存在するものを多型という。

①**糸球体濾過**　濾過とは物質のみの移動ではなく，水と物質の両方が移動することであり，濾過された物質は水（原尿）とともに尿細管へ送られる（◉図2-17-a）。

糸球体の毛細血管は分子量約20,000以下の物質を濾過することができるため，遊離型のほとんどの薬物は濾過される。しかし，アルブミンと結合した薬物はアルブミンの分子量が約68,000であるために濾過されない。したがって，糸球体濾過による薬物の排泄には，アルブミンとの結合性が大きく影響を及ぼす。

②**尿細管分泌**　糸球体で濾過されなかった薬物の一部は，近位尿細管においてエネルギー（ATP）を使ったポンプ❶によって，尿細管腔に分泌される。ただし，このポンプは特異性が低いため，複数種類の薬物を輸送してしまう。そのため，同じ輸送系で分泌される薬物の間で競合がおこり，分泌が抑制されることがある（◉43ページ）。

③**尿細管再吸収**　糸球体を濾過されてきた水（原尿）は，遠位尿細管に向かって移動する間に再吸収されるため，最終的に尿として排泄される割合は約1％にすぎない。再吸収では，濾過された薬物も尿細管を透過して体内に戻る。そのため，とくに薬物の脂溶性が高い場合は，排泄が遅くなる。

● **腎機能の評価**　腎機能が低下すると，薬物の血中濃度が上昇して有害作用が出現しやすくなる。そのため，腎機能障害をもつ患者の薬物療法では，腎機能を十全に評価したうえで，薬物の投与方法を決める必要がある。

腎機能の評価は，糸球体で単位時間あたりに濾過される水分量の**糸球体濾過量** glomerular filtration rate（**GFR**）であらわされる。また，血中に含まれるクレアチニンは，糸球体で完全に濾過されて尿細管で再吸収されず，分泌もほぼない（◉図2-17-b）。そのため，クレアチニンの排泄能力をあらわす**クレアチニンクリアランス** creatinine clearance（C_{cr}）が糸球体濾過量の評価基準に最もよく用いられている。

● **イオントラッピング**　尿細管から再吸収される物質は非イオンに限られるため，薬物のイオン化率を高めることにより，再吸収を抑制することがで

> NOTE
❶酸性物質を移動させる陰イオン輸送系と，塩基（アルカリ）性物質を移動させる陽イオン輸送系の2つがある。

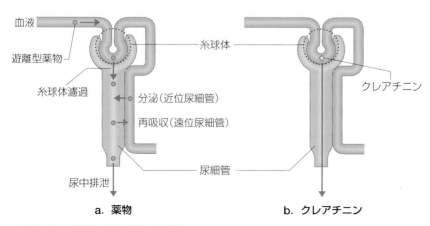

血液
遊離型薬物
糸球体
糸球体濾過
分泌（近位尿細管）
再吸収（遠位尿細管）
尿細管
尿中排泄
クレアチニン

a. 薬物　　**b. クレアチニン**

◉**図2-17　腎臓からの薬物の排泄**

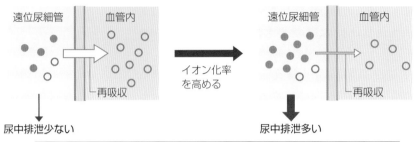

● **図2-18　イオントラッピング**
薬物のイオン化率を高めることで再吸収を抑制し，尿中への排泄を促進することができる。

きる。これを**イオントラッピング** ion trapping という（●図2-18）●。イオン化率は，尿細管中の pH に依存するため，弱酸性の薬物では尿を塩基（アルカリ）性化するほど，弱塩基性の薬物では尿を酸性化するほどイオン化率が高まり，尿中への排泄が速くなる。

　たとえば，フェノバルビタール（弱酸性薬物）を過量摂取した場合は生命の危機に陥る危険性がある。そのため，イオントラッピングを応用して薬物をすみやかに排出する必要があり，具体的には，炭酸水素ナトリウム溶液を静脈内注射する。この注射によって尿が塩基性化するため，フェノバルビタールはイオン化して再吸収が抑制され，薬物の尿中への排泄が促進される。

▶MOVIE
●イオントラッピング

◆ 胆汁への排泄

● **腸肝循環**　グルクロン酸の抱合反応を受けた薬物の一部は，胆汁中に排泄されたあと，腸内で加水分解によってグルクロン酸を解離し，再び活性のある薬物に変換される。活性型となった薬物は，腸から吸収されて全身循環にいたる。

　この経路は**腸肝循環**とよばれ，薬物の蓄積や作用時間の延長を引きおこす（●24ページ，図2-8）。とくに，モルヒネなどは，大部分が胆汁中に排泄されることから，腸肝循環が臨床的に重要な意味をもつ。

◆ その他の排泄経路

　薬物排泄のほかの経路として，糞便や肺，乳腺，汗腺，涙腺，毛髪などがある。
● **糞便**　糞便には，腸管で吸収されなかった経口投与薬，あるいは小腸内や胆汁中に直接分泌された薬物が含まれる。
● **肺**　多くの吸入麻酔薬は肺から排出される。
● **母乳**　母乳中へ排泄された薬物は，授乳中の乳児に影響を与える可能性があるため，薬物によっては注意が必要である。
● **涙液**　リファンピシンは涙液からも排泄される。リファンピシンおよびその代謝物は赤色をしているため，涙液が赤く着色することがある。
● **毛髪**　特殊な例として，覚せい剤などの違法薬物の濫用者では，毛髪へ

の薬物移行および残留が示されており，捜査の際に利用されている。

5 治療において重要となる薬物動態の指標

薬物の血中濃度はさまざまな要素によって規定される。そのなかでも，分布容積(Vd），全身クリアランス(CL），生物学的半減期($t_{1/2}$)は，臨床において重要な指標である。

1 分布容積

分布容積 volume of distribution(Vd)とは，体内の総薬物量(X)を，薬物の血中濃度(C)と同じ濃度に希釈するために必要な，人体における架空の容積❶のことである。分布容積は，以下の式から求められる。

$$分布容積(Vd) = \frac{体内の総薬物量(X)}{薬物血中濃度(C)} \cdots\cdots(1)$$

□NOTE
❶分布容積は，計算上求められる容積であり，解剖学的な容積ではない。

分布容積は，投与された薬物の，血中（血漿中）からほかの組織への移行のしやすさをあらわす。つまり，分布容積が小さければ薬物は血中に残りやすく，大きければ薬物が血中からほかの組織に分布しやすい。

● **分布容積が大きい薬物の例**　たとえば，強心薬のジゴキシンが体内に500 μg 存在し，血中濃度が 0.7 ng/mL であった場合，(1)の式は以下のようになる。

$$分布容積(Vd) = \frac{500(\mu g)}{0.7(ng/mL)} = 714.3(L)$$

約 700 L という値は，正常な成人の解剖学的な全水分容積である 42 L から大きくかけ離れているが，その理由としては，①ジゴキシンは脂溶性が高く筋肉や脂肪組織に移行しやすいことや，②標的分子に結合しやすいこと，などがある。

2 全身クリアランス

全身クリアランス clearance(CL)とは，薬物の血中濃度(C)と消失速度の関係を示す基本的な指標で，以下の式から求められる。

$$薬物の消失速度 = 全身クリアランス(CL) \times 薬物血中濃度(C) \cdots\cdots(2)$$

全身クリアランスの値は，薬物の全身からの排泄能力を意味し，基本的には薬物の種類ごとに定まっている。ただし，肝機能や腎機能の状態によって排泄能力は変動するため，それらの臓器に障害を有する患者では，全身クリアランスの値に補正が必要となる。

3 生物学的半減期

生物学的半減期 biological half-life($t_{1/2}$)とは，ある時点での血中濃度または，

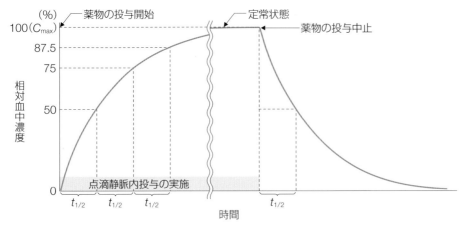

● **図 2-19 点滴静脈内注射での薬物血中濃度の上昇曲線と消失曲線**
薬物の投与中止より，血中濃度が 50％になるまでの時間が $t_{1/2}$ である。点滴で持続的に投与した場合，薬物の投与開始より $t_{1/2}$ が過ぎると，血中濃度は定常状態の 50％となり，$t_{1/2}$ の 3 倍が過ぎると 87.5％に達する。

体内の薬物量が 50％に減少するまでに必要な時間をいう（● 24 ページ）。また，生物学的半減期の値は投与量によって変化しない。

　$C_{\max}$ の時点から考えた場合を例にとると，半減期が経過したときの血中濃度は，$C_{\max}$ の 1/2（50％）に，半減期の 2 倍の時間が経過したときは 1/4（25％）に，半減期の 3 倍の時間が経過したときは 1/8（12.5％）になる（● 図 2-19）。

　薬物の生物学的半減期が長いほど，投与後の血中濃度が下がりにくい。そのため，少ない投与回数ですむなどのメリットを患者にもたらす場合がある。

4 定常状態と薬物動態の指標

● **定常状態と全身クリアランス**　薬物の血中濃度を治療で有効な範囲で維持するためには，薬物を持続的に投与しなければならない。その際，投与量と排泄量のバランスをとることが重要である。点滴静脈内注射の場合，薬物の投与開始から血中濃度が上昇していく。その後，上昇速度はしだいに遅くなり，やがて，時間あたりの投与量と排泄量がつり合う状態（定常状態）となる（● 図 2-19）。

　このとき，(2) の式は以下のように書きかえられる。

　　薬物の注入速度＝全身クリアランス（CL）×薬物血中濃度（C）……(3)

　つまり，全身クリアランス（CL）がわかれば，目標とする薬物血中濃度（C）の維持に必要な点滴速度が求められるのである。

　ただし，点滴速度を速めても，薬物が定常状態に達するまでの時間を短くすることはできないことには注意が必要である。(3) の式においても，薬物の注入速度を 2 倍にすると，全身クリアランスは一定であるため，薬物血中濃度が 2 倍になるだけである。

● **定常状態への移行時間と生物学的半減期**　投与開始後の薬物血中濃度の

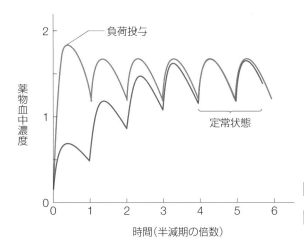

●図 2-20　薬物の反復投与と血中薬物濃度
赤線：通常の投与では，$t_{1/2}$ ごとに同一用量の薬物を投
与すると，4 回目でほぼ定常状態となる。
青線：初回の投与量を意図的に増やすことで，迅速に治
療濃度に達し，定常状態にいたる。

上昇曲線は，薬物の消失曲線と反対になる。つまり，投与開始後は血中濃度
の上昇速度が速く，時間が経過するにつれてゆるやかになっていく（●図
2-19）。ここで，投与開始から半減期と同じ時間が経過したとき，血中薬物
濃度は定常状態の 50％に達する。同様に，半減期の 2 倍の時間が経過した
ときは 75％に，3 倍の時間が経過したときは 87.5％に達する。

　このことは，半減期の長い薬物は，定常状態に達するまでの時間も長いと
いうことをあらわす。たとえば，半減期が 24 時間の薬物を投与する場合，
定常状態に達するまでは 3〜5 日かかることになる。

● **反復投与と血中濃度**　点滴静脈内注射ではなめらかに血中濃度が増加し
ていくが，そのほかの投与経路で反復投与を行った場合，血中濃度は一時的
な上昇と下降を繰り返しながらしだいに上昇していく（●図 2-20）。

● **負荷投与**　緊急時では，いかに迅速に治療濃度に到達させるかが重要と
なる。このため，初回の薬物投与量のみを意図的に増やし，血中濃度を一度
に上昇させることがある。これを**負荷投与量** loading dose あるいは**初回負荷
量**という。

　負荷投与量は，以下の式から求められる。

$$負荷投与量 = 血中濃度(C) \times 分布容積(Vd)$$

　上記の式より，負荷投与とは，目標とする血中濃度(C)にすばやく到達さ
せるために，分布容積(Vd)に対して必要な量（負荷投与量）を一度に投与す
ることと考えることができる（●図 2-20）。前述したように，分布容積は薬物
の脂溶性などによってかわるため（●37 ページ），同じ血中濃度を目ざす場合
でも，負荷投与量は薬物ごとに異なる。

5 薬物血中濃度モニタリング（TDM）

　薬物は，血中濃度が低すぎれば効果が不十分であり，逆に高すぎれば効果
が強すぎたり，有害作用を発現したりすることが問題となる。そのため，薬
物治療を安全かつ有効に行うためには，適切な範囲内で血中濃度を持続させ
ることが重要である（●49 ページ）。

　近年は，薬物の血中濃度を測定してその結果を解析し，患者ごとに投与量や投与間隔を適正に管理することができるようになっている。これを**薬物血中濃度モニタリング** therapeutic drug monitoring（**TDM**）といい，以下のような場合に実施される。

- 適切な血中濃度の範囲が狭い薬物を投与する場合。
- 薬物動態や主作用・有害作用発現の個人差が大きい薬物を投与する場合。
- 肝臓や腎臓の障害などにより，個別に薬物投与量・間隔を設定する必要のある患者の場合。

　薬物血中濃度モニタリングが実施されるおもな薬物には，抗てんかん薬，ジギタリス製剤，テオフィリン，不整脈治療薬，アミノグリコシド系抗菌薬，免疫抑制薬などがある。

✐ work 復習と課題

❶ 初回通過効果とはなにかを説明し，初回通過効果を回避できる薬物投与方法を2つあげなさい。

❷ バイオアベイラビリティとはなにかを説明しなさい。

❸ 生物学的半減期とはなにかを説明しなさい。

❹ 以下の文章について正しいのはどれか。また，間違った文章はそれを訂正しなさい。
　　a．血漿タンパク質（アルブミン）に結合した結合型の薬物が作用を発現する。
　　b．イオン型の薬物は細胞膜を受動拡散する。
　　c．脂溶性の薬物は脂肪組織に蓄積する。
　　d．排泄がゼロ次速度論に従う薬物は，その除去速度は一定である。
　　e．薬物代謝の第Ⅱ相反応は，シトクロム P450 によって行われている。
　　f．腎臓の尿細管から薬物は分泌されない。
　　g．フェノバルビタールは尿をアルカリ性にすると，排泄が促進される。

❺ 薬物血中濃度モニタリング（TDM）が必要な薬物の特徴をあげなさい。

C 薬物相互作用

　複数の薬物を同時に投与したとき，片方の薬物が別の薬物のはたらきに対してなんらかの影響を及ぼすことを**薬物相互作用**といい，①ほかの薬物の体内動態に影響を及ぼす**薬物動態的相互作用**と，②最終的な効果に影響を及ぼす**薬力学的相互作用**に分けられる。

　とくに高齢者では，複数の疾患を有しており，それぞれの疾患に対して複数の薬物が同時に投与されていることが多い。高齢者でなくとも，高血圧や脂質異常症，糖尿病などの生活習慣病に罹患しており，薬物治療が日常的に行われている場合，急性疾患を併発すると，さらに使用する薬物が増えるこ

とになる。また，いくつかの食品は薬物と相互作用することが知られている。

　このように臨床では，なんらかの薬物相互作用が存在する可能性が高く，その発現形式や程度はさまざまである。そのため，有害な薬物相互作用が発現している疑いがある場合は，すぐに医師に相談することが大切である。

1 薬物動態的相互作用

　薬物動態的相互作用とは，ある薬物が，その体内動態における吸収・分布・代謝・排泄のいずれかの過程で，ほかの薬物の体内動態に影響を及ぼすことである。

1 吸収における薬物相互作用

● **消化管活動の変化**　経口投与において，消化管の活動は薬物の吸収に大きな影響をもつ。そのため，消化管の活動に影響を及ぼす薬物はほかの薬物の吸収に影響を与える。たとえば，アトロピン硫酸塩水和物は消化管の蠕動運動を抑制するため，ほかの薬物の小腸移行およびその吸収を遅れさせる。反対に，メトクロプラミドは胃排泄時間を短縮させるため，吸収時間を短縮させる。

● **複合体の形成**　薬物や食物がほかの薬物と複合体を形成し，その作用に影響を及ぼすことがある。たとえば，カルシウムイオンや鉄イオンは，テトラサイクリン系抗菌薬と不溶性の複合体を形成し，吸収を阻害する。また，陰イオン交換樹脂製剤のコレスチラミンは，胆汁酸と結合して細胞内のコレステロールを低下させるために用いられる。しかし，ワルファリンカリウムやジゴキシンも吸着してしまうため，これらの吸収を阻害してしまう。

● **薬物相互作用が吸収に効果的な例**　薬物相互作用が吸収に効果的に作用する例もある。たとえば，局所麻酔薬とアドレナリンを併用すると，アドレナリンによって血管が収縮するために，麻酔薬の局所の血管への吸収および全身循環への移行を阻害する。この相互作用によって，局所麻酔薬は局所にとどまりやすくなり，効果がより長く継続する。

2 分布における薬物相互作用

● **アルブミン結合置換**　薬物が血中にあると，その一部はアルブミンなどの血漿タンパク質と結合して，遊離型とは平衡状態にある（●32ページ，図2-14）。血中に薬物（A）がある状態で，血漿タンパク質に対する親和性がより高い薬物（B）が加わると，結合型の薬物（A）の一部が薬物（B）と入れかわる。その結果，遊離型の薬物（A）が増加して，その効果が増強する（●図2-21）。このような薬物相互作用を**アルブミン結合置換**という。

　たとえば，アスピリンは，抗てんかん薬であるフェニトインのアルブミン結合を置換してその効果を増強する。そのため，小脳や前庭神経の機能が過剰に抑制されて眼振や運動失調などの重篤な有害作用が発現することがある。

● **アルブミン結合置換と血中濃度**　アルブミン結合置換がある場合，遊離

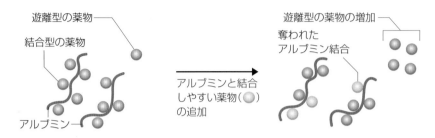

◐**図 2-21　アルブミン結合置換**
アルブミンとの結合が競合的に奪われることによって，遊離型の薬物が増え，薬効が強くなりすぎることがある。

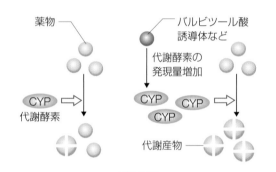

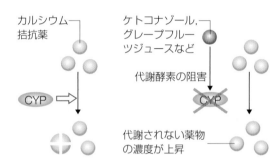

a.　酵素誘導

バルビツール酸誘導体を投与すると，薬物代謝酵素の発現量が増すため，薬物の代謝および排泄が亢進し，ほかの薬物の作用が減弱することがある。

b.　酵素阻害

ケトコナゾールやグレープフルーツジュースは薬物代謝酵素のはたらきを阻害するため，代謝されない薬物（カルシウム拮抗薬）の血中濃度が上昇し，効果が強く出すぎる。

◐**図 2-22　酵素誘導と酵素阻害の例**

型の薬物が増加する。遊離型の薬物は糸球体で濾過されやすいため，薬物血中濃度は低下する（◐35 ページ）。しかし，通常，薬物血中濃度は結合型と遊離型を区別せずに測定しているため，この場合における，薬物血中濃度と薬物効果の関係は，単剤で使用したときと同じようには評価できない。したがって，アルブミン結合置換を生じる薬物を併用する場合は，薬物血中濃度が低下しても，すぐに投与量を増やすことは禁物である。

3　代謝における薬物相互作用

　ある種の薬物は，薬物代謝酵素を誘導❶したり，活性を阻害したりする。これによって，ほかの薬物の効果を増強あるいは減弱する（◐図 2-22）。
●**酵素誘導**　100 種類以上の薬物が酵素誘導を生じることが知られている。とくに，バルビツール酸誘導体やエタノールなどは，強力な酵素誘導を生じる。薬物代謝酵素は 1 種類で複数の薬物の代謝を担うため，併用中の薬物が同じ酵素によって代謝を受ける場合には，両方の薬物の代謝が亢進し，効果が弱くなる。
●**酵素阻害**　シトクロム P450 系の薬物代謝酵素を阻害する薬物や食物は，ほかの薬物の代謝・排泄を遅延させて薬効を増強するため，治療において問

▭ NOTE
❶誘導とは，酵素タンパク質の遺伝子の転写および翻訳を促進させ，酵素の量を増やしたり，活性を上昇させたりすることをさす。

題となることがある。たとえば，抗真菌薬のケトコナゾールやグレープフルーツジュースは CYP3A4 を阻害し，免疫抑制薬のシクロスポリンやカルシウム拮抗薬の効果を増強するほか，重篤な副作用を引きおこす。

4　排泄における薬物相互作用

　腎臓からの薬物の排泄には，糸球体濾過・尿細管分泌・尿細管再吸収の過程がある（●34ページ）。薬物相互作用は，いずれの過程においても生じる。

● 糸球体濾過の変化　遊離型の薬物が増加すると，糸球体での濾過率も増加するため，生体内の薬物総量は減少する。このため，アルブミン結合置換を生じる薬物を併用する場合，その他の薬物の糸球体濾過量が増加する場合があるため，注意が必要である。

● 尿細管分泌の変化　痛風治療薬のプロベネシドは，ペニシリン系抗菌薬の尿細管分泌を競合的に阻害するため，抗菌薬の効果が増強する。

● 尿の pH の変化　尿細管から再吸収される物質は非イオン性のものに限られるため，薬物のイオン化率を変化させると，尿細管での再吸収率が変化する（●36ページ，図2-18）。イオン化率は尿細管中にある尿の pH に依存するため，尿の pH を変化させる薬物を併用するときには注意が必要である。

2　薬力学的相互作用

　薬力学的相互作用とは，薬物を併用したときに，それぞれの薬物が血中あるいは作用部位で濃度を変化させることなく，最終的な効果が増強あるいは減弱することをいう。

　薬力学的相互作用は無数に存在するため，臨床的に重要な例を以下に示す。

● β遮断薬と刺激薬　降圧薬であるβ遮断薬（β受容体拮抗薬）のプロプラノロール塩酸塩は，気管支喘息治療薬のβ₂刺激薬（β₂受容体作動薬）のサルブタモール硫酸塩の効果を減弱する。これは気管支平滑筋に存在するβ受容体での競合による。

● ワルファリンカリウムとビタミン K　抗血液凝固薬のワルファリンカリウムは，ビタミン K を阻害する作用をもち，ビタミン K に依存して合成される血液凝固因子（Ⅱ・Ⅶ・Ⅸ・Ⅹ）の合成を阻害されることを介して，血液凝固を妨げる（●225ページ，図9-15）。

　そのため，ビタミン K を多く含む食品（納豆・パセリ・シソなど）を過剰に摂取すると，ワルファリンカリウムの効果が減弱する。一方，抗菌薬の投与によって腸内でビタミン K を産生する常在菌が減少すると，ワルファリンカリウムの効果は増強する。

● 利尿薬と強心薬　ジゴキシンなどの強心薬は，カリウムの血中濃度が減少すると，標的であるナトリウムポンプのカリウムイオン結合部位においてカリウムイオンとジゴキシンの競合が減少するため，その作用が増強する。多くの利尿薬はカリウムを体外に排出して血中濃度を低下させるため，ジゴキシンの作用を増強させる。

● **抗ヒスタミン薬とアルコール**　抗ヒスタミン薬はしばしば副作用として眠けを生じさせる。アルコール類と併用すると，その作用が増強される。

▐✎ work　復習と課題

❶ 薬物動態的相互作用と薬力学的相互作用の違いについて説明しなさい。
❷ A群にあげた組み合わせは，どのような相互作用をおこすのか，B群より選びなさい。

【A群】　　　　　　　　　　　　　　　　　　　　　【B群】
・カルシウムイオン──テトラサイクリン系抗菌薬　・複合体形成
・サリチル酸──フェニトイン　　　　　　　　　　・アルブミン置換
・カルシウム拮抗薬──グレープフルーツジュース　・代謝酵素阻害

D 薬効の個人差に影響する因子

　同じ薬物を同じ量で投与しても，すべての患者で同じ効果が得られるとは限らない。薬物の効果には大きな個人差があるほか，同じ患者であっても投与した時期や状況が異なれば，ときに大きな変動が生じることがある。そのため，薬物を効果的かつ安全に投与するためには，薬効が変動する原因を知っておかなければならない。

　本節では，個人差に影響する因子のうち，年齢・性・妊娠・遺伝子などの影響について概説する。

1 年齢

　新生児および高齢者では，成人とは薬物の効果に差があることが多い。その理由として，新生児および高齢者は成人と比べて薬物を排泄する能力が低いことや，筋肉組織や脂肪組織の割合も異なることがある。

1 新生児・小児への薬物投与

◆ 薬物療法における小児の特性

● **グルクロン酸抱合**　新生児のグルクロン酸抱合能力は低く，成人と同等に達するまでには約3か月以上の期間を要する。そのため，グルクロン酸抱合によって代謝を受ける薬物を新生児に用いると，効果が強すぎたり，有害作用をおこしたりする。たとえば，モルヒネ塩酸塩はグルクロン酸抱合を受ける薬物の1つであるが，母体へ投与すると胎盤を経由して新生児に移行し，呼吸抑制などの有害作用をおこすため，分娩時の鎮痛目的で使用されない。
● **CYP活性**　シトクロムP450（CYP）活性は新生児（とくに未熟児）で低く，

成人で最大になったのち，加齢に伴い低下する。また，次項で述べるように男性と女性ではある種のCYP活性に差異がある。CYP活性の差異については個人差も大きいが，少なくとも小児に薬物を投与する場合は，薬効の増強や有害作用に注意が必要である。

● **分布容積**　新生児や小児では，体重に対する水分（細胞外液）量が多く，脂肪や筋肉組織の割合が低い。したがって，水溶性の薬物では，一般的に成人よりも体重あたりの分布容積が大きくなるため，必要な体重あたりの投与量が成人よりも多くなることがある。

◆ 小児への薬物投与量の設定

　添付文書に，小児薬用量が記載されている場合は，その記載に従って投与量を決定することが原則である（●column）。しかし，実際の投与にあたっては，十分な情報が設定されていない場合も多いため，患児のからだの大きさ（容量）に合わせた調節をしなければならない。

● **アウグスベルガーの式**　小児への投薬量の決定・調節には，成人の投薬量から推定・計算する方法が用いられており，いくつかの換算式が考えられている（●表2-3）。ヤング Young の式など，成人体重あたりから換算した値は，おもな薬物の実際の薬物動態から得られた値とは一致していない。

● **表2-3　小児の薬物投与量**

	体重(kg)	体表面積(m2)	体重1kgあたりの体表面積	アウグスベルガーの式(mg/kg)	ヤングの式(mg/kg)	おもな薬物の体内動態による投与量※(mg/kg)
新生児	3	0.2	2.5	——		0.3〜0.5
3か月	6	0.3	1.9	——		1.0〜1.5
1歳	10	0.45	1.7	1.6	0.5	1.7〜2.2
6歳	20	0.8	1.5	1.4	1.08	1.6〜1.9
12歳	40	1.3	1.2	1.1	0.81	1.0〜1.4
15歳	50	1.5	1.1	1.1	0.72	1
成人	65	1.7	1.0	1.0	1	1

※ テオフィリン，フェニトイン，フェノバルビタール，ジゴキシンなどの薬物動態値から算出したもの。
（髙久史麿・矢﨑義雄監修，北原光夫ほか編：治療薬マニュアル2021. p.14, 医学書院，2021による，一部改変）

---

column　**小児への適応承認**

　医薬品の多くは，成人を対象に開発されているため，小児への適応が認められているものは非常に少ない。小児への薬用量が添付文書に記載されている医薬品は，全医薬品の約30%とされている。しかし，適応承認がない薬物でも，小児に使用してはならないわけではなく，小児への使用が禁忌となっていなければ，医師の裁量で使用することができる。ただし，その使用に際しては，十分な経験および小児の薬物動態についての知識が必要である。

　それに比べて，体表面積から換算される値は，実際の薬物動態に近いことが知られており，以下に示すアウグスベルガー Augsberger の式が，おもな換算式として臨床上有用であると考えられている。

$$\text{小児薬物投与量} = \frac{(\text{年齢} \times 4 + 20)}{100} \times \text{成人量(1日あたり)}$$

　たとえば，成人量が1日あたり 1,000 mg の薬物を，12か月（1歳）の小児に投与する場合，上記の式から1日あたり 240 mg という投与量が求められる。

$$\text{小児薬物投与量} = \frac{1 \times 4 + 20}{100} \times 1000\,(\text{mg}) = 240\,(\text{mg})$$

　ただし，小児の薬物動態は個人差も大きいため，上述の値にさまざまな所見を加えたうえで投与量を決めることが望ましい。

2 高齢者への薬物投与

● **CYP 活性**　加齢に伴って肝臓の容積と血流量は減少し，CYP の代謝能力も減少する。肝臓での代謝能力の低下は，初回通過効果の低下および，バイオアベイラビリティの増加をもたらす。そのため，高齢者では薬物の効果が成人よりも強く出る場合がある。

● **分布容積**　加齢とともに筋肉組織がしだいにおとろえて脂肪組織の割合が増加するほか，水分量が減少するため，これらの体内組成の変化が薬物の分布に影響を及ぼす。

　高齢者では，脂溶性の高い薬物は増加した脂肪組織へ移行し，生物学的半減期が延長する（●32ページ，図2-15）。また，体内に薬物が蓄積しやすくなることも問題となる。また，高齢者は水分量の少ないため，水溶性の薬物の血中濃度が上昇する。

● **薬物感受性**　加齢によって各種の臓器や組織の機能も変化するため，薬物に対する感受性も変化する。

　①**自律神経系・中枢神経系**　高齢者は，ベンゾジアゼピン系薬物に対する感受性が，若年者よりも高い。また，自律神経系作用薬では，β_1 刺激薬（β_1 受容体作動薬）に対する頻脈反応の感受性が加齢とともに減少する。

　②**循環器系**　高齢になると，循環器系の恒常性維持にはたらくさまざまな反射機能が低下する。そのため，降圧薬などを使用する際，若年者であれば代償される範囲の投与量であっても，起立性低血圧や鎮静などが強くあらわれることがある。薬物誘発性の起立性低血圧による転倒は骨折などを合併しやすく，かつ重症化しやすいため，注意が必要である。

● **腎臓からの排泄**　加齢に伴ってネフロンの数が減少し，腎血流量および糸球体濾過量も減少するため，薬物の排泄能力が低下する。その結果，とくに水溶性の薬物は血中濃度が下がりにくくなるため，効果が過剰になったり有害作用が発現したりする。

● 服薬アドヒアランス　加齢に伴って認知機能が低下するほか，聴力や視力の低下，手指の機能障害なども生じる。これらの要因によって自立した服薬が困難になり，服薬アドヒアランスが低下しやすい。

2　性

● CYP 活性　CYP の一種である CYP3A4 による肝臓での薬物代謝能力は，一般的に女性のほうが高い。これは女性ホルモンが CYP3A4 を誘導するからと考えられている。一方，CYP1A2 による薬物の代謝能力は男性のほうが高い。

● 体脂肪率　脂溶性の薬物の場合，女性は男性と比較して体脂肪率が高いため，薬物が体脂肪に蓄積して排泄が進まず，効果が持続する傾向にある。

3　妊娠

● 妊娠の影響　妊娠時には，妊娠に伴う生理的変化によって薬物動態への影響が考えられる。とくに，妊娠中における母体の循環血液量は，個人差が大きいものの著しく増加し，妊娠末期には，平均で非妊娠時よりも 40〜45％増加する。また，母体の血中アルブミン濃度が減少し，遊離型の薬物の割合が増加する。心拍出量は増加し，腎臓へ流れる血流量も増加するため，腎臓からの排泄が主体となる薬物では，全身クリアランスが増加する。

● 胎児への影響　妊婦へ薬物を投与すると，薬物が胎児に移行して影響を与えることがある(◯53ページ)。そのため，妊婦への薬物投与はできるだけ避けるべきである。とくに，脂溶性の高い薬物は，胎盤を通過しやすいため注意が必要である。

4　遺伝子

薬物の効果や有害作用の発現頻度には，個人差が存在し，それには遺伝子の違いが大きく関与している。たとえば，薬物代謝に関連する遺伝子では，多型によって薬物動態に大きな差異が生じる。また，受容体や酵素といった標的をコードする遺伝子では，塩基配列の違いによってタンパク質のアミノ酸配列や立体構造が変化し，それが薬物分子と標的分子の相互作用を変化させることがある。

◆ 代謝に関連する遺伝子多型の例

● CYP 活性　薬物代謝の 40％に関与している代謝酵素である CYP2C9，CYP2C19，CYP2D6 の遺伝子は，多型による個人差が大きく，治療上も注意が必要である(◯34ページ, 表2-2)。

● アセチル基転移酵素　薬物の代謝反応の 1 つであるアセチル化にも，遺伝子多型による活性の差異が知られている。代表的な薬物は，結核治療薬の

イソニアジドであり，イソニアジドのアセチル化ではたらく**アセチル基転移酵素**の活性を一定の集団で調べると，代謝速度が速いグループ rapid acetylator と遅いグループ slow acetylator に分かれる。

　この分布は，白人では速いグループと遅いグループの比率が5対5であるのに対し，日本人では9対1であるなど，人種によって差があることも知られている。

　また，アセチル基転移酵素は，抗不整脈薬のプロカインアミド塩酸塩や抗菌薬のサルファ薬の代謝にも関与している。とくに，プロカインアミド塩酸塩では，長期服用時に全身性エリテマトーデス systemic lupus erythematosus（SLE）の発生率が，アセチル化が遅いグループのほうが高いとする報告があるなど，有害な副作用の発現にも関与していると考えられている。

◆ 一塩基多型と薬物効果・副作用

　薬物の効果および副作用の発現頻度の個人差には，単一の遺伝子ではなく，複数の遺伝子が関与している可能性が高い。そのため現在は，全ゲノムにわたって**一塩基多型❶**single nucleotide polymorphism（**SNP**）を解析し，これらの一塩基多型と薬物の効果や副作用の発現の関連を明らかにすることが注目されている（◐14ページ）。

NOTE
❶ある生物のもつゲノムの塩基配列のうち，1塩基が多型を示すこと。

📝 work　復習と課題

❶ 以下の文章について正しいのはどれか。また，間違った文章はそれを訂正しなさい。
　a．新生児では，CYP 活性が成人に比べて低い。
　b．小児に水溶性の薬物を投与する場合，成人の投与量から体重あたりで換算した量を投与する。
　c．高齢者では，ベンゾジアゼピン系薬物への感受性が高い。
　d．妊娠時は，血中アルブミン量が増加し，結合型の薬物の割合が増加する。
　e．脂溶性の低い薬物は胎盤を通過しやすい。
　f．日本人では，アセチル基転移酵素活性が高い人の割合が多い。
❷ CYP の遺伝子多型が問題となるのは，どのような場合か説明しなさい。

E 薬物使用の有益性と危険性

　すべての薬物は，有益な効果と不利益な効果をあわせもつ。そのため，薬物の有益性を評価する際には，その治療効果のほかに危険性についても評価しなければならない。たとえば，抗がん薬の場合，がん細胞に対する効果がどれほどすぐれていても，正常細胞に対して大きな傷害を与え，患者を危険にさらすのであれば，必ずしも有用な薬物とはいえないだろう。

本節では，薬物のもつ利益と危険性を決める要因として，薬物の用量による影響，副作用，反復投与による影響について述べる。

1 薬物の用量による影響

1 薬物用量の概念

一般に，薬物を生体に投与するとき，その用量が少なすぎると身体にはなんの効果ももたらさない。このときの用量の範囲を**無効量**という。

投与量をさらに増やしていくと，目的とする効果が発現する。治療効果が発現する最低限の用量を**最小有効量**という。さらに投与量を増やしていくと，効果が増強していくが，投与量が多すぎるとさまざまな中毒症状があらわれるようになる。中毒があらわれる範囲の用量を**中毒量**といい，その直前の用量を**最大耐用量（極量）**という。通常の治療においては，最小有効量と最大耐用量の中間の量を用いることになり，これを**治療量（臨床用量）**という。

さらに，中毒量をこえた用量を投与すると，死にいたる。この範囲を**致死量**といい，その最小のものを**最小致死量**という。

2 薬物用量の指標

薬物の作用発現は個体によってばらつきがあるため，最小有効量などの用量は，一意に決めることが不可能な概念的なものである。そのため，薬物の用量による利益と危険性については，動物実験を行ったうえで，有害作用や死亡の発生を統計的に評価することが重要となる。

● **用量反応曲線**　ある薬物を，十分な数の動物に投与して用量を増やしていったとき，目的の効果を示す個体の割合をグラフにとったものを**用量反応曲線**といい，同様に，用量と死亡にいたる個体の割合をグラフにとったものを**用量致死曲線**という（○図 2-23）。

● **LD_{50}・ED_{50}**　これらのグラフの中で，投与した動物の半数に効果があらわれる用量を，**50%有効量** 50% effective dose（**ED_{50}**）といい，投与した動物の半数が死亡する用量を **50%致死量** 50% lethal dose（**LD_{50}**）という。また，死亡のかわりに中毒症状を指標にしたものを **50%中毒量** 50% toxic dose（**TD_{50}**）という。

● **治療係数**　LD_{50} を ED_{50} で除した値は**治療係数**とよばれ，薬物の安全性の指標として用いられる。大きな治療係数をもつ薬物は，効果を示す用量よりもかなり多くの用量を投与しなければ致死量に達しないため，安全性が高いと考えることができる。

たとえば，睡眠薬はしばしば過剰摂取が問題となるが，ベンゾジアゼピン系薬物は，バルビツール酸誘導体よりも治療係数が非常に大きいため，万が一の際に死亡する危険性が少ない（○172 ページ，図 8-3）。

ただし，臨床においては，通常用いる用量で死亡することはまれであり，それより低い用量でおこる有害な副作用が問題となることが多い。治療係数

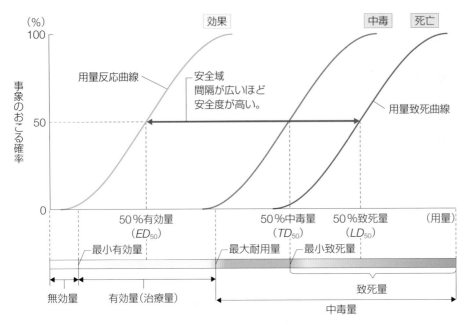

○図 2-23　用量反応曲線と用量致死曲線

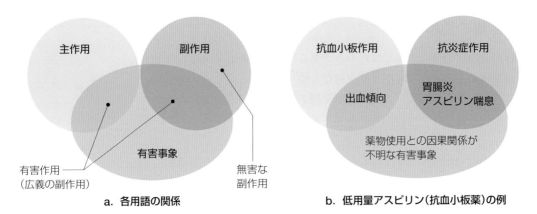

a. 各用語の関係　　　　　　　　b. 低用量アスピリン(抗血小板薬)の例

○図 2-24　薬物の作用に関する用語
薬物の治療目的にそった作用を主作用，それ以外を副作用という。薬物使用に伴う好ましくない作用を有害作用(有害反応)といい，一般に用いられる副作用はこれにあたる。また，有害作用に薬物使用と因果関係が不明な現象を含めたものを有害事象という。

は死亡の確率から導き出された指数であるため，副作用発現の指標として万能ではない。

2 薬物の副作用

　「副作用」は一般的にもよく聞く言葉であるが，それゆえに意味が混乱して用いられることも多い。本項では，はじめに副作用に関する言葉の定義(○図 2-24)を確認したのち，おもなものについて概説する。
● 主作用・副作用　薬物の治療目的にそった作用を**主作用** principal action という。それ以外の作用を**副作用** side effect といい，治療上必要ない作用と生

体に害をもたらす作用が含まれる。この分類は治療者側からみた分類といえる。

● **有害作用・有害事象**　近年は，患者側からみて，薬物の使用によって生じた好ましくないすべての作用を，副作用あるいは過剰な主作用を問わず，**有害作用** adverse reaction（または**有害反応**）とするようになってきた。ただし，一般的には，有害作用と同じ意味で（広義の）副作用という言葉が用いられることも多い。さらに，薬物使用との因果関係が明らかでないものも含んで薬物使用後におこるすべての好ましくない現象を，**有害事象** adverse event とよんで区別することもある。

1　薬物に対するアレルギー反応

　薬物に対するアレルギー反応（**薬物誘発性アレルギー反応**）は，有害作用のなかでも発生頻度が高いものである。ただし，発生頻度は2〜25％とばらつきが大きいことが特徴である。

● **機序**　薬物に対するアレルギー反応の多くは，詳細な機序が不明である。薬物そのものは，多くの場合，低分子化合物であるため，免疫反応を引きおこすことはない。そのため，薬物あるいはその代謝物がタンパク質と形成した複合体が外来性物質として認識され，抗原性を獲得してアレルギー反応を生じさせると考えられている。

　臨床的には，アナフィラキシーショックおよび血液学的反応，アレルギー性肝障害などが重要となる。

◆ アナフィラキシーショック

　アナフィラキシーショックは，抗体が関与する免疫反応の一種である（● 第6章「抗アレルギー薬・抗炎症薬」）。この反応には，ヒスタミン，ロイコトリエン，その他のケミカルメディエーターの急激な放出が関係している。

● **症状**　主要な症状は，蕁麻疹・気道閉塞・低血圧である。

● **原因となる薬物**　臨床的に広く使用されているペニシリン系抗菌薬は，薬剤性アナフィラキシーショックを引きおこす代表的な薬物であり，しばしば死亡する例も生じる。ほかにも，酵素製剤や，ホルモン製剤（副腎皮質刺激ホルモン薬など），ヘパリン，デキストラン，造影剤，ワクチン，血液製剤などが原因となることがある。

◆ 血液学的反応

　血液学的なアレルギー反応がおこることもある。たとえば，サルファ薬やメチルドパ水和物を投与したとき，血液学的反応によって溶血性貧血が生じることがある。血液学的反応には液性免疫と細胞性免疫の両方が関与しており，補体系や細胞傷害性T細胞によって血液成分が傷害される（●118ページ）。

◆ アレルギー性肝障害

　薬物そのものや中間代謝産物が，ほかの生体成分と複合体を形成すること

によって抗原性を獲得し，T細胞依存性の肝細胞障害，さらには肝障害が引きおこされることがある。用量依存性ではないため，発症の予測は困難なことが多い。

◆ その他の過敏性反応

細胞性免疫反応を介する薬物誘発性アレルギー反応は多様で，軽度の皮疹（薬疹）から全身的な反応にまで及ぶ。とくに，スティーブンス-ジョンソン症候群，さらに重症化した中毒性表皮壊死症 toxic epidermal necrolysis（TEN）はときに致命的となる。そのほか，プロカインアミド塩酸塩は，投与後に全身性エリテマトーデス（SLE）様の症状を発現させることがある。

2　腎毒性

● **尿細管の傷害**　薬物の排泄の際，尿細管では尿が濃縮されるにつれて，尿細管の細胞は高濃度の薬物とその代謝物に曝露される。そのため，尿細管の細胞を傷害するような薬物の場合，尿細管壊死などの確率が上昇する。

● **糸球体濾過能の障害**　糸球体濾過能の維持には腎血流量が重要である。腎血流量は腎臓で合成される血管拡張性のプロスタグランジンに依存している。そのため，プロスタグランジンの産生を抑制する非ステロイド性抗炎症薬（NSAIDs，◯138ページ）は，腎血流量を減少させて糸球体濾過量を低下させ，腎障害をもたらすことがある。

とくに，基礎疾患や加齢によって腎血流量や糸球体濾過能が低下した患者では，ときに腎不全を引きおこすことがあるため注意が必要である。

3　肝毒性

多くの薬物は，肝障害を引きおこす。前述したアレルギー性肝障害のように，免疫的な機序によって肝障害を発現する場合もあるが，ほとんどは肝炎型である。

軽度な場合は自覚症状もなく，肝臓から逸脱する酵素（アスパラギン酸アミノトランスフェラーゼ〔AST[1]〕・アラニンアミノトランスフェラーゼ〔ALT[2]〕）の上昇のような血液検査の異常として検出されることも多い。

4　変異原性と発がん性

遺伝子に突然変異が発生すると，細胞分裂によって変異が受け継がれていく。突然変異を誘発する性質を**変異原性**という。変異がおこった場所が，細胞増殖に関係する遺伝子である場合，細胞のがん化を誘発する可能性があり，このような性質を**発がん性**とよぶ。

たとえば，DNAに強く結合する薬物やその代謝産物は，変異原性を有することが知られており，発がん性が疑われているものもある。ただし，がんの発生には複数の変異が積み重なることが必要であると考えられており，変異原性があるからといって，必ずしも発がん性があるわけではない。

NOTE

[1] グルタミン酸オキサロ酢酸トランスアミナーゼ glutamic oxaloacetic transaminase（GOT）ともよばれていた。

[2] グルタミン酸ピルビン酸トランスアミナーゼ glutamic pyruvic transaminase（GPT）ともよばれていた。

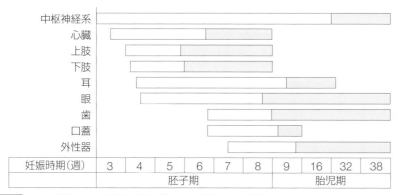

中枢神経系									
心臓									
上肢									
下肢									
耳									
眼									
歯									
口蓋									
外性器									
妊娠時期(週)	3	4	5	6	7	8	9	16	32	38
			胚子期				胎児期		

☐ ：催奇形性をもつ薬物に器官が最も感受性を示す時期。
☐ ：形態的な異常よりは，機能的な欠損をもたらす時期。

◉ **図 2-25　胎児の器官の発達と薬物による奇形の発現との関係**
（Moore, K. L. and Persaud, T. V. N. 著，瀬口春道訳：ムーア人体発生学，第 7 版，p.562，医歯薬出版，2007 を参考に作成）

5 催奇形性と胎児障害

　催奇形性とは，子宮内での胎児の発達過程で生じる，身体上の構造奇形を引きおこす性質である。胎児発達はおよそ 3 段階に分けられ，それぞれの時期で奇形の種類や発現率，程度が異なる。

●　**妊娠(受精)0〜16 日**　細胞分裂が盛んな時期である。薬物によって細胞分裂が抑制されると，受精卵は死亡し，非顕性流産を引きおこす。

●　**妊娠 4 週〜15 週末**　この時期は器官形成期ともよばれ，薬物が奇形を生じさせる危険性が最も高い時期である。胎児の器官発生は，①中枢神経系，②心臓と四肢など，③口蓋・外性器など，といった順で進行するため，薬物がどの時期に作用したかによって奇形の部位が決定する(◉図 2-25)。

●　**妊娠 16 週以降**　組織発生期・機能熟成期ともよばれる時期である。この時期になると，奇形が生じる危険性は少ないが，低栄養やホルモン環境の乱れが胎児発達に影響を及ぼすことがある。

　いずれにしても，催奇形性の機序は不明である。また，催奇形性の予測には限界があり，妊婦はとくに臨床上の必要性がなければ薬物を服用しないことが求められる。

3　薬物の反復投与による影響

1 薬物耐性

　ある種の薬物は，連用しているうちに薬物への感受性がしだいに低下し，同じ効果を得るためにより高用量が必要になる。このような性質を**薬物耐性** drug tolerance といい，抗がん薬・催眠薬・麻薬性鎮痛薬でおこりやすい。そのほか，抗菌薬に対して病原菌が耐性を獲得することは，感染症治療におい

て大きな問題となっている（●71ページ）。

　薬物耐性の機序には，①薬物代謝酵素の誘導，②薬物受容体数の減少もしくは感受性の低下，③P糖タンパク質などの薬物排出機構の発現（●108ページ）などが知られている。

2 薬物依存

　ある種の薬物や嗜好品は，連用すると投与された人がもっと薬物をほしがったり，薬物にこだわったりするようになる。このような状態は，程度が低ければ習慣や嗜好とよばれるが，程度が高くなるにつれて**嗜癖** addiction や**依存** dependence とよばれて問題視されるようになる。とくに，麻薬・覚せい剤・向精神薬などは重度の依存をもたらす。

● 精神依存　薬物依存に陥ると，薬物がもたらす身体への悪影響を理解していても個人的満足感や心理的強迫感にとらわれるようになり，薬物を使用しつづけてしまう。このような状態は**精神依存**とよばれる。

● 身体依存　薬物依存が形成されたあとに薬物の摂取を絶つと，**退薬症状**とよばれるさまざまな身体的症状があらわれる。たとえば麻薬の場合，あくびや瞳孔散大，流涙，吐きけ・嘔吐，腹痛・下痢などの症状がある。このような状態は**身体依存**とよばれる。

---

work 復習と課題

❶ 以下の文章について正しいのはどれか。また，間違った文章はそれを訂正しなさい。
　a．LD_{50} を ED_{50} で割った値を治療係数という。
　b．中毒があらわれる直前の用量を最大耐用量という。
　c．有害作用に，薬物使用と因果関係が不明な現象を含めたものを有害事象という。
　d．アナフィラキシーショックは，抗体が関与する免疫反応によりおこる。
❷ 薬物耐性が発現する機序を3つあげなさい。
❸ 精神依存と身体依存の違いについて説明しなさい。

F　薬と法律

　前述したように，薬物は適切に使用すれば有用な一方，不適切に使用すれば人体に害をもたらし，ときには社会的な問題にもなる。そのため，薬物の製造・販売・使用などは，安全性の保証を目的として各種の法律によって規制されている。

　とくに，薬物濫用を引きおこす麻薬・向精神薬・覚せい剤については，製造・販売・使用以外にも，管理や取り扱いが，特別な法律によって厳しく規

制されている。また，新薬の開発では，安全性および有効性が十分に確認されていない薬物を取り扱うため，安全面・倫理面について，さらに厳しいルールが定められている。

1 医薬品に関する法律

● **医薬品医療機器等法**　前述したように，**医薬品，医療機器等の品質，有効性及び安全性の確保等に関する法律（医薬品医療機器等法[1]）**は，わが国の薬物についての最も基本となる法律であり，医師による処方せんが必要な医療用医薬品，薬局・薬店で市販されるかぜ薬や頭痛薬といった一般用医薬品，そのほかに化粧品，医療機器，再生医療等製品について，安全性・有効性を確保するための条文が制定されている（●6ページ）。

● **日本薬局方**　**日本薬局方**とは，「医薬品医療機器等法」に基づいて，日本国内の重要な医薬品の品質・強度・純度などについて定めた規格基準書である。日本薬局方に記載された医薬品は，性状および品質がその基準に適合しなければならない。

□ NOTE
[1] 報道などでは「薬機法」と略される場合もある。

1 劇薬・毒薬

　劇薬・毒薬とは，内服や注射をして体内に吸収された場合に，有害な副作用などの障害をおこしやすい医薬品をさす。劇薬・毒薬は，「医薬品医療機器等法」に基づいて厚生労働大臣が指定している。

● **劇薬・毒薬の基準**　劇薬・毒薬は，動物実験での50%致死量（●49ページ「LD_{50}」）によって，急性毒性が評価される。分類の基準を以下に示す。

- 劇薬（$LD_{50} \leq 200\,mg/kg$）とは，体重1kgに対して，200mg以下の皮下注射で半数以上のマウスが死ぬ薬物をさす。
- 毒薬（$LD_{50} \leq 20\,mg/kg$）とは，体重1kgに対して，20mg以下の皮下注射で半数以上のマウスが死ぬ薬物をさす。

　上述の定義のとおり，毒薬と劇薬の基準にはおよそ10倍の差がある。

● **表示**　劇薬・毒薬は，容器やパッケージの表示についても「医薬品医療機器等法」で規定されており，以下のように表示しなければならない（●図2-26）。

　①**劇薬**　白地に赤枠，赤字でその品名および「劇」を表示する。

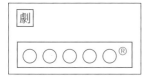

a. 劇薬
白地に赤枠，赤字で「劇」と品名を記載する。

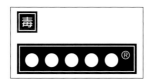

b. 毒薬
黒地に白枠，白字で「毒」と品名を記載する。

●**図2-26　劇薬・毒薬の表示**

②**毒薬** 黒地に白枠，白字でその品名および「毒」を表示する。

● **保管** 劇薬・毒薬は，病院・診療所などでの保管についても厳格に規定されており，ほかの薬物と区別して貯蔵・保管しなければならない。さらに，毒薬は専用の施錠ができる保管庫に貯蔵・保管しなければならない。

2 麻薬・向精神薬・覚せい剤

麻薬・覚せい剤・向精神薬は，連用されると薬物依存を形成し，精神的および身体的に害をもたらす(◐54ページ)。さらに，麻薬・覚せい剤・向精神薬の中毒患者は，反社会的な行動や犯罪を行ってでも薬物を手に入れようとするため，個人だけではなく社会にも悪影響を及ぼす。

このような悪影響から人々の健康や社会生活をまもるために，麻薬・覚せい剤・向精神薬の取り扱いは，**麻薬及び向精神薬取締法**や**覚せい剤取締法**によって厳しく規制されている。

◆ 麻薬

● **表示** 代表的な麻薬には，モルヒネや，コデインなどがある。これらの麻薬の容器には「麻」の文字を表示することになっている。

● **保管** 麻薬は，頑丈な金庫に保管することになっており，麻薬管理者の資格のある医師か歯科医師，獣医師，薬剤師が管理を行う。

● **麻薬の取り扱いができる者** 麻薬を疾病の治療のために使用あるいは麻薬を処方せんに記載して交付できる者は，医師・歯科医師・獣医師のうち麻薬施用者の免許を都道府県知事から取得したものに限られる。なお，看護師はこの免許を取得できない。

● **看護師が注意する必要のあること** しかし，入院患者をかかえる病院では，麻薬施用者ではない看護師も，しばしば医師の指示のもとで患者に麻薬を投与することがある。このような病院では，病棟のナースセンターなどにも鍵のかかる一時保管場所を設置している場合も多い。

---

column デザイナードラッグ

デザイナードラッグとは，薬物を規制する法律の網をくぐり抜けるために，既存の麻薬の化学構造を少しだけ改変して違法製造される合成麻薬である。薬理作用には大きな違いはなく，同様の危険性があるため，大きな社会問題となっている。

代表的なものに，覚せい剤の一種であるアンフェタミンに似たメチレンジオキシメタンフェタミン(MDMA〔通称エクスタシー〕)がある。MDMA は中枢神経刺激作用および幻覚誘発作用をもつ。また，その作用機序はセロトニン神経終末における，セロトニンのシナプス間隙への遊離，再取り込み阻害，合成阻害である。

つぎつぎと新しいものが登場するデザイナードラッグの問題に対処するため，わが国では，あらたな区分としての指定薬物(いわゆる危険ドラッグ〔当初は脱法ドラッグ〕)の創設(2007年)，指定薬物の包括指定(2013年)，指定薬物の所持の違法化(2014年)などの対策がとられている。

このときに看護師の注意すべき点は，以下の事項である。

(1) 麻薬は必ず鍵のかかる場所に保管する。

(2) 麻薬の注射剤を患者に直接手渡さない。また，複数の患者に分割して使用しない。

(3) 使用して残った麻薬注射液あるいは空いたアンプルなどの容器を，必ず責任者である麻薬管理者に返却する。

(4) 麻薬の使用は，麻薬施用者の資格のある医師の氏名が記載された麻薬処方せんに従う。使用の際は，患者氏名，麻薬の品名，用量などに間違いがないかを確かめる。病棟で保管する麻薬施用記録などには，使用量と使用した看護師名を記入する施設が多い。

◆ 向精神薬

● **表示**　向精神薬には，バルビツール酸誘導体やベンゾジアゼピン系薬物などの催眠薬・抗不安薬や，ペンタゾシンなどの鎮痛薬が含まれている。これらの薬物の容器には「向」の表示をつけなければならない。

● **保管**　向精神薬の保管については，鍵のかかる場所と規定されている。

◆ 覚せい剤

現在わが国で医薬品として認められている覚せい剤は，メタンフェタミン塩酸塩のみである。ナルコレプシー❶，昏睡状態，麻酔からの覚醒などごく限られた用途で使用される。

● **保管**　保管については，鍵のかかる場所に保管する。

2　新薬の開発

医療技術の進歩によって，現代では多くの疾患に対して治療薬が存在するようになった。しかし，いまだに有効な治療法・治療薬のない難病もあり，研究・開発が続けられている。また，すでに治療薬がある疾患についても，より有効・安全な薬物が求められており，それに対する研究・開発が進められている。

とくに近年，生命に支障はない疾患ではあるものの，QOL改善のために研究開発が患者から強く求められている医療や，難病などの医療上の必要性が高いにもかかわらず，患者数が少ないために採算性の問題から研究・開発が進まない医療に対する需要は，**アンメットメディカルニーズ** unmet medical needs とよばれる。とくに後者に対する医薬品は，**希少疾病用医薬品** orphan drug（**オーファンドラッグ**）とよばれ，公的な研究開発援助制度が定められている❷。

● **臨床試験・治験**　新薬の開発では，薬の候補となる物質の有効性や安全性が何段階にもわたって科学的に検証される。ヒトに対する治療の有効性や安全性を調べる試験を**臨床試験**といい，とくに新薬開発のために行われる臨床試験を**治験**という。

▣ NOTE

❶ナルコレプシー

日中での場所・状況を選ばずにおこる耐えがたい眠けを主症状とする睡眠障害の一種。

❷希少疾病用医薬品の指定制度

希少疾病用医薬品（および医療機器・再生医療等製品）の開発では，税制上の優遇や助成金，優先的な審査などを受けることができる。ただし，指定を受けるためには以下の条件を満たす必要がある。

・対象者数が国内において5万人に達しないこと。

・代替する適切な医薬品等または治療方法がないこと，または既存の医薬品と比較して著しく高い有効性または安全性が期待されること。

・対象疾病に対して，当該医薬品等を使用する根拠があり，開発計画が妥当であること。

　治験では，薬の候補物質をヒトに対して用いるため，安全面・倫理面を十分に配慮して試験を行うことが定められている。また，開発される薬物は，その後多くの患者に用いられるため，治験の結果は社会的にも大きな影響をあたえることになる。

　したがって，治験の結果は厳密かつ科学的に検証され，新薬が社会的に利益をもたらすかどうかも吟味される。そのため，1つの新薬の開発には9〜15年の年月と150〜200億円という巨額の開発資金がかかり，しかも成功率は30,000分の1といわれている（●column「ジェネリック医薬品」）。

●**ヘルシンキ宣言**　臨床試験の倫理面の指針は，1964年にヘルシンキでの世界医師会会議で採択された，**ヒトを対象とする医学研究の倫理的原則**（**ヘルシンキ宣言**）である。ヘルシンキ宣言は，第二次世界大戦で多くの人体実験が行われたことへの世界的な反省から生まれ，1964年の採択以降も患者の人権に基づく修正がいくつか加えられ，現在は以下のようになっている。

（1）治験を行うためには，適切な前臨床試験をもとにして，試験計画書が審査委員会で認められなければならない。

（2）治験では，医師が被験者（患者）に研究の目的，方法，予期される利益，おこるかもしれない偶発事故などの可能性について十分に説明し，そのうえで被験者の自由意思による治験参加の同意が得られなければならない。

（3）被験者がいつでも自由に治験参加をやめることができ，またそのことによって被験者がなんら不利益をこうむらないようにしなければならない。

（4）研究データなどについて，被験者のプライバシーが完全にまもられなければならない。

1　新薬開発の道のり

　新薬の研究・開発過程には3つの段階があり，①薬の候補物質を見つけ出す探索研究，②動物の生体や組織で候補物質の作用を研究する前臨床試験，

---

column　ジェネリック医薬品

　ジェネリック医薬品（後発医薬品）とは，すでに使われている新薬（先発医薬品）の特許期間が過ぎたあとに開発される，同一成分を含む同一剤形の製剤かつ，効能・効果・用法・用量も同じ医薬品である。ジェネリック医薬品の開発期間は3〜4年と短く，開発費用も大幅に少ないため，薬価が先発医薬品に比べて安価に設定される。

　厚生労働省は，医療費抑制の目的で，ジェネリック医薬品の使用を促進するさまざまな方策を打ち出しており，患者にとっても先発医薬品よりも安価な同一成分の薬を処方してもらえるとすれば経済的負担は少な

くなる。

　また，厚生労働省は，名称類似による取り違えを回避するため，ジェネリック医薬品の商品名を『一般名＋剤形＋規格（含量）＋「会社名」』に統一するよう，製薬企業に求めている（例：ロサルタンカリウム錠50mg「日医工」）。

　これらの医薬品が普及するには，①医師への情報（品質など）の十分な伝達，②医薬品の安定供給，などが必要である。一方で，過度な後発医薬品の保護によって画期的な先発医薬品の開発意欲がそこなわれないような対応も必要となるだろう。

③前臨床研究の結果が有望な候補物質について，ヒトに対する薬理作用を調べる臨床試験（治験）に大別される。

◆ 非臨床試験

　薬の候補物質の化学的・物理的性質や安定性などが検討される。また，実験動物や動物組織・細胞などを用いて，毒性や変異原性，催奇形性，抗原性などの有害作用の程度が調べられる。さらに，その候補物質について，主作用やその他の一般的な薬理作用についても検討する。主作用の機序，用量と反応の関係，体内動態なども詳細に検討される。

◆ 臨床試験

　前臨床試験で有望な候補物質は，実際にヒトでの有効性・安全性が立証されてはじめて治療薬になることができる。前述したように，ヒトで候補物質の作用を調べるためには，安全面・倫理面を配慮した臨床試験（治験）が慎重に行われる必要がある。

● **第Ⅰ相試験**　はじめてヒトに薬の候補物質（治験薬）が投与される試験である。通常，少数の健康なボランティアを対象に行われ，候補物質の効果よりも，ヒトに投与したときの安全性の確認が主要な目的となる。

● **前期第Ⅱ相試験**　比較的少数の治療対象患者に対して行う試験である。治験薬の有効性と用量範囲，安全性の検討が主要な目的となる。

● **後期第Ⅱ相試験**　比較的多数の治療対象患者に対して行う試験である。治験薬の有効性と最適用量，用法を決めることが主要な目的となる。また，有効性を科学的に検討するために，後述する非活性物質のプラセボ（偽薬）あるいは，既存の標準治療薬を対照においた二重盲検法や，患者を後述する無作為割付によって分割する比較試験が行われる。

● **第Ⅲ相試験**　さらに多数の治療対象患者に対して行う試験である。二重盲検法や無作為割付法を用いた厳密な試験が行われる。治験薬の投与間隔，投与量，薬物相互作用，長期投与の影響，有害作用など，臨床の現場で使われる際に必要となる事象（つまり添付文書に記載される事項）が詳細に調べられる。第Ⅲ相試験によって，治験薬の有効性・安全性に問題がないことがわかると，治療薬として製造・販売する許可申請が製薬会社から厚生労働省になされる。審査の結果，問題がなければ，正式に医薬品として販売・使用が承認され，国民が広く治療薬の恩恵にあずかることとなる。

● **第Ⅳ相試験**　承認後に行われる試験である。治療の現場で使われながら，広く多くの患者に使用したときの有効性・安全性・薬物相互作用などを確かめていく。第Ⅳ相試験については，以下の事項が制度として定められている。

（1）承認の6年後に，再び有効性，安全性について審査が行われる。

（2）以降5年ごとにその時点での学問的発達に基づいて再評価が行われる。

（3）市販後におこった有害事象（●51ページ）の報告が集められ，未知の有害作用の存在やそれへの対応が検討される。

2 プラセボと二重盲検法

◆ プラセボ

　治験では，しばしば**プラセボ** placebo（**偽薬**）が治験薬の対照物質として用いられる。プラセボとは，もともとは「気休め薬」の意味をもち，そこから転じて，臨床試験で用いる薬理作用のない不活性物質（たとえばデンプン・乳糖など）をさすようになった。

◆ 無作為割付

　患者にプラセボを投与したとき，薬理作用がないにもかかわらず，一定の割合で病状が改善する。つまり，有効な薬物とは，薬物投与によって病状の改善する割合が，プラセボよりも統計上有意に多い薬物と考えられる。

　治験では，ある程度の数を集めた患者の集団を，プラセボを投与するグループと治験薬を投与するグループに分け（**割付**），各グループの結果を比較する。このとき，2つのグループが恣意的に分けられることを避けるために，ランダムに割付を行う。これを**無作為割付**という。

◆ 二重盲検法

　臨床試験では，心理的な影響が結果に与える効果は想像以上に大きい。心理的影響を適切に除外しなければ，治験薬の本当の有効性や安全性を見誤ってしまうことになる。そのため治験では，治験薬を投与される側（患者）と投与する側（医師）の双方の心理的な影響を取り除くための工夫がなされる。

　このような工夫がされた試験のうち，精度が高いとされる臨床試験の方法を**二重盲検法** double blind test という。

● **心理的影響の除外**　患者が「この薬は効果がありそうだ」という期待をもったうえで薬物を服用すると，通常以上の回復を示すことがあり，治験の結果を乱す可能性がある。この心理的影響を避けるために，プラセボと治験薬が外見から見分けられないようにして患者に与えられる。また，投与する側の医師も「治験薬に効果があってほしい」という期待をもっていると，気づかないうちに治験薬投与時とプラセボ投与時に差が出るなどして試験の結果を乱す可能性がある。そこで，医師も投与する薬がプラセボなのか治験薬なのかをわからないようにして，心理的影響を取り除く。

● **標準治療薬を用いた治験**　治験では，治験薬に対する対象薬をプラセボではなく標準治療薬とする場合もある。たとえば抗がん薬の治験の場合，死にいたるかもしれないがん患者に対して，プラセボを与えることに倫理的な懸念があるため，標準治療薬が対象薬として用いられることがある。

● **インフォームドコンセント**　治験は，新しい薬物の開発に欠かせない試験であるが，その一方で治験に参加する患者に一定のリスクを背負わせることになる。そのため，治験にあたっては，患者へのインフォームドコンセントを十分に行ったうえで，参加の承諾を得なければならない。

　インフォームドコンセントでは，患者に治験の意義や二重盲検法の必要性を説明して理解してもらう。また，患者の不安が少なくなるよう，安全確保のための体制も説明することが大切である。

G　物質としての薬物の分類

　現在，治療に用いられている薬物の多くは，化学的に合成あるいは半合成❶された**化学合成薬**である（◉13ページ）。

● **生物学的製剤**　化学合成薬のほかに，生体からの抽出物やタンパク質，ペプチド，核酸などといった物質も薬物として使用されており，これらの薬物は**生物学的製剤**と総称される。なお，ワクチンや血液成分製剤（◉323ページ），トキソイドや抗毒素（◉127ページ）なども，この区分に含まれる。

● **バイオ医薬品**　近年は生物工学（バイオテクノロジー）の発達がめざましく，遺伝子組換え技術や，微生物・動物細胞の培養技術を駆使して，さまざまな物質をつくり出せるようになった（生物工学的合成，◉14ページ）。このような生物工学的に合成された薬物は**バイオ医薬品** biologics とよばれている❷。

● **分子量からみた薬物の分類**　前述のようなさまざまな工程によってつくられた薬物をその分子の大きさ（分子量）からみた場合，**低分子医薬品**と**高分子医薬品**に区分される。また近年は，両者の中間の分子量の薬物を**中分子医薬品**とよぶようになっている（◉表2-4）。

1　低分子医薬品

　分子量 500 程度以下の低分子化合物である。アスピリン（◉138ページ）など，有機化学の手法をもちいて化学合成された多くの薬物が，この区分に含まれる。

▭ NOTE
❶半合成とは，植物や動物からの抽出物などの天然物質を出発点とする化学合成をさす。
❷生体からの抽出物や，化学的に合成された核酸やペプチドからなる薬物は，製造の特性からバイオ医薬品とは区別される。

◉表 2-4　低分子医薬品・中分子医薬品・高分子医薬品

	低分子医薬品	中分子医薬品		高分子医薬品	
分子量	～500 程度	500～10,000 程度		10,000～150,000 程度※1	
製造法	化学的合成	化学的合成または生物工学的合成		おもに生物工学的合成	
構造	低分子化合物	核酸	ペプチド・タンパク質	抗体	細胞
例	• アスピリンなど	• DNA や RNA を基本骨格とする薬物 • mRNA ワクチン	• インスリン，エリスロポエチンなどのホルモン製剤 • 不活化ワクチン	• 抗体医薬品※2	• ES 細胞や iPS 細胞をもとにつくり出した細胞など

※1 それ以上の大きさの物質を含める場合もある。
※2 がん治療では分子標的薬，関節リウマチの治療では生物学的製剤とよばれる場合もある。

2 中分子医薬品

　分子量 500〜10,000 程度の物質からなる薬物であり，核酸やペプチドなどが含まれる。生物工学的合成だけでなく，化学合成される薬物があることも大きな特徴である。

● 核酸医薬品　DNA や RNA を基本骨格とする薬物である❶。疾患の原因となるタンパク質やその mRNA について，①mRNA の転写を阻害する，②mRNA に結合して分解や機能変化を引きおこす，③タンパク質に結合して機能を阻害する，などの機序によって効果をあらわす。

　そのほかに，予防を目的とした mRNA ワクチンなどもある（◗127 ページ）。

● ペプチド医薬品　ペプチド（アミノ酸の縮合体）からなる薬物である。ヒトの体内で分泌されるペプチドホルモンなどの生理活性物質を薬物として応用する。たとえば，前立腺がん治療薬のリュープロレリン酢酸塩は，アミノ酸 9 個からなる合成ペプチドである（◗112 ページ）。また，インスリンは，かつては動物由来の製剤が使われていたが，現在は，遺伝子組換え技術を利用したヒトインスリン製剤が使用されている（◗263 ページ）。

3 高分子医薬品

　分子量 10,000〜150,000 程度の物質からなる薬物であり，それ以上の大きさの物質を含める場合もある。

● タンパク質医薬品　エリスロポエチン（◗232 ページ）などのサイトカインや酵素といったタンパク質を生物工学的に合成した薬物である。

● 抗体医薬品　疾患の原因物質や，その病態において重要な因子を標的（抗原）とする抗体を生物工学的に合成し，薬物としたものである。標的の排除や機能阻害といった作用をもち，それらによって疾患の予防や治療の効果が期待できる。生体内に投与されたあと，抗原抗体反応によって，標的だけに特異的に結合して作用するため，有害作用も少ないと考えられる。ただし，低分子医薬品と比べて製造コストがかかり，高価である。

NOTE

❶ **核酸医薬品の例**
・ヌシネルセンナトリウム（スピンラザ）：脊髄性筋萎縮症の治療薬である。アンチセンス RNA，標的 mRNA のスプライシングにはたらきかけて正常なタンパク質の発現を促進する。

---

column　バイオシミラー

　バイオシミラーとは，生物学的製剤の後発医薬品の総称である。合成化学による低分子の薬物の場合，後発医薬品が先発医薬品とまったく同じ化学構造をもち，投与後に体内で同様の動態を示すこと（同一性）は比較的容易に検証できる。

　しかし，バイオシミラーは分子量が大きく構造が複雑であることから，同一性の検証がむずかしいという特徴をもつ。したがって，バイオシミラーの開発では，まったく同一ではないが機能的にほぼ同じということ（同等性）を確かめる必要があり，開発のプロセスや試験のデザインが一般のジェネリック医薬品とは異なっている。

　関節リウマチ治療薬としてはじめて開発され，当初は「生物学的製剤」とよばれていた。その後，ほかの疾患でも抗体が薬物として開発されてきたため，「抗体医薬品」と総称されるようになっている❶。

● **細胞医薬品**　胚性幹細胞 embryonic stem cell（ES 細胞）や人工多能性幹細胞 induced pluripotent stem cell（iPS 細胞）は，さまざまな組織や臓器をつくり出す能力をもっている。これらの技術を応用してつくり出した細胞を，薬物として患部に移植し，正常なはたらきをする組織や臓器に「再生」させることが可能と考えられており，再生医療とよばれる。

　また，がん患者から T 細胞を取り出してがん細胞を攻撃するように改変し，その細胞を薬物として患者の体内に戻す治療法（CAR-T 細胞療法）なども開発されている。

□ NOTE
❶がん治療においては，抗体医薬品をその作用機序から「分子標的薬」として分類することもあるため，注意が必要である。

✐ work　復習と課題

❶ 以下の文章について正しいのはどれか。また，間違った文章はそれを訂正しなさい。
　　ａ．麻薬の保管は，麻薬管理者資格を有する医師あるいは薬剤師が行う。
　　ｂ．麻薬施用者免許は，医師および歯科医師，獣医師のみが取得できる。
　　ｃ．わが国では，医薬品として認められている覚せい剤はない。
❷ 治験を行ううえで，二重盲検法が必要な理由を説明しなさい。
❸ 新薬の承認後に行われる第Ⅳ相試験の目的について説明しなさい。

第 2 部

薬理学各論

第 **3** 章

抗感染症薬

A 感染症治療に関する基礎事項

　私たちのまわりには，さまざまな微生物やウイルスが存在する。微生物やウイルスが病原体として感染し，人体の機能に障害を与える疾患を**感染症**といい，病原体が体内で成長・増殖して他者へ感染することで広まっていく。感染症は人類の歴史上，重要な疾患分野の1つであり，治療について多くの研究がなされた。そのなかでも，**化学療法** chemotherapy の概念と**抗生物質** antibiotics の発見はとくに大きな意味をもつ。

● **化学療法**　化学療法の概念は，ドイツのエールリッヒ Ehrlich, P.（1854～1915）によりもたらされた。彼は，ある種の染料が，生体組織の特定部分を選択的に染める現象に注目して「病原微生物の特定部分に結合して作用するが，ヒトの細胞には影響を与えない化学物質」をつくることを試み，その後，梅毒治療薬のサルバルサンを開発した。

　今日においても，「病原体に特異的に作用する化学物質を使った治療」という考え方は重要であり，化学療法という用語は，病原微生物だけでなく，がん細胞に対する薬物治療も含むようになっている（●第4章「抗がん薬」）。

● **抗生物質**　最初の抗生物質（ペニシリン）は，ロンドンのセントメアリー病院の研究所でフレミング Fleming, A.（1881～1955）らによって，青カビの産生する抗菌性物質として発見された。抗生物質は，はじめ「微生物によってつくられ，ほかの微生物の発育を阻止する物質」と定義されていたが，現在では抗がん作用をもつものも開発されている。また，病原体に応じてその治療薬を，抗菌薬・抗真菌薬・抗ウイルス薬・抗寄生虫薬とよぶことも多い。

1 抗感染症薬の作用機序

　抗感染症薬は，細菌・真菌・ウイルスなどの病原体とヒトの細胞の違いに基づいて，病原体のみに障害をもたらす。このような性質を**選択毒性**という。

　抗感染症薬が作用するしくみ（**作用機序**）にはさまざまな種類がある。以下では，細菌とヒトとの違いに基づいた抗感染症薬（抗菌薬）のおもな作用機序❶について述べる（●図3-1）。

1 細胞壁合成阻害

　細菌は，細胞膜の外側に厚い**細胞壁** cell wall をもつが，ヒトの細胞はこれをもたない。βラクタム系抗菌薬（●75ページ）は，細菌の細胞壁の合成酵素と結合して細胞壁の合成を阻害する。細胞壁の合成阻害により，細菌の分裂・増殖が抑制される。また，細胞壁を合成できなくなった細菌細胞は，内部の高い圧力に耐えられずに破裂する（**溶菌**）。

2 葉酸合成阻害

　生体において，葉酸は核酸やアミノ酸の合成に必要な物質である。細菌は

─|NOTE
❶抗真菌薬，抗ウイルス薬，抗寄生虫薬については後述する。

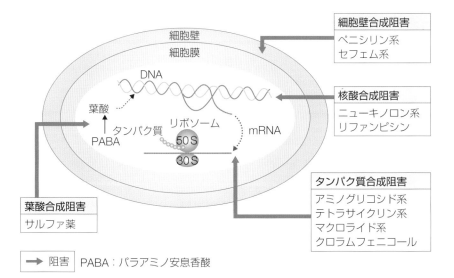

➤ 阻害 ｜ PABA：パラアミノ安息香酸

◎図 3-1 　抗菌薬の作用機序

葉酸の生合成経路をもつが，ヒトはもたない。サルファ薬のスルファメトキ
サゾールは，細菌の葉酸の生合成に必須なパラアミノ安息香酸 para-
aminobenzoic acid（PABA）と化学構造が類似しており，PABA が関係する酵
素反応を強く阻害することで細菌の分裂・増殖を抑制する。

3 　核酸合成阻害

　デオキシリボ核酸 deoxyribonucleic acid（DNA）やリボ核酸 ribonucleic acid
（RNA）といった核酸について，細菌とヒトでは，生合成にかかわるいくつ
かの酵素が異なる。リファンピシンは，細菌の RNA 合成の開始を阻害して，
その発育を阻止する。ニューキノロン系抗菌薬のオフロキサシンは，細菌の
DNA 合成に関係する酵素を阻害する。

4 　タンパク質合成阻害

　タンパク質の合成ではたらくリボソーム ribosome は，細菌（沈降係数❶が
30S および 50S）とヒト（40S および 60S）で異なる。エリスロマイシンステア
リン酸塩などのマクロライド系抗菌薬やクロラムフェニコールは，細菌の
50S リボソームに結合して機能を阻害するが，ヒトでは 50S リボソームがな
いため，タンパク質合成を阻害しない。ストレプトマイシン硫酸塩・カナマ
イシン硫酸塩などのアミノグリコシド系抗菌薬やテトラサイクリン系抗菌薬
は，細菌の 30S リボソームと結合してタンパク質合成を阻害する。

2 　抗感染症薬の効果指標と有効範囲

　抗感染症薬を適切に使用するためには，各種の薬物の有効性を把握する必
要がある。以降では，抗菌薬を例に効果指標と有効範囲について述べる。

NOTE

❶沈降係数

　遠心力がかかるときに，
分子がどのくらい沈降しや
すいかを示す物理量である。

1 最小発育阻止濃度

抗菌薬が標的となる細菌の発育を抑える最小濃度を，**最小発育阻止濃度** minimum inhibitory concentration（**MIC**）といい，抗菌作用の指標とされる。すなわち，MIC が低いほど，その薬物は標的の細菌に対する抗菌作用が強いと考えることができる[1]。

● **感受性と耐性**　ある抗菌薬を細菌に投与し，抗菌作用が一定以上ある場合，その細菌は投与された抗菌薬に**感受性**であるといい，一定以下の場合は**耐性**であるという（○表3-1）。

また，抗菌薬に対する各種の細菌の感受性を調べることを**感受性試験**といい，感染症の治療において重要な検査である。

2 抗菌スペクトル

ある抗菌薬が，どの種類の細菌に有効であるかをあらわしたものを**抗菌スペクトル** antibacterial spectrum（**抗菌範囲**）という。通常の臨床で重要な細菌類について抗菌スペクトルをみた場合，○図3-2 のようになる。

─ NOTE

[1]MIC は抗菌薬と細菌の組み合わせによって決まるため，同じ抗菌薬を用いた場合でも細菌が異なれば，MIC は異なる値を示すことがある。

○表3-1　ペニシリン系抗菌薬の最小発育阻止濃度（MIC，μg/mL）

細菌	ベンジルペニシリン	アンピシリン	カルベニシリン
ブドウ球菌（感受性）	0.030	0.060	1.25
ブドウ球菌（耐性）	R（>250 μg/mL）	R（>250 μg/mL）	50.00
レンサ球菌	0.015	0.030	0.15
淋菌	0.015	0.125	0.05
大腸菌	64.000	8.000	12.50
緑膿菌	R（>250 μg/mL）	R（>250 μg/mL）	125.00

今日，全ブドウ球菌の70％以上は耐性株である。なお，カルベニシリンは現在製造中止である。

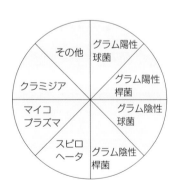

a. 臨床上重要な病原菌類
その他にはいくつかの特別な微生物を含んでいる。

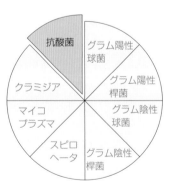

b. イソニアジド
抗酸菌にのみ有効な狭域スペクトルの抗菌薬である。

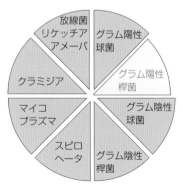

c. テトラサイクリン塩酸塩
多くの病原微生物に有効な広域スペクトルの抗菌薬である。

○図3-2　臨床上重要な病原菌類と抗菌スペクトル

● **狭域スペクトルと広域スペクトル**　限られた狭い範囲の微生物にのみ作用する特性を**狭域スペクトル**という。たとえば，イソニアジドは抗酸菌（代表的なものは結核菌）に対してのみ有効である。一方で，広い範囲の微生物に作用する特性を**広域スペクトル**という。たとえば，テトラサイクリン系抗菌薬やクロラムフェニコールなどのタンパク質合成阻害作用による抗菌薬は，非常に多くの種類の細菌に有効である。

● **菌交代現象・菌交代症**　広域スペクトルの抗菌薬の投与は，正常細菌叢❶（腸内細菌叢など）へも影響を及ぼす。抗菌薬の投与によって正常細菌叢を形成する細菌が減少し，カンジダ属の真菌のような，通常は抑制されている微生物が異常に増殖することを**菌交代現象**とよぶ。また，このような経過によって感染症とよべる状態にまでいたったものを**菌交代症**という。

□ NOTE
❶**正常細菌叢**
　生体が外界と触れる皮膚や気道，口腔，消化管などの粘膜に常在する細菌（常在菌）群のこと。

3　薬物耐性

初期に開発された抗菌薬であるベンジルペニシリン（ペニシリンG）は，発見当初はブドウ球菌に対してすぐれた抗菌作用を示した。しかし，使用が増大するにつれて，ペニシリンGがきかない菌があらわれ，現在ではブドウ球菌の70％以上に効果がない（○表3-1）。このように，細菌が獲得した抗菌薬への抵抗性を，**薬物（薬剤）耐性** antimicrobial resistance（**AMR**）という。

1　薬物耐性の獲得機序

薬物耐性を獲得する機序には，以下のようなものがある（○図3-3）。
（1）薬物の不活化（薬物を分解・修飾する酵素の産生）
（2）変異による作用点の変化

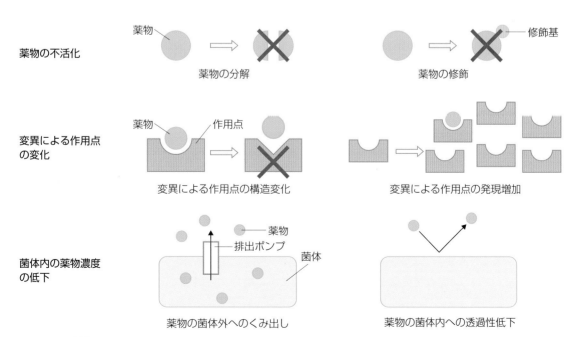

○**図 3-3　薬物耐性の機序の例**

（３）菌体内の薬物濃度の低下

　さらに，ある薬物に対する耐性菌が別の薬剤に対しても耐性を獲得することがあり，複数の薬物への耐性をもつようになった細菌を**多剤耐性菌**とよぶ。

2　抗菌薬の適正使用（AMS）

　薬物耐性は現代の医療において最も重要な問題の１つである。抗菌薬の安易な使用に伴う耐性菌の蔓延を防ぐために，**抗菌薬の適正使用** antimicrobial stewardship（**AMS**）が世界的に取り組まれている。

　臨床では，病院や病室といった環境によっても，耐性菌の存在状況は異なる。そのため，適切なタイミングで感受性テストを行い，その状況下で有効な抗菌薬を選択することが重要である。

4　抗感染症薬選択のポイント

● **感染症治療の流れ**　感染症に対して薬物治療を行う際には，①病原体（おもに細菌）の同定，②薬物への感受性，③感染部位などの情報を得てから，最適な薬物や投与法を選択することが基本である（●表3-2）。

　ただし，髄膜炎などの急性重症患者では，病原菌の同定を待たずに，その時点で得ている情報からあたりをつけて治療を開始することも多い。これを**経験的治療**といい，なるべく広範囲の細菌をカバーするために，複数の抗菌薬や広域スペクトルの薬物を投与する。

　経験的治療は薬物耐性をもたらす可能性が高いため，病原菌の種類や感受性が判明したあとは，すみやかに最適な抗菌薬や投与法に変更する（**デ・エスカレーション**）。薬物選択では次のポイントを考慮する。

1　組織移行性

　病原菌を効率よく駆逐するためには，感染部位へ薬物が適切な濃度で達する必要がある。そのため，薬物の人体各部位への移行しやすさ（**組織移行性**）を考慮しなければならない。たとえば，脂溶性の高い薬物は，細胞膜を通過しやすいため感染部位への組織移行性が高い。また，髄膜炎など中枢神経系における感染症では，中枢への移行性をふまえて薬物を選択する。

2　時間依存性と濃度依存性

　抗菌薬には，血中濃度が一定以上となる時間が長いほど効果的な**時間依存性薬**と，高い血中濃度のピークをつくることがより効果的な**濃度依存性薬**がある。臨床的に最適な効果をもたらすためには，特性に応じた適切なタイミングで抗菌薬を投与する必要がある。

　たとえば，１日量４ｇの抗菌薬が，時間依存性薬である場合，12時間ごとに２ｇずつ２回投与するよりも，６時間ごとに１ｇずつ４回投与するほうが効果的である。一方，濃度依存性薬であれば，４ｇを１回で投与するほうが効果的，あるいは同等の効果で投与回数を減らすことができる（●図3-4）。

◔表3-2　感染症に用いられるおもな抗菌薬・抗真菌薬

病原微生物	疾患・症状		第一選択薬物
ブドウ球菌	化膿 肺炎 骨髄炎 心内膜炎 敗血症	ペニシリン感受性	ベンジルペニシリン
		メチシリン感受性	セファゾリンナトリウム水和物，セフェム系
		メチシリン耐性	バンコマイシン塩酸塩
レンサ球菌	喉頭炎 猩紅熱 中耳炎 尿路感染症 敗血症	ペニシリン感受性	ベンジルペニシリン
		ペニシリン耐性	セフトリアキソンナトリウム水和物 バンコマイシン塩酸塩 バンコマイシン塩酸塩＋リファンピシン
淋菌	生殖器感染症 関節炎	ペニシリン感受性	アンピシリン水和物＋プロベネシド ベンジルペニシリン＋プロベネシド
		ペニシリン耐性	セフトリアキソンナトリウム水和物，セフィキシム
髄膜炎菌	髄膜炎		ベンジルペニシリン
大腸菌	尿路感染症		ST合剤，シプロフロキサシン
	全身性・重症大腸菌感染症		セフォタキシムナトリウム アンピシリン水和物＋アミノグリコシド系
サルモネラ属	腸チフス パラチフス 急性胃腸炎		シプロフロキサシン セフトリアキソンナトリウム水和物 ST合剤
赤痢菌	細菌性赤痢		シプロフロキサシン セフトリアキソンナトリウム水和物
セラチア属	日和見感染症		セフォタキシムナトリウム セフトリアキソンナトリウム水和物 シプロフロキサシン，イミペネム
緑膿菌	尿路感染症		ピペラシリンナトリウム，シプロフロキサシン，イミペネム
	重症緑膿菌感染症		ピペラシリンナトリウム＋アミノグリコシド系
結核菌	肺結核 腎結核 リンパ節炎		イソニアジド，リファンピシン
梅毒トレポネーマ	梅毒		ベンジルペニシリン
リケッチア属	発疹チフス ツツガムシ病		テトラサイクリン系
クラミジア属	トラコーマ オウム病		テトラサイクリン系
カンジダ属	皮膚・粘膜・口腔の真菌感染症		ミコナゾール，フルコナゾール
	深部・全身性の真菌感染症		アムホテリシンB

3 静菌的抗菌薬と殺菌的抗菌薬

　抗菌薬は，**静菌的抗菌薬** bacteriostatic antibiotics（**静菌薬**）と**殺菌的抗菌薬** bactericidal antibiotics（**殺菌薬**）にも分類される。静菌的抗菌薬は，治療濃度で細菌の増殖と分裂を停止してそれ以上の感染の蔓延を抑制し，免疫系による

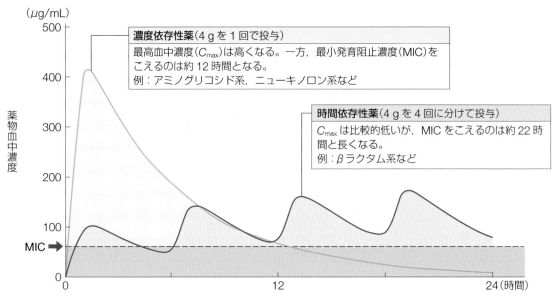

●図 3-4　時間依存性薬と濃度依存性薬の血中濃度の推移

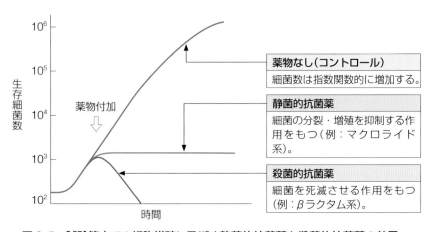

●図 3-5　試験管内での細胞増殖に及ぼす静菌的抗菌薬と殺菌的抗菌薬の効果

病原菌の除去をたすける。そのため，免疫系が作動する前に薬物の投与を中止すると，再び悪化することがある。一方，殺菌的抗菌薬は治療濃度で細菌を死滅させるため，重症患者では殺菌的抗菌薬が第一選択となる（●図 3-5）。

4　おもな排出経路

　抗菌薬の選択にあたっては，その抗菌薬が「肝臓から胆汁」「腎臓から尿」のどちらの経路からおもに排出されるかを考慮することも大切である。

　たとえば，胆道系感染症の治療では，胆汁に多く排出される薬物（セフィキシムなど）が，尿路感染症では，尿中への活性型薬物の排泄が多い薬物（セフォチアム塩酸塩など）が，より有効にはたらくと期待できる。ただし，肝障害や腎障害がある患者では，薬物がうまく排出されないために思わぬ有害作用をおこすこともあるので，慎重な選択が必要である。

B　抗菌薬

1　βラクタム系抗菌薬

　βラクタム系抗菌薬 β-lactam antibiotics とは，最初の抗生物質であるペニシリンから発展したグループの薬物で，さらにペニシリン系抗菌薬・セフェム系抗菌薬・βラクタム系類縁化合物などに分類される（●図3-6）。いずれの薬物も，特徴的な環状の化学構造（**βラクタム環**）をもつことが共通している（●図3-7）。

　● **作用機序**　βラクタム系抗菌薬は，細菌の細胞壁の主成分であるペプチドグリカンの生合成にかかわる**ペニシリン結合タンパク質** penicillin binding protein（**PBP**）という酵素を阻害することによって抗菌作用を示す（●図3-8）。

1　ペニシリン系抗菌薬

　ペニシリン系抗菌薬 penicillin antibiotics は，最初に開発されたベンジルペニシリン（ペニシリンG）を原型としており，そこから発展した抗菌薬のグループである。

◆　狭域ペニシリン

　1 ベンジルペニシリン（ペニシリンG）　注射薬のベンジルペニシリンカリウム（注射用ペニシリンGカリウム）および，経口薬のベンジルペニシリンベンザチン水和物（バイシリン）がある。感受性の細菌に対しては強力な殺

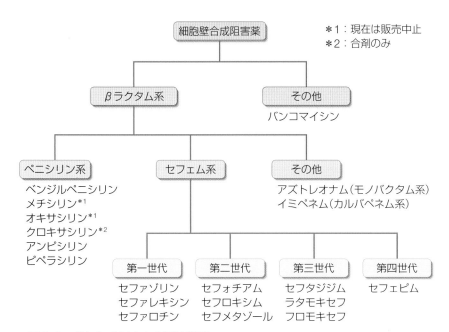

▶**図3-6　おもなβラクタム系抗菌薬**

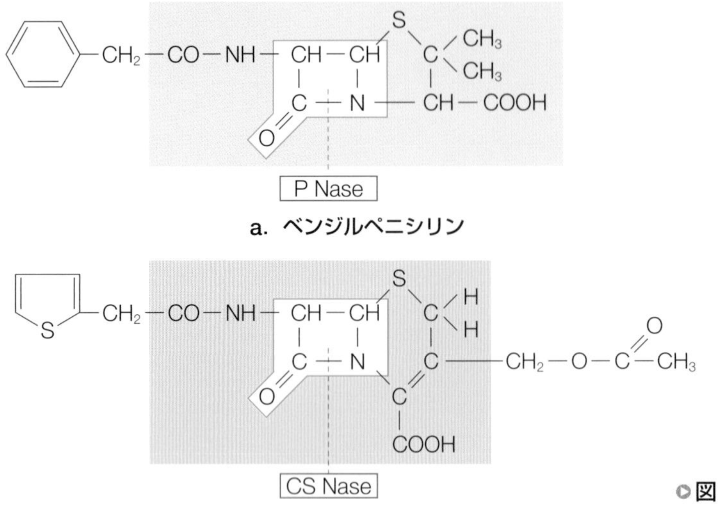

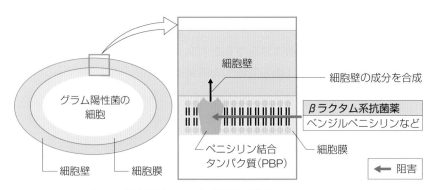

a. ベンジルペニシリン

b. セファロチン

○図3-7 βラクタム系抗菌薬に共通する化学構造（βラクタム環）

	:βラクタム環
P Nase	:ペニシリナーゼ（ペニシリン分解酵素）によって開裂する部位
CS Nase	:セファロスポリナーゼ（セファロスポリン分解酵素）によって開裂する部位
	:ペニシリン系の基本骨格構造
	:セフェム系の基本骨格構造

細胞壁

細胞壁の成分を合成

グラム陽性菌の細胞

βラクタム系抗菌薬
ベンジルペニシリンなど

ペニシリン結合タンパク質（PBP）

細胞膜

細胞壁　細胞膜

←　阻害

○図3-8　βラクタム系抗菌薬による細胞壁合成阻害
βラクタム系抗菌薬は，細菌の細胞膜にあるペニシリン結合タンパク質に結合し，細胞壁の成分の合成を阻害することによって，抗菌作用を示す。

菌的作用を有し，アナフィラキシーショック（ペニシリンショック）のリスクを除け ば毒性も低い。そのため，現在でもすぐれた抗菌薬として用いられている。

抗菌スペクトル　抗菌スペクトルは狭いが，肺炎球菌（肺炎レンサ球菌）などのグラム陽性球菌[1]や，淋菌などのグラム陰性球菌，梅毒トレポネーマなどのスピロヘータ科の細菌に対して，感受性であればきわめて強力な抗菌作用をもつ。そのため，これらの感染による肺炎・化膿性疾患・性病などの治療に広く使用される（○図3-9）。

ただし，後述するペニシリン分解酵素産生などの機序によって耐性を獲得した細菌も多く，近年は肺炎球菌と淋菌の多くが耐性菌になっている。

薬物動態　ベンジルペニシリンの経口薬は，経口投与後に，消化管内で酸により活性を失うという短所がある。また，注射薬であっても，投与後はすみやかに尿中に排出されるため，半減期（$t_{1/2}$）が短く，効果が長続きしない。ペニシリン系抗菌薬は時間依存性薬であり，病原菌に有効な血中濃度（○70

NOTE
❶グラム染色
　特殊な染色液によって，細菌を染色する検査。①色（グラム陽性・陰性），②形（球菌・桿菌など）を組み合わせて区分する。細菌の性質と密接に関連していることから，菌種の推定や抗菌薬の選択に用いられる。

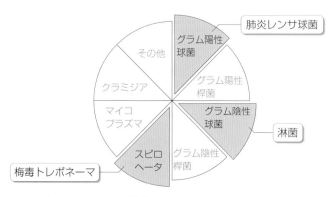

○図3-9　ベンジルペニシリンの抗菌スペクトル

グラム陽性球菌やグラム陰性球菌，スピロヘータ科の細菌に対し，殺菌的に作用する。しかし，近年は耐性菌が多い。

ページ「MIC」）を維持するためには，頻回の投与が必要である。

薬物耐性　ベンジルペニシリンは登場以降，感染症治療に広く使用されてきたが，しだいに耐性菌があらわれるようになった。具体的には，β ラクタム環の CO-N 結合を開裂する細菌の登場であり，ペニシリン系抗菌薬の大部分はこの部位の開裂によって効力を失う（○図3-7）。また，開裂にはたらく酵素を **β ラクタマーゼ**といい，基質によってペニシリナーゼやセファロスポリナーゼなど，いくつかの種類がある。

　たとえば，ブドウ球菌は元来ベンジルペニシリンに感受性であったが，β ラクタマーゼ（ペニシリナーゼ）を産生する能力を獲得した耐性菌があらわれ，現在では大部分が耐性菌となっている。また，近年は基質特異性拡張型 β ラクタマーゼ extended spectrum β-lactamases（ESBL）❶ という幅広い基質特異性をもつ酵素を産生する細菌もあらわれている。

投与時の看護のポイント

　ペニシリン系抗菌薬はアレルギー反応を引きおこしやすい。とくに生命をおびやかす有害作用であるアナフィラキシーショックは，1万人あたり1.5〜4人におこる。そのため，薬物投与時は，発生防止および発生時の対応のために，以下の点に留意する。

①問診によって，あらかじめ，アレルギーに関する患者の病歴を十分に調べる。とくに，類似した構造のセフェム系抗菌薬の投与時には，交差反応によるアレルギー反応をおこすことがあるため注意する。

②アナフィラキシーショックは投与後数分以内におきることが多い。そのため，抗菌薬の投与後はしばらく患者を観察する。

③不幸にしてアナフィラキシーショックがおきたときは，気道確保，強心薬・昇圧薬の投与などの救急処置を行う（○288ページ）。アナフィラキシー症状を緩和するためのアドレナリン自己注射用の製剤（エピペン）がある。

④投与開始後72時間以上経過してから，発疹や発熱などのアレルギー反応が発現する場合もあるため注意する。

2 **耐性菌用ペニシリン**　ペニシリナーゼ産生菌の登場に対して，メチシ

NOTE

❶ESBL 産生菌

　基質特異性拡張型 β ラクタマーゼ（ESBL）とは，ペニシリン系抗菌薬やセフェム系抗菌薬など，幅広い β ラクタム系抗菌薬を分解できる β ラクタマーゼである。ESBL 産生菌は，多数の β ラクタム系抗菌薬に対する耐性をもつと同時に，耐性をほかの菌に広げる性質をもつことから，臨床上大きな問題となっている。ESBL 産生菌に対しては，第一選択薬としてカルバペネム系抗菌薬を用いる。

リンやオキサシリン，クロキサシリンなどのペニシリナーゼで分解されにくい薬物が開発された。これらは，**耐性菌用ペニシリン**とよばれ，海外ではブドウ球菌感染症の治療に用いられる❶。

薬物耐性 耐性菌用ペニシリンが頻用されるようになると，これらの薬物に対しても耐性をもつ菌があらわれた。とくに，**メチシリン耐性黄色ブドウ球菌** methicillin-resistant *Staphylococcus aureus*（**MRSA**）は，臨床で大きな問題となっている❷。実際には，MRSA はメチシリンだけでなくほかの抗菌薬に対しても耐性をもつ多剤耐性菌であり，一度感染をおこすときわめて治療しにくい。そのため，院内感染などには十分な注意が必要である（●99ページ）。

◆ 広域ペニシリン

広域ペニシリンは，抗菌スペクトルを拡大するように合成されたペニシリン系抗菌薬であり，代表的なものにアンピシリン水和物がある（●図3-10）。

抗菌スペクトルが広い反面，①グラム陽性菌への抗菌作用はベンジルペニシリンよりも低い，②βラクタマーゼにより活性を失う，などの短所がある。

有害作用 広域ペニシリンは，ショックやスティーブンス-ジョンソン症候群，無顆粒球症，偽膜性腸炎などの重篤な有害作用をおこすことがある。これらの症状があらわれた場合，ただちに投与を中止する。

● **おもな薬物** 各種の薬物が開発されており，抗菌スペクトルなどの特性に応じて，さまざまな用途に用いられている。

1 **アンピシリン水和物（ビクシリン）** グラム陽性菌・梅毒トレポネーマに加えて，グラム陰性桿菌（大腸菌・赤痢菌・インフルエンザ菌）にも有効なペニシリン系抗菌薬である（●図3-10）。消化器感染症や尿路感染症に使用される。緑膿菌に対しては無効である。

2 **ピペラシリンナトリウム（ペントシリン）** 緑膿菌に対する抗菌作用が強力な抗菌薬である。

3 **合剤** 広域ペニシリンの短所を補うために，耐性菌用ペニシリンとの合剤（アンピシリン・クロキサシリンナトリウム水和物）や，アンピシリンとβラクタマーゼ阻害薬（スルバクタム）を化学的に結合させたスルタミシリン

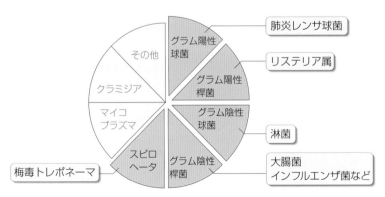

●**図3-10 広域ペニシリン（アンピシリン水和物）の抗菌スペクトル**
幅広い細菌に有効な広域ペニシリンである。緑膿菌には無効である。

トシル酸塩水和物(ユナシン)がある❶。また，アモキシシリンは β ラクタマーゼ阻害薬(クラブラン酸)との合剤(オーグメンチン)として用いられる。

▭NOTE
❶スルタミシリントシル酸
塩水和物は，体内でアンピ
シリンとスルバクタムに分
解され，両方がはたらくよ
うになっている。

2 セフェム系抗菌薬

　セフェム系抗菌薬 cephem antibiotics は，ペニシリンに似た化学構造をもつ抗菌薬である。ペニシリン系抗菌薬と同様に β ラクタム環を有し，β ラクタマーゼの一種であるセファロスポリナーゼにより CO-N 結合が切れると効力を失う(◐76 ページ，図3-7)。

◆ セフェム系抗菌薬の種類

　セフェム系抗菌薬は，開発時期によって第 1 世代から第 4 世代に分けられ，抗菌スペクトルや β ラクタマーゼに対する抵抗性などが異なる(◐図3-11)。とくに，第 3 世代以降には，血液脳関門を通過できて髄液への移行性がよいために，髄膜炎の治療に使用できる薬物や，多くの薬物に耐性をもつ緑膿菌に有効な薬物もある。そのため，耐性菌を生まないためにも安易な使用は避けるべきである。

有害作用　セフェム系抗菌薬は，①アレルギー反応，②吐きけ・嘔吐，下痢を伴う偽膜性腸炎などの消化器症状・疾患，③血液凝固能の障害，④肝機能

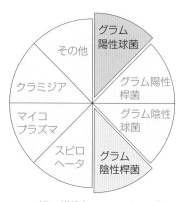

a. 第 1 世代(セファレキシン)

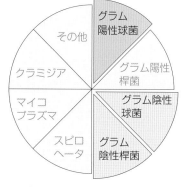

b. 第 2 世代(セフォチアム塩酸塩)

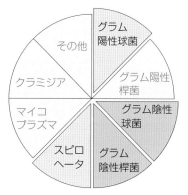

c. 第 3 世代(セフトリアキソンナトリウム水和物)

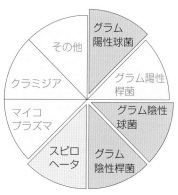

d. 第 4 世代(セフェピム塩酸塩水和物)

◐図3-11　セフェム系抗菌薬の抗菌スペクトル

の軽い障害, ⑤腎毒性(とくに第1世代)などをおこすことがある。

● **第1世代**　ブドウ球菌が産生するペニシリナーゼに対して抵抗性をもち, グラム陽性菌に対して強い抗菌作用をもつ。ベンジルペニシリンに比べて, 酸に対する安定性が強いために経口投与しやすい。プロテウス属・大腸菌・クレブシエラ属(肺炎桿菌など)といった一部のグラム陰性桿菌にも有効という特徴をもつ。

　1 セファレキシン(ケフレックス)　経口薬であるが, 近年は使用されることは少なくなっている。

　2 セファゾリンナトリウム(セファメジン)　生理食塩水(100 mL)をつけて利便性が高まるようにキット化した注射薬が使用されている。

● **第2世代**　第1世代の特性に加えて, グラム陰性菌のインフルエンザ菌やナイセリア属の細菌に対して効果を示す。

　1 セフォチアム塩酸塩(パンスポリン)　呼吸器や尿路, 皮膚, 耳鼻咽喉などの各種感染症で幅広く使用される。

　2 セフメタゾールナトリウム(セフメタゾン)　βラクタマーゼに対する抵抗性が高い注射薬である。嫌気性細菌にも強い抗菌作用をもつ。セファマイシン系抗菌薬ともよばれる。

● **第3世代**　第1世代に比べてグラム陽性球菌への抗菌作用は弱いが, 抗菌スペクトルが広く, グラム陰性菌への抗菌作用が強化されている。

　1 セフトリアキソンナトリウム水和物(ロセフィン)　グラム陰性桿菌に対する幅広い抗菌スペクトルをもち, 髄液への移行性がよい。市中感染症に幅広く使用される。

　2 セフタジジム水和物(モダシン)　緑膿菌にも有効な抗菌スペクトルをもつ。髄液への移行性がよいため, 髄膜炎に対する第一選択薬の1つである。

　3 セフォペラゾンナトリウムとスルバクタムナトリウムの合剤(スルペラゾン)　緑膿菌にも有効である。また, βラクタマーゼ阻害薬も配合されているため抵抗性が高い。髄液への移行性はよくないため, 髄膜炎の治療には適さない。

● **第4世代**　第1世代のもつグラム陽性球菌への強い抗菌作用と, 第3世代の広いグラム陰性菌への抗菌スペクトルを合わせもつ。

　1 セフェピム塩酸塩水和物(マキシピーム)　緑膿菌および, ほかの腸内細菌による院内感染が疑われるような場合に用いられる。また, がん治療に伴う発熱性好中球減少症❶などに対する第一選択薬である。

　2 セフォゾプラン塩酸塩(ファーストシン)　セフェピム塩酸塩水和物と同等の効果が期待できる。

3 その他のβラクタム系抗菌薬

　βラクタム系類縁化合物にはモノバクタム系とカルバペネム系がある。

● **モノバクタム系抗菌薬**　アズトレオナム(アザクタム)が現在わが国で使用できる唯一のモノバクタム系抗菌薬である。グラム陰性桿菌および緑膿菌に有効であるが, 嫌気性菌には無効である。

─NOTE
❶**発熱性好中球減少症**
　がんの化学療法に伴って好中球が減少し, 身体の抵抗性が減少している際に, 一定以上の発熱を伴う病態。多くの場合, なんらかの病原体の感染が関与している。

● **カルバペネム系抗菌薬**　イミペネム水和物とシラスタチンナトリウムの合剤(チエナム)，メロペネム水和物(メロペン)，ドリペネム水和物(フィニバックス)などがある。きわめて広い抗菌スペクトルを有し，インフルエンザ菌，嫌気性菌，腸内細菌などの感染に使用される。耐性菌の拡大を防ぐため，必要性があると判断されたときのみ使用される。イミペネム水和物は，単剤では腎臓で分解されて腎毒性をきたすため，腎臓の分解酵素を阻害するシラスタチンナトリウムとの合剤として使用する。

> **投与時の看護のポイント**
> ①セフメタゾールナトリウムなどセフェム系抗菌薬のなかには，飲酒をするとひどく気持ちがわるくなったり，顔面紅潮・頻脈・頭痛をおこしたりする(ジスルフィラム様作用)ものがあるため，投与期間中および投与後少なくとも1週間は飲酒を避ける。
> ②セフェム系抗菌薬と利尿薬のフロセミドを併用すると，腎機能障害をおこしやすいため注意が必要である。
> ③コーティングによって主薬の苦味を防いでいる製剤の場合，つぶしたり，とかしたりせずに服用する。
> ④ペニシリン系抗菌薬と同様にアナフィラキシーショックに注意する。

2　アミノグリコシド系抗菌薬

アミノグリコシド系抗菌薬 aminoglycoside antibiotics(**アミノ配糖体系抗菌薬**)は，化学構造にアミノ糖が入っているために名づけられた抗菌薬である。ストレプトマイシン硫酸塩が代表的な薬物である。濃度依存的抗菌薬であり，殺菌的に作用する。

抗菌スペクトル　アミノグリコシド系抗菌薬は，好気性グラム陰性桿菌に強い抗菌作用をもつ(○図3-12)。

体内動態　アミノグリコシド系抗菌薬は，共通の体内動態を示すことが多い。

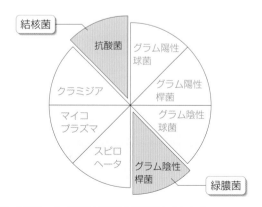

○**図3-12　アミノグリコシド系抗菌薬の抗菌スペクトル**
好気性グラム陰性桿菌に有効な抗菌薬である。緑膿菌に有効なものや，結核菌に有効なものがある。

多くの陽イオンによる強い極性をもつため，内服しても胃腸管からほとんど吸収されない。また，体内で代謝を受けにくく，腎臓から排出されるため，血中濃度は腎機能により影響を受けやすい。

有害作用 腎毒性，聴器毒性，神経-筋伝達障害の有害作用がある。とくに連用すると，腎機能障害や，内耳神経（Ⅷ）障害によるめまい・難聴・耳鳴りをきたしやすい。

相乗効果 アミノグリコシド系抗菌薬は，βラクタム系抗菌薬と併用すると，その効果が増強する。しかし，殺菌的抗菌薬と静菌的抗菌薬を併用すると逆に効果が減弱することもあるため，安易に併用するべきではない。

● **おもな薬物** アミノグリコシド系抗菌薬は，①結核菌に有効なもの（ストレプトマイシン硫酸塩・カナマイシン硫酸塩など）と，②緑膿菌に有効なもの（ゲンタマイシン硫酸塩・ジベカシン硫酸塩・アミカシン硫酸塩・アルベカシン硫酸塩）に大別される。

1 ストレプトマイシン硫酸塩（硫酸ストレプトマイシン） グラム陰性菌や結核菌に強い抗菌作用をもつ。耐性菌があらわれやすいため，結核の治療では単独で使用せず，ほかの抗結核薬と併用する（●88ページ）。

2 カナマイシン硫酸塩（硫酸カナマイシン） ストレプトマイシン硫酸塩とほぼ同様の抗菌作用をもつ。ただし現在では，耐性菌が多くなったため，使用する場面が減っている。

3 ジベカシン硫酸塩（パニマイシン），アミカシン硫酸塩（アミカシン硫酸塩） カナマイシンの化学構造を修飾し，分解酵素への耐性や抗菌スペクトルを改良した薬物である。グラム陽性菌・グラム陰性菌に幅広い抗菌スペクトルをもち，緑膿菌にも有効である。結核には使用されない[1]。

4 ゲンタマイシン硫酸塩（ゲンタシン） 緑膿菌・変形菌・セラチア菌に強い抗菌作用をもつ。黄色ブドウ球菌やグラム陰性桿菌による感染症，とくに緑膿菌による重症感染症や，免疫機能の低下した患者の感染症・敗血症に使用される。結核には使用されない。

5 アルベカシン硫酸塩（ハベカシン） 幅広い抗菌スペクトルをもつが，数少ない MRSA（●78ページ）に有効な薬物であるため，抗 MRSA 薬としてのみ使用される。耐性が生じないように，濫用に注意しなければならない。

NOTE
[1]アミカシン硫酸塩は，限定的に結核や非結核性抗酸菌感染症（●89ページ）に用いられることもある。

投与時の看護のポイント

①連用によって腎機能障害や内耳神経（Ⅷ）の障害（めまい・難聴・耳鳴り）をきたしやすいため，投与中は腎機能検査や聴力検査を行う。

②薬効と有害作用が薬物血中濃度と関係するため，薬物血中濃度モニタリング（治療薬物モニタリング〔TDM〕）によって用量の調節を行う。

③腎機能が未発達な未熟児や新生児，腎障害者，脱水状態などでは，有害作用が発現する可能性が高いため，投与には細心の注意をはらう。

④フロセミドなどの利尿薬と併用すると，腎機能障害や聴覚障害をおこしやすい。

⑤麻酔薬や筋弛緩薬と併用すると，これらの薬物の呼吸抑制作用が増大する。

3　テトラサイクリン系抗菌薬

　テトラサイクリン系抗菌薬 tetracycline antibiotics は，テトラサイクリン塩酸塩を基本とする薬物である。細菌の 30S リボソームに結合して，細菌のタンパク合成を阻害する。抗菌スペクトルが広く，静菌的に作用する。

　抗菌スペクトル　ほかの抗菌薬がききにくいリケッチア属や，クラミジア属およびクラミドフィラ属（トラコーマやオウム病などの原因菌），マイコプラズマ属（マイコプラズマ肺炎の原因菌）などにも有効である（●70ページ，図3-2-c）。ペニシリン系やセフェム系，アミノグリコシド系の抗菌薬が効果を示さないときの有力な治療薬となっている。

　●**おもな薬物**　テトラサイクリン塩酸塩の耐性菌が増えたため，現在はこれを改良したミノサイクリン塩酸塩やドキシサイクリン塩酸塩水和物がおもな薬物となっている。

　①**ミノサイクリン塩酸塩（ミノマイシン）**　難治性の感染症であるマイコプラズマ肺炎やクラミジア感染症などの治療で頼りにされている。また，MRSA 感染症にも用いられる。経口投与が可能（1日1〜2回投与）で，脳脊髄液や胆汁への移行がよい。

　②**ドキシサイクリン塩酸塩水和物（ビブラマイシン）**　広範囲の抗菌作用を有するが，黄色ブドウ球菌や大腸菌の 50％ 前後は耐性をもっている。長時間血液中に存在するために 1日1回の投与が可能である。

　投与時の看護のポイント
　　テトラサイクリン系抗菌薬に共通する留意事項として，以下のことがある。
　①肝障害・腎障害をおこしやすい。
　②カルシウムやマグネシウム，アルミニウム，鉄を含む制酸薬・鉄剤とは薬品がこれらの金属と結合して吸収されにくい状態になるため併用しない。
　③大量に投与すると，胎児や乳幼児の歯や骨に蓄積してその発育を妨げる。
　④静脈内に投与するときは，静脈炎をおこすことがある。
　⑤高齢者に内服薬として投与する際には，食道にとどまって潰瘍をおこすことのないように注意する。
　⑥胎盤を通過し母乳にも分泌されるため，妊婦・授乳婦には使用すべきでない。

4　マクロライド系抗菌薬

　マクロライド系抗菌薬 macrolide antibiotics は，その分子内に特徴的な大きな環状の構造をもつ抗菌薬である。細菌の 50S リボソームのはたらきを阻害することによって，抗菌作用を発揮する。

　抗菌スペクトル　マクロライド系抗菌薬は，グラム陽性菌に対して強力な抗菌作用を示すため，ペニシリン耐性菌に用いられる。また，嫌気性細菌・リ

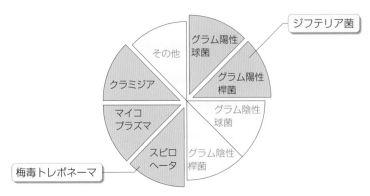

○図3-13 **マクロライド系抗菌薬(エリスロマイシンステアリン酸塩)の抗菌スペクトル**
グラム陽性菌に有効なほか,スピロヘータやマイコプラズマ,クラミジア属などにも効果がある。

ケッチア属・スピロヘータ科・クラミジア属の細菌にも抗菌作用をもつ(○図3-13)。

有害作用 テトラサイクリン系抗菌薬やクロラムフェニコールに比べて有害作用が少ない。

● おもな薬物 エリスロマイシンステアリン酸塩をもとにして,バイオアベイラビリティや抗菌スペクトル,組織移行性を改良した薬物が用いられている。

1 エリスロマイシンステアリン酸塩(エリスロシン) ペニシリン系抗菌薬に対してアレルギーのある患者に使用される。肺組織への分布性がよいため,マイコプラズマ属やレジオネラ属の細菌による肺炎など,呼吸器感染症に使用されることが多い。

注意 注射投与の場合,静脈内にゆっくりと投与しなければ,急な低血圧や胸内苦悶,ときに心停止をおこすため危険である。

薬物相互作用 肝臓で薬物代謝酵素を阻害するため,カルバマゼピンやジゴキシン,ワルファリンカリウム,テオフィリンなどの作用を増強させる。

2 クラリスロマイシン(クラリシッド,クラリス) 抗菌スペクトルが広い。胃酸によって分解されにくく,吸収もよいため内服できる。これらの特性から,消化性潰瘍の治療においてヘリコバクター−ピロリの除菌薬として使用されている。

3 アジスロマイシン水和物(ジスロマック) 胃酸による影響を受けにくいほか,血中半減期が長い。抗菌スペクトルが広く,組織移行性にもすぐれている。皮膚や耳鼻咽喉,呼吸器,生殖器などの各種感染症に用いられる。

投与時の看護のポイント
　マクロライド系抗菌薬は苦味が強く,コーティングでそれを防いでいるものが多いため,服用時にはつぶしたりかんだりしないように説明する。また,オレンジジュースやスポーツドリンクなどの酸性飲料で服用すると苦味が発現しやすくなる。

5 その他の抗菌薬

□1 バンコマイシン塩酸塩(塩酸バンコマイシン)　細菌の細胞壁合成を阻害する。MRSA 感染症の数少ない治療薬の1つである(⊙表3-3)。しかし,**バンコマイシン耐性腸球菌** vancomycin-resistant *Enterococcus*(**VRE**)があらわれているため,十分に注意する必要がある。多剤耐性菌の感染症に対する切り札の1つであるため,耐性菌が増えないように慎重に使用しなければならない。

|有害作用| 聴器毒性および腎毒性が強い。

□2 リネゾリド(ザイボックス)　細菌の 70S リボソームの形成を阻害する。VRE 感染症に対して使用される。

□3 リンコマイシン塩酸塩水和物(リンコシン),クリンダマイシン塩酸塩(ダラシン)　細菌の 50S リボソームに結合してはたらきを阻害する。おもに嫌気性細菌感染症に対して使用される。

□4 クロラムフェニコール(クロロマイセチン)　細菌の 50S リボソームに結合してはたらきを阻害する。グラム陽性菌・グラム陰性菌・リケッチア属・クラミジア属の細菌などに広い抗菌スペクトルをもつ抗菌薬であったが,耐性菌の出現により使用機会は少なくなっている。ほかに代替薬がない腸チフスやパラチフスでは,第一選択薬である。百日咳菌感染症やツツガムシ病,嫌気性細菌による髄膜炎などでは,ほかの抗菌薬が無効な場合に使用される。

|有害作用| 致命的な骨髄機能抑制や,新生児ではチアノーゼと心血管系の虚脱を特徴とする危険なグレイ症候群をおこしやすい。

□5 ポリミキシン B 硫酸塩(硫酸ポリミキシン B)　細菌の細胞膜を変形させることで抗菌作用を示す。神経毒性があるため,グラム陰性菌感染症の局所療法にのみ使用される。

□6 テイコプラニン(タゴシッド)　バンコマイシン塩酸塩と同様に細菌の細胞壁合成を阻害する。MRSA 感染症に対して使用される。

□7 ダプトマイシン(キュビシン)　細菌の細胞膜に侵入して重合体を形成し,細胞膜に穴をあけることで,その機能に障害をもたらす。MRSA 感染症に対して使用される。

⊙表 3-3　MRSA 感染症に使われる抗菌薬

抗 MRSA 薬	その他の抗菌薬
バンコマイシン塩酸塩[1]	ST 合剤[2]
テイコプラニン[1]	リファンピシン(⊙88 ページ)[2]
アルベカシン硫酸塩[1]	クリンダマイシン塩酸塩[2]
リネゾリド	ミノサイクリン塩酸塩[2]
ダプトマイシン	

[1] いずれの薬物も有効性を確保し,かつ副作用の発現を避けるために薬物血中濃度モニタリングを行う。
[2] 保険適応外であるが,臨床では状況に応じて用いられることがある。

6　合成化学療法薬

1　ニューキノロン系抗菌薬

　ニューキノロン系抗菌薬 new quinolones とは，微生物由来の抗生物質とは異なり，化学合成によってつくり出された抗菌薬で，キノロン製剤(ナリジクス酸)をフッ素化した一連の化合物である。細菌の DNA 複製にはたらく酵素(DNA ジャイレース❶)を阻害することによって抗菌作用を示す。

　抗菌スペクトル　好気性グラム陰性桿菌および緑膿菌に有効なほか，薬物によってはグラム陽性菌や嫌気性セラチア属などに対して有効であるなど，広い抗菌スペクトルをもつ。

　薬物動態　消化管からの吸収は良好である。組織移行性もよく，比較的半減期が長い。

●**おもな薬物**　経口投与可能かつ，比較的有害作用が少ないことから，頻用されている。しかし，近年，耐性菌もあらわれており，問題となっている。

　[1] **ノルフロキサシン(バクシダール)**　グラム陰性桿菌・グラム陽性菌・緑膿菌・セラチア属と広範囲な抗菌作用をもつ。呼吸器感染症，腎・尿路感染症，胆道・腸内感染症などの治療に使用される。

　[2] **オフロキサシン(タリビッド)**　嫌気性菌を含むグラム陰性菌およびグラム陽性菌に強い抗菌作用をもつ。ノルフロキサシンと同様の疾患に使用される。

　[3] **シプロフロキサシン塩酸塩水和物(シプロキサン)**　抗菌スペクトルはノルフロキサシンなどと同様である。ニューキノロン系のなかでも最も強い抗菌薬の1つであり，セフェム系やアミノグリコシド系の抗菌薬よりもすぐれている。とくにグラム陰性桿菌に対して非常に強力な作用を示す。慢性気管支炎の増悪期に使用される。以前は MRSA や，β ラクタマーゼ産生菌などにも抗菌作用をもっていたが，現在は耐性菌があらわれている。

□ NOTE

❶**DNA ジャイレース**
　DNA トポイソメラーゼの一種で細菌の DNA をいったん切断して DNA 複製の際に生じたねじれを解消し，再び結合する酵素。ヒトを含む真核生物には存在しない。

> **投与時の看護のポイント**
> ①めまい・四肢のしびれ，不眠，頭痛など神経症状をおこす。
> ②非ステロイド性抗炎症薬を併用すると，痙攣をおこすことがある。てんかんの患者や既往歴のある患者への投与は避ける。
> ③テオフィリン(カフェイン系の薬物)と併用すると血中のテオフィリン濃度を上昇させる。
> ④アルミニウム・マグネシウムを含む制酸薬と併用すると消化管からの吸収がわるくなるものがあるので注意する。

2　サルファ薬

　サルファ薬 sulfonamides は，古くからある合成抗菌薬である(◯69ページ)。細菌の増殖に必須な葉酸(◯273ページ)の合成を阻害することによって抗菌

作用を示す。

● **おもな薬物**　現在，抗菌薬としてサルファ薬は単剤では使用されておらず，合剤として使用されている。そのほか，皮膚科用薬や関節リウマチ治療薬として用いられるものがある。

　１ **ST合剤（バクタ，バクトラミン）**　スルファメトキサゾールとトリメトプリムの合剤で，サルファ薬（単剤）の耐性菌にも有効である。スルファメトキサゾールは細菌の葉酸合成酵素を阻害し，トリメトプリムは葉酸を活性化させる酵素を阻害する。このように，いわば２段がまえで細菌の葉酸代謝を妨げることによって，すぐれた抗菌作用を発揮する。

　抗菌スペクトル　多くのグラム陽性菌球菌，グラム陰性桿菌に有効であるほか，細菌以外の原虫（トキソプラズマ）や真菌（ニューモシスチス-イロベチー）にも有効という特徴がある。

　適応　クラミジア尿路感染症，トキソプラズマ感染症，後天性免疫不全症候群 acquired immuno deficiency syndrome（AIDS〔エイズ〕）に伴う免疫機能の低下によって発病するニューモシスチス肺炎などの治療に用いられる。

　有害作用　巨赤芽球性貧血・血小板減少・顆粒球減少症をおこすことがある。

　２ **スルファジアジン銀（ゲーベン）**　皮膚科用のクリーム剤である（◯279ページ）。熱傷および褥瘡の治療において感染予防の目的で用いられる。

投与時の看護のポイント
①サルファ薬の多くは，血液中に存在するタンパク質の１つであるアルブミンとの結合性が強い。そのため，ワルファリンカリウムやメトトレキサート，グリメピリドなどのアルブミン結合性が高いほかの薬物と併用すると，それらの薬物の作用が異常に強まるため注意する（◯41ページ）。
②新生児に大量に与えると，アルブミンに結合していたビリルビン色素が離れて，大脳基底核の障害（核黄疸）を引きおこすため危険である。
③多量投与で高カリウム血症を生じるため電解質を確認する。
④ST合剤の顆粒はトリメトプリムの苦味を除くためにコーティングされているため，つぶさずに服用する。

7　特殊な感染症の治療薬

● **結核および非結核性抗酸菌症**　**結核**は，グラム陽性桿菌の抗酸菌の一種である（ヒト型）結核菌 *Mycobacterium tuberculosis* の感染によっておこる。結核菌をはじめ抗酸菌は，特殊な成分を含む細胞壁を有し，各種の薬物に対して高い抵抗性をもつ。

　なお，抗酸菌には結核菌のほかに非結核性抗酸菌およびらい菌があり，近年，前者による**非結核性肺抗酸菌症**が問題となっている。

● **結核の動向**　かつて，わが国には多くの結核患者がいたが，ストレプトマイシン硫酸塩やイソニアジドの導入によって患者数は激減し，根絶されるとまで考えられていた。しかし，現在でも治療が必要な患者はけっして少な

くない（●100ページ）。さらに，各種の結核治療薬に耐性をもつ多剤耐性肺結核があらわれている。

　結核菌の感染者数は，若年者で増加傾向にあり，しばしば集団感染もおこっている。とくに，免疫抑制薬や副腎皮質ステロイド薬などによって感染防御力の低下している患者は，結核を発症しやすい。

1　結核治療薬

　結核の治療では，有効な抗菌薬が少なく，また治療の失敗が生命にかかわることから，確実な治療が求められる。現在では，薬剤耐性菌の発生を防止するため，初回感染患者に対しては，原則として4剤併用（リファンピシン，イソニアジド，ピラジナミド，エタンブトール塩酸塩またはストレプトマイシン硫酸塩）を2か月間実施し，加えて2剤併用（リファンピシン・イソニアジド）を4か月間継続する合計6か月間の標準療法が行われている[❶]。

　結核の薬物療法が失敗する最大の原因は，治療の中断および不完全な投薬である。そのため，薬物治療中の患者に対しては，規則的な服薬の励行を十分に指導する。WHOは，確実な服薬と治療を継続する**直接服薬確認療法** directly observed treatment short-course（**DOTS**）を推奨している（●column）。

● **おもな薬物**　以下におもな結核治療薬を示す。

　① **リファンピシン（リファジン）**　細菌のDNA依存性RNAポリメラーゼを阻害することで転写を抑制する。投与後，体内での代謝産物が赤橙色であるために尿・便・涙などが赤色を呈することから，あらかじめ患者に説明する必要がある。

　[薬物相互作用]　薬物代謝酵素（CYP450）を誘導するため，併用する薬物の代謝が亢進することがある。

　② **イソニアジド（イスコチン）**　抗酸菌の細胞壁に存在するミコール酸（脂肪酸）の生合成を阻害する。抗酸菌以外の細菌には抗菌効果をもたない。

　[有害反応]　服用によってビタミンB_6の欠乏による末梢神経炎をおこしやすいため，ビタミンB_6の補充を行う。

　③ **ピラジナミド（ピラマイド）**　詳細な作用機序は不明であるが，抗酸菌の脂肪酸の合成を阻害する作用をもつといわれている。

　④ **エタンブトール塩酸塩（エサンブトール）**　抗酸菌の細胞壁の合成を阻

□NOTE
❶薬剤耐性などの理由で標準治療薬が使えない場合は，代替薬を用いて必ず多剤併用療法を実施する。

---

column　**直接服薬確認療法（DOTS）**

　DOTSはWHOが推奨する結核対策システムである。以下の5つの要素からなり，わが国では，とくに（3）のための服薬管理システムの構築が重要視されている。
（1）政府が結核を重要な課題と認識して適切なリーダーシップをとること。
（2）菌検査による診断と経過観察の推進。
（3）薬の飲み忘れを防ぐために医療従事者の前で服用すること。
（4）薬の安定供給。
（5）菌検査結果の記録。

害する。

有害反応　視神経炎によって視力低下を引きおこすことがあるが，投薬の中止によって回復する。

5 **ストレプトマイシン硫酸塩（硫酸ストレプトマイシン）**　アミノグリコシド系抗菌薬である（▶82ページ）。抗酸菌のタンパク質の合成を阻害する。

6 **レボフロキサシン（クラビット）**　ニューキノロン系抗菌薬である（▶86ページ）。抗酸菌のDNAトポイソメラーゼを阻害することでDNAの複製を抑える。

7 **カナマイシン硫酸塩（硫酸カナマイシン）**　アミノグリコシド系抗菌薬である（▶82ページ）。ストレプトマイシン硫酸塩とは併用できない。

8 **デラマニド（デルティバ）**　抗酸菌のミコール酸の生合成を阻害する。多剤耐性結核菌に対してのみ用いられる。

有害反応　心電図上のQT延長症候群がみられることがある。

9 **ベダキリンフマル酸塩（サチュロ）**　結核菌のATPの合成を阻害する。わが国では2018年に承認され，多剤耐性結核菌に対してのみ用いられる。

2 非結核性抗酸菌症治療薬

　近年，非結核性抗酸菌に属するマック（MAC）菌❶あるいは，マイコバクテリウム-カンザシの感染による，肺の非結核性抗酸菌症が問題となっている。結核と同様に難治性の疾患であり，治療ではクラリスロマイシン・リファンピシン・エタンブトール塩酸塩の3剤を，少なくとも1年半ほど（菌が培養されなくなってからも1年間）服用しなければならない。

投与時の看護のポイント
①治療期間が長いため有害作用には留意し，有害作用が生じたら，ただちに医師に知らせる。本文で述べた有害作用のほかには，リファンピシンやストレプトマイシン塩酸塩による発疹がある。
②耐性菌を生じさせないために，服用を管理できることが望ましい。
③服用中のアルコールは避け，黄疸が出現したらただちに医師に知らせる。
④薬物治療開始後2週間で感染性はなくなるが，マスクの着用などにより職業感染を避けるよう指導する。
⑤個室管理を行う。

NOTE
❶マイコバクテリウム-アビウムとマイコバクテリウム-イントラセルラレを合わせた細菌種の呼称である *Mycobacterium avium complex* の略である。

C 抗真菌薬・抗ウイルス薬・抗寄生虫薬

1 抗真菌薬

1 真菌と真菌症

● **真菌** 真菌 fungus とは，自然界に広く存在する下等な真核生物である。いわゆる酵母・カビ・キノコの類にあたり，人類の役にたつものも多いが，病原体となるものも存在する。

真菌は，その形態から酵母様真菌と糸状菌（菌糸）に大別される。

①**酵母様真菌** 丸みを帯びた形態をした単細胞性の真菌である。出芽や分裂によって増殖する。

②**糸状菌** 菌糸という糸状の構造からなる真菌である❶。糸状菌は，胞子が発芽したのち菌糸をのばして成長し，尖端に再び胞子を形成して増殖する。

● **真菌症** 真菌による感染症を**真菌症**とよび，深在性真菌症と表在性真菌症がある。

①**深在性真菌症** 消化管などの体内で真菌が感染しておこる。病原体は，カンジダ属・アスペルギルス属・クリプトコッカス属などの真菌である。近年は，抗がん薬や免疫抑制薬によって免疫機能が低下した患者における増加が問題になっている。

②**表在性真菌症** 皮膚・毛髪・爪などが感染しておこる。病原体は，白癬菌属（トリコフィトン属）などの皮膚糸状菌である。

2 抗真菌薬の作用機序

真菌症の治療には独自の作用機序をもつ抗真菌薬が使用される。真菌は真核生物であり，細菌（原核生物）とは細胞の構造が異なるため，ほとんどの抗菌薬が無効である（○図3-14）。また，ヒトの細胞とは共通点が多いため，高

▭NOTE
❶成長した菌糸の集団は菌糸体（いわゆるカビ）とよばれる。さらに，菌糸が寄り集まって一定の形状の構造物となったものは，子実体（いわゆるキノコ）とよばれる。

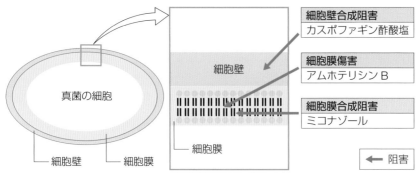

○**図 3-14　抗真菌薬の作用機序**
真菌は真核生物であるため，抗真菌薬は抗菌薬とは異なった機序によって効果を示す。

い選択毒性をもつ抗真菌薬をつくることは一般にむずかしい。

● **細胞膜傷害** 真菌の細胞膜のおもな成分はエルゴステロールであるが，ヒトの細胞膜の成分はおもにコレステロールである。アムホテリシンBなどは，真菌の細胞膜にしかないエルゴステロールに結合して微小な孔をつくり，膜の透過性を高めて中身を漏出させる。

● **核酸合成阻害** 細胞内に取り込まれたあと，核酸の生合成材料のアナログに変換されて，生合成に関連する酵素を阻害する。

● **細胞膜合成阻害** ミコナゾールなどは，エルゴステロールの合成を阻害することによって，細胞膜の合成を抑制する。

● **細胞壁合成阻害** 真菌は細胞壁❶をもつがヒトはもたない。カスポファンギン酢酸塩は，真菌の細胞壁の合成を阻害することによって，真菌の増殖を抑制する。

NOTE
❶真菌の細胞壁の主成分は，細菌のようなペプチドグリカンではなく，グルカンという別の物質である。

3 おもな薬物

１ **アムホテリシンB（ファンギゾン）** ほぼすべての真菌に対して有効であり，深在性真菌症の第一選択薬である。とくに，消化管におけるカンジダ属の真菌の感染に有効である。経口薬と注射薬がある。

有害作用 発熱・悪寒や腎障害，肝障害をおこしやすい。点滴静脈内注射を行う場合は，5％ブドウ糖液にとかし，3〜6時間かけて徐々に投与する。

２ **フルシトシン（アンコチル）** 真菌による呼吸器感染症・髄膜炎に有効である。カンジダ属・クリプトコッカス属の真菌に対してとくに有効である。アムホテリシンBと併用することも多い。

禁忌 催奇形性の疑いがあるため，妊婦に投与してはならない。

３ **ミコナゾール（フロリード）** カンジダ属・クリプトコッカス属・アスペルギルス属の真菌による呼吸器や尿路感染症，髄膜炎に有効である。ミコナゾールのゲル製剤は口腔・食道内のカンジダ感染部への塗布用として使われる。

有害作用 注射薬に含まれる添加剤によってアナフィラキシーショックをおこすことがある。そのため，静脈内にゆっくり注射投与する。

薬物相互作用 ①ワルファリンカリウムの抗凝固作用を増強する，②グリベンクラミドなどの血糖降下薬の作用を増強する，③フェニトインの抗てんかん作用を増強する，などの薬物相互作用がある。

４ **フルコナゾール（ジフルカン）** 髄液への移行性がよいため，エイズの合併症としておこる真菌髄膜炎の治療に用いられる。カンジダ属・クリプトコッカス属・アスペルギルス属の真菌に有効である。注射薬および内服薬がある。

５ **イトラコナゾール（イトリゾール）** 糸状菌・カンジダ属・クリプトコッカス属・アスペルギルス属など幅広い真菌に有効である。深在性真菌症と表在性真菌症の両方の治療に広く用いられる。内服用の液剤は空腹時に，カプセル剤は食事の直後に服用する。

注意 消化性潰瘍治療薬の制酸薬やシメチジンなどのH_2遮断薬と併用する

と吸収がわるくなるため，避けるようにする（●246ページ）。

　⑥**テルビナフィン塩酸塩（ラミシール）**　皮膚の糸状菌による白癬症（足白癬・股部白癬・頭部白癬）に有効である。内服薬と外用薬がある。

　⑦**カスポファンギン酢酸塩（カンサイダス）**　アスペルギルス属・カンジダ属真菌による深在性真菌症の治療薬であり，点滴静注で投与される。

2 抗ウイルス薬

1 ウイルスとウイルス感染症

● **ウイルスの構造**　ウイルスは自己の設計図となる情報（遺伝子）を保持[❶]した核酸（RNA または DNA）と，それを包む外殻からなる。細菌のように，細胞壁・細胞膜や代謝機能をもたないため，これら標的とする抗菌薬は，ウイルスには無効である。

● **ウイルス感染症**　ウイルスが感染すると，宿主細胞は細胞死や機能障害をおこす。これによって，宿主がなんらかの器質的あるいは機能的な異常をおこした状態を**ウイルス感染症**とよぶ。

　ウイルスが感染しているが症状がない状態を**不顕性感染**，症状がある状態を**顕性感染**という。ヒト免疫不全ウイルスなど，感染後，長期間にわたって無症状のものもある（**遅発感染**）。また，水痘-帯状疱疹ウイルスなどは，初回感染後，増殖せずに宿主細胞に残りつづける（**潜伏感染**）。

2 抗ウイルス薬の作用機序

　ウイルスは，自己の遺伝子を宿主の代謝機能を利用して複製し，増殖する。そのため，ウイルスと宿主細胞の増殖機構を完全に分けることはむずかしく，ウイルスに選択毒性をもつ薬物の開発は困難であった。しかし，医学および科学技術の進歩に伴って，近年はさまざまな抗ウイルス薬が開発され，使用されている。

　抗ウイルス薬のおもな作用機序を以下に示す（●図3-15）。

● **宿主への吸着・侵入や脱殻の阻害**　ウイルスが宿主細胞に吸着し，ウイルス遺伝子を宿主細胞内に放出する（脱殻）までのプロセスを阻害する。たとえば，アマンタジン塩酸塩はインフルエンザウイルスの脱殻ではたらくタンパク質を阻害する。

● **ウイルス RNA の逆転写あるいはウイルス DNA 合成の阻害**　宿主細胞内でのウイルス遺伝子をコードした核酸の増殖を阻害する。多くの抗ウイルス薬がこの作用機序をもつ。RNA ウイルスの場合は，RNA を鋳型にして DNA を合成するための逆転写酵素を阻害し，DNA ウイルスの場合は，DNA 鎖を伸長させる DNA ポリメラーゼを阻害する。

● **ウイルス由来メッセンジャー RNA（mRNA）の阻害**　インターフェロン製剤は，宿主細胞の免疫機能を調節することによって，ウイルス由来のmRNA の分解を誘導する。また，バロキサビル マルボキシルは，ウイルス

NOTE
❶遺伝情報を保持することは「コードする」とあらわされる。

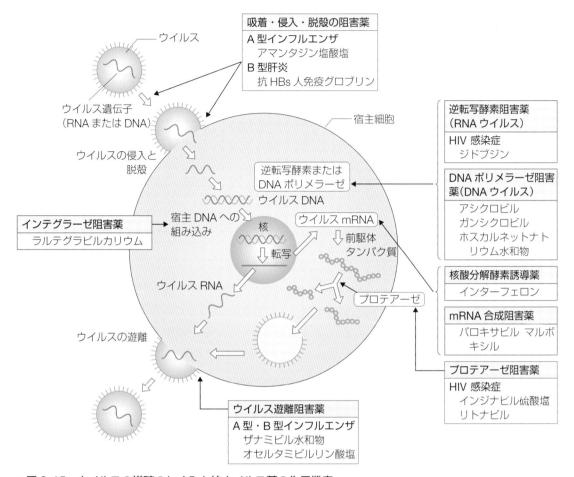

○図 3-15　ウイルスの増殖のしくみと抗ウイルス薬の作用機序
RNA ウイルスは DNA を合成するために，RNA を鋳型にして DNA を合成する酵素（逆転写酵素）を用いる。DNA ウイルスは，DNA 鎖を伸長させる酵素（DNA ポリメラーゼ）を用いる。抗ウイルス薬はこれらの酵素やその前後の過程を阻害し，ウイルスの増殖を抑える。

の mRNA 合成のステップではたらく酵素を阻害する。

● **ウイルス独自のプロテアーゼの阻害**　宿主細胞内で合成されたウイルス由来の前駆体タンパク質はウイルス独自の分解酵素（プロテアーゼ）によって適切に切断されることで成熟する。リトナビルなどは，このプロテアーゼを阻害する。

● **ウイルス遊離の阻害**　宿主細胞内で増殖したウイルス遺伝子は，外殻で包まれたのち宿主細胞から遊離する。オセルタミビルリン酸塩などは，このステップではたらく酵素（ノイラミニダーゼ）を阻害する。

3　おもな薬物

以下におもな抗ウイルス薬の臨床での利用を述べる。

◆ HIV 感染症治療薬

ヒト免疫不全ウイルス human immunodeficiency virus（**HIV**）の感染に対しては，

複数の薬物の併用した抗 HIV 治療が，予後の改善だけでなく，感染拡大の予防の効果もあることがわかった。そのため，現在では，HIV 感染者に対して可能な限り早急に抗 HIV 治療を開始することが推奨されている。

●**おもな薬物**　抗 HIV 薬は，作用機序によって数種類に分類される。

　□1 **核酸系逆転写酵素阻害薬(NRTI)**　ヌクレオチドやヌクレオシドのアナログであり，DNA 鎖に取り込まれることで HIV の逆転写酵素を阻害する。エムトリシタビン(エムトリバ)，テノホビル ジソプロキシルフマル酸塩(ビリアード，テノゼット)，アバカビル硫酸塩(ザイアジェン)，ラミブジン(エピビル，ゼフィックス)などが用いられている。

　□2 **非核酸系逆転写酵素阻害薬(NNRIT)**　HIV の逆転写酵素に結合して酵素活性を阻害する。リルピビリン塩酸塩(エジュラント)，ドラビリン(ピフェルトロ)などが用いられている。

　□3 **プロテアーゼ阻害薬(PI)**　HIV のプロテアーゼは，前駆体タンパク質を分解して逆転写酵素やインテグラーゼなどを産生する。プロテアーゼ阻害薬は，HIV のプロテアーゼを選択的に阻害することで HIV の機能や構造に必要なタンパク質の産生を抑える。CYP3A4 阻害薬と併用して血中濃度を上げる投与方法が推奨される。ダルナビル エタノール付加物(プリジスタ)などが用いられている。

　□4 **インテグラーゼ阻害薬(INSTI)**　逆転写によって産生されたウイルスの DNA が，宿主細胞の DNA に組み込まれることを阻害する。ラルテグラビルカリウム(アイセントレス)，ドルテグラビルナトリウム(テビケイ)，ビクテグラビル❶などが用いられている。

　□5 **侵入阻害薬**　HIV の宿主細胞への侵入を阻害する。2011 年にマラビロク(シーエルセントリ)が承認され，用いられている。

投与時の看護のポイント
①患者の理解と協力が最も大切であることを理解してもらう。
②腎結石・出血傾向・肝炎・貧血などがあらわれたら投薬を中止する。
③プロテアーゼ阻害薬はミダゾラム・トリアゾラムなどベンゾジアゼピン系薬物の代謝酵素を阻害する。これらとの併用は生命の危険も予想されるため禁止されている。

◆ **サイトメガロウイルス感染症治療薬**

　□1 **ガンシクロビル(デノシン)，ホスカルネットナトリウム水和物(ホスカビル)**　ウイルス感染細胞内で，ウイルスの DNA ポリメラーゼを阻害して，ウイルスの複製を妨げる。

有害作用　骨髄機能障害・腎不全・血栓性静脈炎・痙攣などがある。

　□2 **バルガンシクロビル(バリキサ)**　ガンシクロビルのプロドラッグである。投与後，体内でガンシクロビルに代謝されて抗ウイルス作用を発現する。

NOTE

❶2021 年現在，単剤はなく，ビクテグラビルナトリウム・エムトリシタビン・テノホビル アラフェナミドフマル酸塩(ビクタルビ配合錠)として販売されている。

◆ ヘルペスウイルス感染症治療薬

[1] **アシクロビル(ゾビラックス)**　単純ヘルペスウイルス，水痘-帯状疱疹ウイルスによる単純疱疹・水痘・帯状疱疹・脳炎・髄膜炎などに使用される。ウイルス由来の酵素によって薬物が活性化し，正常細胞では活性化しないため，毒性がきわめて低い。

[2] **ビダラビン(アラセナ-A)**　点滴静脈内注射薬と軟膏があり，単純ヘルペス脳炎や帯状疱疹，単純疱疹の治療に用いられる。

[3] **バラシクロビル塩酸塩(バルトレックス)**　アシクロビルのプロドラッグである。投与後，体内でアシクロビルに代謝されて抗ウイルス作用を発現する。

◆ インフルエンザウイルス感染症治療薬

インフルエンザにはワクチンが有効であるが，ワクチンにアレルギーを示す場合や，ワクチンと異なるタイプのウイルスが流行した際に使用される。

[1] **オセルタミビルリン酸塩(タミフル)，ザナミビル水和物(リレンザ)，ラニナミビルオクタン酸エステル水和物(イナビル)**　A 型および B 型インフルエンザウイルスが産生するノイラミニダーゼを阻害して細胞内で増殖したウイルス粒子の細胞表面からの遊離を抑える。発症後できるだけ早く投薬を開始すると罹病期間と合併症を減少させる。

注意 オセルタミビルリン酸塩は，異常行動発現のおそれがあるため，10歳以上の未成年患者では使用を控える。また，その他の薬物に関しても，自宅療養中は服用の有無にかかわらず発症から 2 日間は 1 人にさせないよう注意喚起されている。

[2] **バロキサビル マルボキシル(ゾフルーザ)**　A 型および B 型インフルエンザウイルスが産生するキャップ依存性エンドヌクレアーゼ❶を阻害することによって，ウイルスの mRNA の合成を阻害する。

[3] **アマンタジン塩酸塩(シンメトレル)**　エンドサイトーシスによるウイルス粒子の細胞内への取り込みを抑える。インフルエンザウイルス A 型にのみ有効で，B 型には効果がないため，使用頻度は少ない。パーキンソン症候群治療薬でもある(●186 ページ)。

◆ B 型肝炎ウイルス感染症治療薬

[1] **核酸アナログ**　エンテカビル水和物(バラクルード)，テノホビル アラフェナミドフマル酸塩(ベムリディ)などがある。逆転写酵素を阻害することによってウイルス遺伝子の産生を抑制する。B 型肝炎ウイルスの増殖を抑えて肝炎を鎮静化させるが，中止すると肝炎が再燃するため，継続的に服用しなければならない。

注意 患者自身の判断で服用を中止すると急性増悪をおこすことがある。

[2] **抗 HBs 人免疫グロブリン**　B 型肝炎ウイルス hepatitis B virus(HBV)の HBs 抗原に対する抗体を含んだ血漿分画製剤(●324 ページ)である。HBs 抗

NOTE
❶真核生物に特有の，末端に修飾(キャップ構造)をもつ mRNA を特異的に切断する酵素。インフルエンザウイルスの場合，宿主由来の mRNA を切断して RNA 断片を生成し，これがウイルス mRNA 産生の素材となる。

原陽性血液による汚染事故❶がおこった場合，すみやかに（1日〜2日以内）本剤を筋肉内注射することによってウイルスを不活化し，B型肝炎の発症を予防することができる（●125ページ）。

③ **インターフェロン製剤** インターフェロンは，白血球や線維芽細胞などが産生する，抗ウイルス作用をもつ糖タンパク質群である。細胞膜の受容体に結合して細胞内でウイルスのmRNAを分解する酵素を産生させるほか，ウイルス合成に必要なタンパク質の機能を阻害する。これらの作用によって，ウイルスは細胞内で増殖できなくなる。

インターフェロンはα・β・γの3種類に大別され，αおよびβの製剤がウイルス性のB型肝炎やC型肝炎の治療薬として使用される❷。

有害作用 インフルエンザ様症状のほか，精神神経症状（抑うつ・不安・不眠・しびれなど），甲状腺炎・間質性肺炎・自己免疫性肝炎などがおこる。

◆ C型肝炎ウイルス感染症治療薬

① **直接作用型抗ウイルス薬** direct acting antivirals（DAA） レジパスビル アセトン付加物・ソホスブビル（ハーボニー），ソホスブビル（ソバルディ），エルバスビル（エレルサ），グラゾプレビル水和物（グラジナ），グレカプレビル水和物・ピブレンタスビル（マヴィレット）などがある。ウイルスのタンパク質を直接破壊する作用を有し，高い有効性をもつほか，インターフェロン製剤に比べて有害作用が少ない。

② **インターフェロン製剤** C型肝炎の治療薬として使用されてきたが，近年は，DAAを主体としたインターフェロンを使用しない治療（インターフェロンフリー治療）が主となっている。

3 抗寄生虫薬

1 寄生虫と寄生虫症

● **寄生虫とは** ある生物が，共存するほかの生物から栄養などを継続的かつ一方的に得ている状態を**寄生**という。ヒトに寄生する生物のうち，運動性のある真核生物を**寄生虫**（寄生動物）といい，単細胞のもの（原虫）と多細胞のもの（線虫・条虫・吸虫など）がある。

● **寄生虫症** 寄生虫によって各種の症状が引きおこされる状態を**寄生虫症**という。寄生虫症の治療薬を抗寄生虫薬といい，対象となる病原体によって，抗原虫薬，抗線虫薬，抗条虫薬，抗吸虫薬などとよばれる。

本項では，問題となることが多い消化管の寄生虫症および，治療薬について述べる。消化管の寄生虫には，線虫類（回虫・鉤虫・蟯虫），条虫，吸虫がある。これらのうち，回虫などの感染は，衛生環境の改善によって，今日ではほとんどみられなくなった。一方で，魚介類の生食から感染するアニサキス（線虫）や，サナダムシ（条虫），横川吸虫の感染は比較的発生する頻度が高い。また，北海道では，野生のキツネを介した，条虫の一種であるエキノ

NOTE
❶汚染事故は医療従事者に多い。
❷そのほか，腎がん・骨髄腫・慢性骨髄性白血病に対しても有効である（●112，125ページ）。

コックス(多包虫)の肝臓への感染が問題となっている。

2 おもな薬物

□1 **ピランテルパモ酸塩(コンバントリン)**　回虫・鉤虫・蟯虫に有効な抗線虫薬である。神経-筋接合部にあるニコチン受容体を刺激することによって寄生虫の筋肉を麻痺させる。

□2 **アルベンダゾール(エスカゾール)**　エキノコックスを含む条虫に有効な抗条虫薬である。細胞分裂に関与する微小管の重合を阻害する。

□3 **プラジカンテル(ビルトリシド)**　抗吸虫薬であるが,条虫にも有効である。細胞内へのカルシウム流入を増加することによって,寄生虫の筋肉を麻痺させる。

□4 **イベルメクチン(ストロメクトール)**　熱帯地域でみられる糞線虫症の治療薬である。線虫の神経伝達物質の遊離を阻害する。ヒゼンダニを原因とする疥癬の治療薬でもある。

D 感染症の治療における問題点

　薬物や医療技術の進歩,生活水準の向上に伴い,現代では,多くの感染症の治療や予防ができるようになった。しかし,人類と感染症とのたたかいは終わったわけではなく,新たな様相を呈している。本節では,近年とくに問題となっている,①性感染症,②院内感染,③新興感染症・再興感染症について述べる。

1 性感染症

　性感染症 sexually transmitted disease あるいは infection(**STD** あるいは **STI**)とは,古典的に「性病」とよばれていた,①梅毒,②淋菌感染症(淋病),③軟性下疳,④性病性リンパ肉芽腫(鼠径リンパ肉芽腫)に,性行為によって伝染するその他の疾患(HIV 感染症・性器クラミジア感染症など)を含めた総称である。

　現在では,性病の4疾患よりもその他の疾患の患者数が多いと推測されている。いずれにせよ,性感染症は,各自の努力で感染が予防できる疾患であるため,正しい知識を広く普及させることが重要である。

1 梅毒

　梅毒は,淋病とならんで代表的な性感染症の1つである。梅毒トレポネーマを病原体とし,感染後は感染局所(おもに生殖器粘膜)に初期硬結があらわれ,ついで全身の皮膚・粘膜にバラ疹があらわれる。これらの症状が外部にあらわれる種類のものを**顕症梅毒**といい,あらわれないものを**潜伏梅毒**という。現在では顕症梅毒はあまりみられず,ほとんどが潜伏梅毒であり,血清

反応によって感染が明らかになることが多い。

● **おもな薬物** アモキシシリン水和物(サワシリン)が第一選択薬として用いられるが,ほかにエリスロマイシンステアリン酸塩(エリスロシン)やミノサイクリン塩酸塩(ミノマイシン)も使用される。

2 淋菌感染症

　淋菌感染症は淋菌を病原体とする感染症である。おもな症状として,男性は尿道炎,女性は子宮頸管炎がみられるが,咽頭炎・直腸炎もみとめられる。

● **診断** 菌の染色や培養のほか,淋菌の抗原を酵素抗体で検出する方法も普及している。

● **おもな薬物** 第一選択として,セフトリアキソンナトリウム水和物(ロセフィン)の静脈内注射薬を使用する。使用できない場合は,スペクチノマイシン塩酸塩水和物(トロビシン)の筋肉内注射薬を用いる。

3 非淋菌性尿道炎

　淋菌以外の病原体による尿道炎を非淋菌性尿道炎という。とくに近年は,クラミジア-トラコマチスなどによる尿道炎(**性器クラミジア感染症**)が問題となっており,尿道炎や子宮頸管炎のうち,30~50%をしめるようになっている[1]。クラミジア属の細菌は,出産時に問題となる新生児肺炎や,鼠径リンパ肉芽腫症の病原体でもある。そのため,性器クラミジア感染症患者に対しては,治療および再感染の予防を確実に行う必要がある。

● **おもな薬物** ミノサイクリン塩酸塩(ミノマイシン)やドキシサイクリン塩酸塩水和物(ビブラマイシン)などのテトラサイクリン系抗菌薬を投与する。また妊婦や新生児にはマクロライド系抗菌薬を投与する。

4 トリコモナス症・カンジダ症

● **トリコモナス症** トリコモナス属の原虫(腟トリコモナス)による感染症である。腟トリコモナスは,男性では尿道,女性では腟に感染する。治療では,抗原虫薬のメトロニダゾール(フラジール)が使用される。

● **カンジダ症** 常在菌の一種であるカンジダ属の真菌が引きおこす感染症である。性行為によって感染して腟や陰茎に病変を引きおこすことがある。とくに女性で炎症(腟カンジダ症)を生じることが多い。治療では,各種の抗真菌薬が使用される。

5 ウイルス感染症

　代表的なものは性器ヘルペスとヒト免疫不全ウイルス(HIV)感染症である。

● **性器ヘルペス** 単純ヘルペスウイルス herpes simplex virus(HSV)の感染症である。抗ウイルス薬を投与しないままに自然治癒することも多いが,症状軽減のために抗ウイルス薬が用いられることもある。

● **HIV感染症** 感染の原因としては,輸血や性行為のほか,母子感染などがあげられる。進行すると後天性免疫不全症候群(AIDS)を発症することか

NOTE

[1]かつて,クラミジア属の細菌による感染症のほとんどは,眼の感染症(トラコーマ)であったが,近年は,尿道炎や子宮頸管炎が問題となることのほうが多い。

ら，発症抑制のために早期治療が推奨される。現在は，複数の抗ウイルス薬を組み合わせて使用する抗レトロウイルス療法（ART）が標準薬物療法として用いられている[1]。ART では，HIV 抑制効果が高い薬をキードラッグ，キードラッグを補助してウイルス抑制効果を高める薬をバックボーンとよび，バックボーン 2 剤とキードラッグ 1 剤を組み合わせる手法が一般的である。

2　院内感染

病院は治療の場である一方，以下のように感染の危険性が高いという特性ももっている。

- さまざまな病原体に感染した患者が集まる。
- 重症熱傷などの疾患や，輸液・免疫抑制薬などによって感染しやすい状態（易感染状態）にある**易感染性患者** compromised host（**コンプロマイズドホスト**）がいる。
- 外科的治療によって体内に直接，病原体が侵入する危険性がある。

病院において，患者や医療職者が病原体に感染することを**院内感染**といい，その予防は，感染症対策のなかでもとくに重視されている。

以下では，院内感染対策においてとくに注意する必要のある事項について述べる。

1　薬物耐性菌への対策

抗菌薬（とくに広域スペクトルをもつ抗菌薬）が頻用されてきた結果，今日の病院には，多剤耐性菌が多く存在している。そのため，病院内での適切な薬物の選択も重要である。

多剤耐性菌のなかでは，とくに，メチシリン耐性黄色ブドウ球菌（MRSA），ゲンタマイシン耐性黄色ブドウ球菌の感染が多い。MRSA 感染症の治療に，現在バンコマイシン塩酸塩やテイコプラニン，アルベカシン硫酸塩，リネゾリドなどが使われている。重症の MRSA 感染症に第一選択薬として，バンコマイシン塩酸塩が静脈内注射される。

いずれも有効性を確保し，かつ副作用の発現を避けるために血中濃度モニタリングを行う。バンコマイシン耐性腸球菌（VRE）など耐性菌の発現には十分な注意が必要である。

2　ウイルス感染症への対策

院内感染で注意すべきウイルス感染症としては，B 型肝炎や HIV 感染症がある。とくに，ウイルスを含んだ患者の血液などの曝露によって，医療職者が感染してしまう事故がしばしば問題となっている。そのため，医療職者は，ウイルス混入の可能性がある医療廃棄物や生物由来製品の取り扱い，および消毒の方法（306 ページ）について，知識や技術を身につけておく必要がある。

NOTE
[1] 単剤での治療や NRTI のみでの治療は，抗ウイルス作用が劣るため行ってはならない。

初回療法の際に推奨される抗 HIV 治療薬の組み合わせとしては，以下の例などがある
- ビクテグラビル（インテグラーゼ阻害薬）＋エムトリシタビン（核酸系逆転写酵素阻害薬）＋テノホビル（核酸系逆転写酵素阻害薬）
- ドルテグラビル（インテグラーゼ阻害薬）＋アバカビル（核酸系逆転写酵素阻害薬）＋ラミブジン（核酸系逆転写酵素阻害薬）

3 易感染性患者の感染予防

　易感染性患者は，容易に重篤な感染症をおこして生命の危機に陥る。また，易感染性患者では，通常は無害な細菌が感染症を引きおこす**日和見感染症**をおこすことも多いため，より厳重な感染予防が必要となる。

● **抵抗性低下の原因**　患者の抵抗性が低下する原因には以下のものがある。

（1）顆粒球減少：急性白血病・再生不良性貧血・がん化学療法・骨髄移植

（2）液性免疫不全：多発性骨髄腫・慢性リンパ性白血病・骨髄移植

（3）細胞性免疫不全：ホジキン病・慢性リンパ性白血病・T細胞型悪性リンパ腫・エイズ・がん化学療法・骨髄移植

（4）皮膚バリアーの破綻：血管内カテーテル留置

● **感染予防**　易感染性患者に対しては，医療職者や家族が感染源を持ち込まないよう，手洗いの徹底やマスク・予防衣の使用のほか，生野菜をはじめとする生ものの摂取を避けて加熱食にするなどの工夫を行う。また，高齢者では，敗血症をおこすことが多いため血管内留置カテーテルの取り扱いに注意しなければならない。

● **薬物**　予防的に，抗菌薬（ST合剤やニューキノロン系抗菌薬）や抗真菌薬（アムホテリシンBやフルコナゾール），抗ウイルス薬（アシクロビルやガンシクロビル）などが使用される。さらには，患者の抵抗力を高めることを目的として，顆粒球コロニー刺激因子（G-CSF）製剤を投与し，顆粒球の増加をはかることも行われる。

3　新興感染症・再興感染症

1 新興感染症

　1973年から現在までに，エボラ出血熱や腸管出血性大腸菌O157感染症のように新しく発見された感染症は20種をこえている。このように，人類がいままでに知りえなかった感染症を**新興感染症**とよぶ[1]。2000年以降に限っても，中国や東南アジアでの重症急性呼吸器症候群 severe acute respiratory syndrome（SARS）の大流行や，鳥インフルエンザウイルスのヒトへの重症感染例が報告されている。

● **新型コロナウイルス感染症**　いわゆる新型コロナウイルス（SARS-CoV-2）は，2019年に中国湖北省武漢市付近ではじめて確認されたウイルスである。このウイルスによっておこる急性の呼吸器症状を主症状とする感染症を新型コロナウイルス感染症（COVID-19）といい，世界的流行 pandemic（パンデミック）を引きおこしている。パンデミックは，わが国を含めて世界中で社会活動・経済活動に多大な影響を及ぼしている。

2 再興感染症

　結核やマラリアのように，一時は根絶されるかにみえた感染症が再び増

□NOTE

❶新興感染症

　WHOによると「かつて知られていなかった，新しく認識された感染症で，局地的あるいは国際的に，公衆衛生上問題となる感染症」と定義されている。

○表 3-4　日本医療研究開発機構（AMED）新興・再興感染症に対する革新的医薬品等開発推進研究事業「熱帯病治療薬研究班」で保管されている薬物

一般名	経路	適応
グルコン酸キニーネ	注射	重症マラリア
ピリメタミン	経口	トキソプラズマ症
スルファジアジン	経口	トキソプラズマ症
ホリナート	経口	ピリメタミンの葉酸代謝拮抗毒性の低減
トリクラベンダゾール	経口	肝蛭症

（日本医療研究開発機構（AMED）新興・再興感染症に対する革新的医薬品等開発研究事業：熱帯病治療薬研究班オーファンドラッグ中央保管機関〈https://www.nettai.org/保管薬剤/〉〈閲覧 2021-11-08〉による）

加・流行するものを**再興感染症**とよぶ。近年では，海外旅行に出かける人の数が急激に増えたため，海外でこれらに感染して，病原体を国内に持ち込む場合もよくみられる。また，渡り鳥などを介して病原体が国内に持ち込まれる場合もある。

3　新興感染症・再興感染症への対応

　近年，社会のグローバル化に伴って人や物の国境をこえた移動が激化している。その結果，新興感染症・再興感染症に対する取り組みは，1つの国にとどまらず地球レベルで考えなければならない課題となっている。わが国でも，海外からの感染症の流入（輸入感染症）が問題になるなど，感染症の国際的動向との関係は，いままで以上に深まっている。

　とくに，熱帯特有の寄生虫症などのまれな感染症が発生した場合，それに対する治療薬は，わが国で販売されていない場合も多い。ただし，一部の薬物については，日本医療研究開発機構（AMED）新興・再興感染症に対する革新的医薬品等開発推進研究事業「熱帯病治療薬研究班」で臨床試験用として保管されているものもある（○表3-4）。これらの薬物は，必要が生じたときに問い合わせることができる。

✍ work　復習と課題

❶ 以下の抗感染症薬とその対応する抗菌メカニズムを線で結びなさい。

　　ベンジルペニシリン　　　・　　　　　　　・細胞膜傷害
　　テトラサイクリン塩酸塩・　　　　　　　・細胞壁合成阻害
　　オフロキサシン　　　　　・　　　　　　　・タンパク質合成阻害
　　スルファメトキサゾール・　　　　　　　・DNA 複製阻害
　　アムホテリシン B　　　　・　　　　　　　・葉酸合成阻害

❷ 次の文章中の（　　　）に適切な抗感染症薬を入れなさい。

　　a．緑膿菌感染症には（　　　）と（　　　）が使用される。
　　b．（　　　）と（　　　）は MRSA 感染症に使用される。
　　c．（　　　）と（　　　）の合剤はニューモシスチス肺炎やトキソプラズマ感

染症に使用される。

d．抗結核菌作用をもつアミノグリコシド系抗菌薬には（　　　）と（　　　）がある。

e．（　　　）系と（　　　）系の抗感染症薬はアルミニウム，マグネシウムを含む制酸剤と併用すると消化管からの吸収がわるくなる。

❸ 以下の文章中の（　　　）に適切な語句を入れなさい。

細菌の薬物耐性獲得メカニズムとしては，薬物を分解する（　　　）を産生したり，薬物が標的とする部位の（　　　）を変化させたり，薬物の細菌への（　　　）を低下させたりすることがある。

❹ 次のウイルス感染症に用いられる薬物を線で結びなさい。

ヒト免疫不全ウイルス（HIV）・	・ザナミビル水和物
サイトメガロウイルス ・	・アシクロビル
単純ヘルペスウイルス ・	・ガンシクロビル
インフルエンザウイルス ・	・エムトリシタビン

❺ 抗感染症薬によるアナフィラキシーショックの発生を防止するために，どのような注意が必要か述べなさい。

❻ 次の2つの薬物を併用した際に生じると考えられる結果を書きなさい。

a．アミノグリコシド系抗菌薬—————フロセミド（利尿薬）

b．テトラサイクリン系抗菌薬—————鉄剤（貧血治療薬）

c．ミコナゾール（抗真菌薬）—————グリベンクラミド（血糖降下薬）

d．セフメタゾールナトリウム＿＿＿＿＿アルコール（飲酒）
　　（セフェム系抗菌薬）

e．エリスロマイシン—————テオフィリン（気管支拡張薬）

第 4 章

抗がん薬

A がん治療に関する基礎事項

わが国では約4人に1人ががんで死亡し，死因の第1位となっている。がんの治療では，がん細胞を1つ残らず除去・破壊する治癒がまず目標となるため，早期発見・早期治療が基本かつ最も重要なことである。一方，がん治療では，治癒が見込めないために緩和を目標とする場合もある。その場合，薬物療法においても症状の軽減と，生命をおびやかすような有害作用を回避することが目標となる。

● **がん治療の種類** がんの治療法には，手術療法と放射線療法，抗がん薬による薬物療法❶がある。局所的ながんであれば，手術療法や放射線療法が行われてがん細胞を減らしたあと，薬物療法によって残ったがん細胞の破壊を目ざす。全身性の血液のがんや，診断時ですでに全身に転移・浸潤している場合は，はじめから薬物療法が行われる。

がん薬物療法には，さまざまな有害作用（副作用）がつきものであり，困難も多い。しかし近年，従来型の抗がん薬（**細胞傷害性抗がん薬**）とは異なった作用機序をもつ抗がん薬（**分子標的薬**）が開発されてきているほか，抗がん薬の投与計画も著しく発展している。そのため，早期診断率の上昇と相まって，生存率が飛躍的に向上している。

NOTE
❶がん薬物療法のうち，従来からの抗がん薬（細胞傷害性抗がん薬）を中心とした治療は化学療法とよばれることも多い。

1 抗がん作用のしくみ

1 抗がん薬の標的

● **細胞傷害性抗がん薬の標的** がん細胞（腫瘍細胞）は，正常細胞に比べて未分化な状態のまま分裂・増殖を盛んに繰り返す。現在用いられている抗がん薬のうち多くを占める細胞傷害性抗がん薬は，細胞の分裂・増殖に必要な核酸やタンパク質の合成を阻害する作用をもつものが多い（●図4-1）。抗がん薬のもつこのような性質を**細胞毒性**という。つまり，細胞傷害性抗がん薬は，がん細胞の「分裂・増殖をしつづける」という特徴をねらっていると考えることができる。

● **分子標的薬の標的** 近年，がん細胞を特異的にねらう分子標的薬が開発されている（●112ページ）。分子標的薬は，がん細胞の増殖因子やがん細胞表面に特有な分子を標的として攻撃するため，正常細胞への影響は少ないことが期待できる（●図4-1）。ただし，分子標的薬でも有害作用のリスクはあるため，注意が必要であることにかわりはない。

2 抗がん薬の作用の特徴

● **細胞周期特異性** がん細胞は細胞周期にそって分裂を繰り返す。薬物が細胞周期のある特定の時期に作用することを**細胞周期特異性**といい，細胞周期特異性をもつ抗がん薬を**細胞周期特異的薬**という（●表4-1）。たとえば，

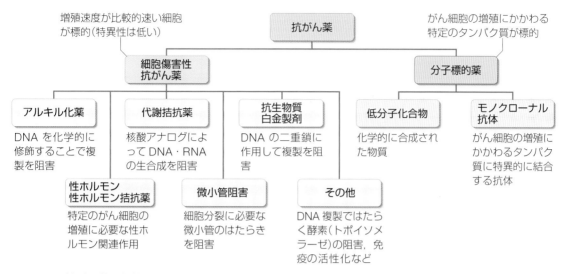

○図 4-1　抗がん薬の標的

○表 4-1　抗がん薬の細胞周期特異性

種類	分類名	特徴
細胞周期特異的薬	微小管阻害薬(M 期) トポイソメラーゼ阻害薬(S 期) 代謝拮抗薬(S 期)	全身性の血液のがんなど，分裂の盛んながん細胞に有効である。
細胞周期非特異的薬	アルキル化薬，白金製剤	分裂の盛んながん細胞に加えて，分裂があまり盛んでない固形がん(○110 ページ)にも有効である。

　DNA や RNA などの核酸の生合成を阻害する代謝拮抗薬(○109 ページ)は，DNA 合成期(S 期)に最大の効果をもたらすが，がん細胞の分裂がとまっていたり，ゆるやかな場合には効果が弱い。

　一方，細胞周期の時期にかかわらず，効果を示す抗がん薬を**細胞周期非特異的薬**という(○表4-1)。たとえば，アルキル化薬(○108 ページ)は，分裂が盛んながん細胞および，ゆるやかに分裂を繰り返すがん細胞の両者に有効である。

●**対数(ログ)殺傷**　抗がん薬は，ある一定の数の細胞ではなく，細胞集団の一定の割合(たとえば 99.999％)を破壊する。抗がん薬のもつこのような特徴を**対数(ログ)殺傷**という。

　白血病を例にとると，一般に症状などから臨床的に白血病と診断されるには，体内に約 10 億個(10^9 個)の白血病(がん)細胞が必要である。ある抗がん薬が 99.999％のがん細胞を殺傷すると仮定した場合，0.001％の 1 万個(10^4 個)の細胞が残存することになる[1]。

　この時点で，患者は臨床的に症状が消失したかのようにみえ，寛解状態にあるといえる。しかし，実際にはがん細胞が 1 万個残っており，残ったがん細胞が増殖すると再び悪化することになる。したがって，がん細胞を根絶し，

NOTE

[1]このことは，細胞数 x を常用対数($p = \log_{10} x$)にとると，対数 p が 9 から 4 へ減ったことに等しい。

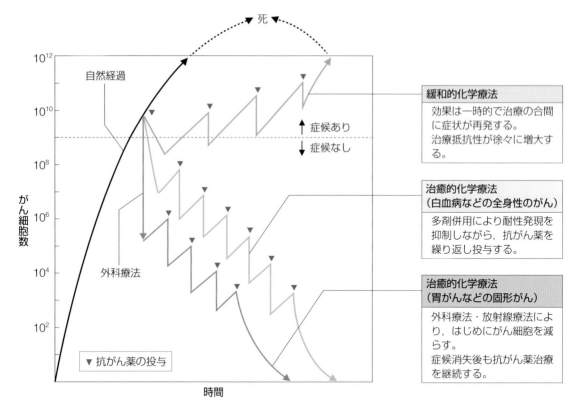

●図4-2 がん細胞数と抗がん薬の治療効果
がん細胞は自然経過では増殖し，死にいたる。がん治療ではがんの種類や状態に応じて治療方針が選択され，治癒あるいは緩和を目ざす。

真の治癒にいたるためには，同様の化学療法を何度も繰り返すことが必要となる（●図4-2）。

● **化学療法以外の治療による影響** 手術療法や放射線療法は，残存したがん細胞の分裂期への移行を促進し，抗がん薬に対する感受性を増大させることがある。このような，非薬物療法による薬物療法への影響も考慮すべきである。

2 がん薬物療法でおこる問題と対応

1 有害作用

抗がん薬には，重篤な有害作用が必ず発生するという特徴がある（●表4-2）。

● **細胞毒性と有害作用** 前述したように，多くの抗がん薬は細胞毒性によってがん細胞の増殖を抑制する。一方，多くの抗がん薬はがん細胞と正常細胞を特異的に区別しているわけではないため，少なくない数の正常細胞にも影響を与えてしまう。とくに，骨髄・消化管上皮・毛根などの細胞分裂・増殖が盛んな正常細胞に対して障害をもたらしやすく，さまざまな有害作用

◎表 4-2　抗がん薬によるおもな有害作用

有害作用	有害作用をおこしやすい抗がん薬の例
骨髄障害(白血球減少・貧血・出血傾向)	ほとんどの抗がん薬 比較的おこしにくいもの:副腎皮質ステロイド薬・ブレオマイシン塩酸塩・ビンクリスチン硫酸塩・シスプラチン
吐きけ・嘔吐	最も強い:シスプラチン 中等度:シクロホスファミド水和物
下痢(脱水症)	フルオロウラシル
腎毒性	シスプラチン・ビンクリスチン硫酸塩・フルオロウラシル・メトトレキサート
出血性膀胱炎	シクロホスファミド水和物
肺毒性(肺線維症)	ブレオマイシン塩酸塩・ブスルファン
心毒性	ドキソルビシン塩酸塩・ダウノルビシン塩酸塩
神経障害(末梢神経炎)　　(難聴)	ビンクリスチン硫酸塩 シスプラチン
脱毛	ビンクリスチン硫酸塩・シクロホスファミド水和物など
感染症	抗がん薬に共通

を引きおこす。

● **抗がん薬の投与計画**　がん薬物療法では,作用機序が異なる複数の抗がん薬を少量ずつ組み合わせて,有害作用の軽減をはかりながら,有効性を高める**多剤併用療法**が行われている。また,抗がん薬の有害作用をほかの薬物で抑制する場合もある。たとえば,骨髄抑制による白血球減少に対しては,顆粒球コロニー刺激因子(G-CSF, ◎232ページ)を投与し,白血球を増加させて感染症を予防する。また,吐きけ・嘔吐には,オンダンセトロン塩酸塩水和物などの 5-HT$_3$ 受容体拮抗薬(◎249ページ)によって抑制をはかり,抗がん薬の服薬率を高める。

　上述の特性をふまえて治療の内容や手順を検討し,抗がん薬の投与計画をこと細かに記載したものを**レジメン**といい,現在のがん薬物療法において不可欠なものとなっている。

2 薬物耐性

　がん薬物療法を続けると,がん細胞が薬物耐性をもち,再び増殖してしまうことが知られている。また,薬物耐性が生じる場合,抗がん作用が低下する一方で有害作用は続くことも多い。このような場合,抗がん薬をむやみに投与しつづけることは許されない。したがって,がん薬物療法では,薬物耐性をもつがん細胞が出現する前に,できるだけ多くのがん細胞を破壊することが重要である。

● **薬物耐性の種類**　抗がん薬への薬物耐性にはいくつかの種類があり,その発現メカニズムには多くの因子が関与している。最初から薬物がきかない場合を**自然耐性**とよぶ。最初は効果があっても,抗がん薬の投与を長く続け

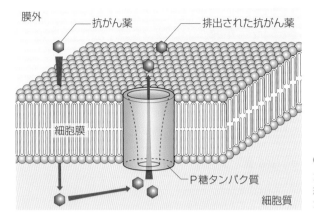

膜外
抗がん薬
排出された抗がん薬
細胞膜
P糖タンパク質
細胞質

●図4-3　P糖タンパク質による抗がん薬の排出
がん細胞がP糖タンパク質を発現するようになると，細胞内へ入った抗がん薬が細胞外へ排出されるようになってしまう。

ることによって，薬物がきかない細胞が出現してくる現象を**獲得耐性**とよぶ。また，ある抗がん薬に対して耐性となったがん細胞が，ほかの抗がん薬に対しても耐性となる現象を**交差耐性**とよぶ。

● P糖タンパク質　耐性が発現するメカニズムに関与する因子の1つとして，**P糖タンパク質** P glycoprotein が知られている。P糖タンパク質は，細胞内に取り込まれた薬物などの異物を外に排出するポンプの役割をもつ。がん細胞が，P糖タンパク質を発現するようになると，がん細胞内に入ってくる抗がん薬が盛んに外に排出され，抗がん作用を発揮できなくなる（●図4-3）。

3　曝露による健康上の危険性

　抗がん薬は，曝露による健康上の危険性が報告されており，取り扱うときには細心の注意をはらう必要がある。具体的には，各種抗がん薬に関する知識や投与手順に精通した医療職者が取り扱い，投与中に抗がん薬に直接接触しないように工夫する。また，誤って接触したときの対処法を前もって決めておくことも必要である。

　さらに，抗がん薬を投与する患者に対しても，副作用や投与時における抗がん薬の血管外漏出に細心の注意をはらう必要がある。

B　抗がん薬の種類

　抗がん薬は，細胞毒性によってがん細胞の増殖を抑制する細胞傷害性抗がん薬と，がん細胞を特異的にねらう分子標的薬に大別され，それぞれさまざまな種類の薬物が開発されている（●105ページ，図4-1）。

1　細胞傷害性抗がん薬

1　アルキル化薬

　アルキル化薬は，DNAに直接的に結合し，炭化水素の鎖を付加（アルキ

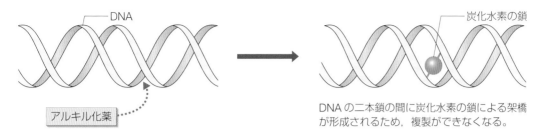

◉図 4-4　アルキル化薬の作用機序

a. ピリミジンとフルオロウラシル　　　　b. プリンとメルカプトプリン

◉図 4-5　代謝拮抗薬の化学構造
ピリミジンのかわりにフルオロウラシルが，プリンのかわりにメルカプトプリンが間違って DNA 複製時に取り込まれることで作用する。

ル化)することによって DNA の複製を抑制する。DNA の複製が阻害されるため，細胞は増殖できなくなる(◉図 4-4)。

　①シクロホスファミド水和物(エンドキサン)　この薬物そのものには抗がん作用はないが，生体内で代謝されて抗がん作用をもつ物質にかわるプロドラッグである。肺がん・乳がん・卵巣がん・精巣腫瘍・悪性リンパ腫・骨肉腫・リンパ性白血病・多発性骨髄腫などに使用される。

　投与経路　おもに経口投与される。

　有害作用　骨髄抑制のほかに出血性膀胱炎をおこすことがある。出血性膀胱炎を予防するためには，輸液の投与や飲水を促して尿量を増やし，この有害作用の抑制作用をもつメスナ(ウロミテキサン)を投与する。

　②ブスルファン(ブスルフェクス)　慢性骨髄性白血病 chronic myeloid leukemia(CML)に使用される(◉234 ページ)。

　有害作用　肺線維症をおこすことがある。

　③ニムスチン塩酸塩(ニドラン)　血液脳関門(◉30 ページ)の透過性が高く，中枢神経への移行が良好であるため脳腫瘍にも使用される。

　有害作用　遅発性の骨髄抑制作用をおこすことがある。そのため，投与後 6 週間は 1 週ごとに血液検査をする。

2 代謝拮抗薬

　代謝拮抗薬は核酸合成の材料となる葉酸(ビタミン B_9)や塩基(プリン，ピリミジン)に類似した構造をもつ物質(偽基質，◉21 ページ)で，本来の物質と間違われて細胞に取り込まれる。その結果，核酸合成にかかわる酵素反応が阻害され，正常な RNA や DNA の生合成が抑制されることで抗がん作用を示す(◉図 4-5)。

① **メトトレキサート（メソトレキセート）**　白血病・絨毛性疾患などに使用される。葉酸と類似した構造をもつ。細胞周期のS期で特異的に作用するため，ほかの期に作用する抗がん薬と併用されることが多い。

有害作用　骨髄抑制のほか，肝・腎機能障害をおこすことがある。これらの有害作用に対しては，メトトレキサート拮抗薬であるホリナートカルシウム（ロイコボリン）を投与する。また，尿をアルカリ化すると薬物の尿中排泄が促進されるため，炭酸水素ナトリウム（メイロン）を投与する（◑35ページ「イオントラッピング」）。

② **フルオロウラシル（5-FU）**　消化器がん・乳がん・子宮がんなどに使用される。ピリミジンに類似した構造をもつ。

有害作用　骨髄抑制のほかに，出血性腸炎による脱水，間質性肺炎，肝・腎障害をおこすことがある❶。

③ **メルカプトプリン水和物（ロイケリン）**　プリン代謝に関する酵素を阻害する。急性白血病・慢性骨髄性白血病に使用される。

④ **シタラビン（キロサイド）**　ピリミジンに構造が類似した化合物で，急性白血病に使用される。また，本剤を組み入れた多剤併用療法は固形がん❷に対して治療効果を発揮するため，消化器がんや乳がん，女性生殖器のがん（子宮頸がん・卵巣がんなど），膀胱がんなどに使用される。

3 抗生物質

微生物が産生する抗がん作用をもつ物質を由来とする薬物である。おもにDNAの二本鎖のすきまに入り込み，DNAあるいはRNAの合成を阻害することで抗がん作用を示す。がん細胞に対する選択毒性が比較的高い（◑図4-6）。

① **ブレオマイシン塩酸塩（ブレオ）**　鉄と複合体をつくり，鉄が酸素と反応して化学的に反応性が高いフリーラジカル（遊離基）を発生させ，これがDNA鎖を断裂する。G_2期に特異的に作用する。皮膚がん・頭頸部がん・肺がん・食道がん・子宮頸がん・悪性リンパ腫・神経膠腫・甲状腺がんに使用される。

有害作用　肺線維症をおこしやすい。

② **アクチノマイシンD（コスメゲン）**　細胞周期非特異的に作用し，RNA生成を抑制する。ウィルムス腫瘍・絨毛がんに使用される。

③ **ドキソルビシン塩酸塩（アドリアシン）**　アドリアマイシンともいう。S

🔲 NOTE

❶かつて抗ウイルス薬であるソリブジン（現在は販売中止）との併用で死亡例が報告され，薬害の代表的な事例となった。

❷胃がんや大腸がんなどにみられるような1か所にかたまって発生するがん。

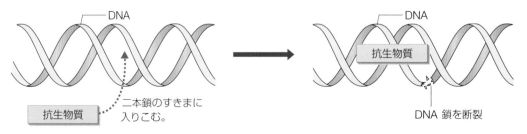

◑図4-6　抗生物質（ブレオマイシン塩酸塩）の作用機序

期と G_2 期に特異的に作用する。悪性リンパ腫・肺がん・消化器がん・乳がん・骨肉腫・膀胱腫瘍などに使用される。

> 有害作用　細胞内でフリーラジカルを産生し，これが心臓に悪影響を及ぼす性質（**心毒性**）をもつといわれる。そのため，心電図に異常があれば投与を中止する。また，胸部への放射線照射は心毒性のリスクを増大させるため注意が必要である。

4 白金製剤

　分子の中に白金イオン（Pt^{2+}）を有し，DNA に作用して複製を阻害することで抗がん作用を示す。

　① **シスプラチン（ランダ）**　さまざまながんに対して有効な抗がん薬である。

> 有害作用　腎毒性が強いため，十分な水分の補給が必要である。また，必ず嘔吐がみられるため，副腎皮質ステロイド薬やアプレピタント（イメンド）などの NK_1 受容体（サブスタンス P 受容体）拮抗薬，オンダンセトロン塩酸塩水和物（オンダンセトロン）などの 5-HT_3 受容体拮抗薬を使用する。

　② **オキサリプラチン（エルプラット）**　治癒切除不能な進行・再発の結腸がんおよび直腸がんなどに使用される。

> 有害作用　特徴的な有害作用として，手・足のしびれや感覚異常があり，ほとんど全例にあらわれる。

5 微小管阻害薬

　微小管阻害薬は，細胞分裂において重要な役割を果たす紡錘体❶の機能を阻害することによって細胞毒性を示す。微小管を構成するタンパク質（チューブリン）の重合を阻害する。

　① **ビンクリスチン硫酸塩（オンコビン）**　ニチニチソウに含まれるアルカロイド❷である。悪性リンパ腫・急性リンパ性白血病・肺小細胞がん・ウィルムス腫瘍・ユーイング肉腫・多発性骨髄腫などに使用される。

> 有害作用　神経毒性をもつことが知られている。箸が持てなくなる，ボタンがかけられなくなるなどの神経症状があらわれた場合は投与を中止する。

　② **パクリタキセル（タキソール）**　イチイのトゲに含まれるアルカロイドを化学的に修飾してつくられる抗がん薬である。進行性の卵巣がんや転移性乳がんなどに対して使用される。

> 有害作用　重大な過敏性反応（呼吸困難・蕁麻疹・低血圧症）がある。

6 性ホルモンおよび性ホルモン拮抗薬

　ホルモンにより増殖が促進される（ホルモン依存性）腫瘍の治療では，そのホルモン受容体の拮抗薬や，生理的に反対の作用を有するホルモンが使用される。たとえば，前立腺がんは男性ホルモン依存性であることが多いため，男性ホルモンを産生する精巣を摘出し，エストロゲン（卵胞ホルモン）製剤を投与する。

NOTE
❶核分裂時にあらわれる紡錘形の構造で染色体が両極に移動する場として機能する。
❷窒素を含む塩基性物質の総称で，さまざまな薬理作用をもつ物質がある。

　　１プレドニゾロン（プレドニゾロン）　糖質コルチコイド（副腎皮質ステロイドホルモン）の製剤である。免疫抑制薬としても使用される。リンパ球の分裂を抑制する作用をもつことから悪性リンパ腫に使用される。

　　２性ホルモン製剤　エストロゲンやプロゲステロン，アンドロゲンの製剤がホルモン依存性腫瘍に使用される。

　　３タモキシフェンクエン酸塩（ノルバデックス）　エストロゲン受容体に対して，エストロゲンと競合的に結合するため，結果的に拮抗薬としてはたらく。乳がんに使用される。

　　４フルタミド（オダイン）　合成抗アンドロゲン薬であり，生体内で代謝されて，アンドロゲン受容体に結合する。前立腺がんの治療に使われる。
　　有害作用　おもな有害作用として，女性化乳房と胃腸の障害がある。

　　５リュープロレリン酢酸塩（リュープリン）　アミノ酸9個からなる合成ペプチドで，ゴナドトロピン放出ホルモン gonadotropin-releasing hormone（GnRH）のアナログ製剤である。アンドロゲンとエストロゲンの合成が減少する。

7 その他

　前述の作用機序をもつ薬物のほかにも，さまざまな薬物が用いられている。

　　１エトポシド（ベプシド，ラステット）　アメリカミヤオソウに含まれるアルカロイドのポドフィロトキシンをもとに化学合成された抗がん薬である。DNA 複製の際に生じたねじれの解消にはたらく酵素（トポイソメラーゼ）を阻害する。S 期後半～G_2 期に作用し，肺小細胞がん・悪性リンパ腫などに使用される。

　　２インターフェロンアルファ（スミフェロン）　がん細胞への生体防御機構を活性化する。腎がん・多発性骨髄腫・慢性骨髄性白血病に使用される。
　　有害作用　抑うつ状態や自殺企図が出現することがあるため，不眠・不安・焦燥などが出現した場合は医療機関まで連絡するように家族に伝える。

2　分子標的薬

1 分子標的薬の物質としての分類

　分子標的薬には，低分子化合物とモノクローナル抗体がある。
● 低分子化合物　がん細胞の増殖に重要な酵素であるチロシンキナーゼを阻害するイマチニブメシル酸塩（グリベック）やエルロチニブ塩酸塩（タルセバ）などがある❶。前者は慢性骨髄性白血病に，後者は手術不能あるいは再発性の非小細胞性肺がんの治療に用いられる。
● モノクローナル抗体　ある種のがん細胞表面に特有の抗原タンパク質や，がん細胞の増殖にかかわるタンパク質を標的とした抗体を遺伝子組換え技術により得たものである。1つの抗原のみに結合する抗体の製剤であることからモノクローナル抗体とよばれている。

NOTE
❶薬物名の語尾のチニブtinib はチロシンキナーゼ阻害薬 tyrosinekinase inhibitors に由来する。

2 分子標的薬の分類と作用機序

　近年，がん研究の進歩に伴い，各種のがんについて分子レベルの実態が明らかになりつつある（◉図4-7）。それに伴って，さまざまながん関連因子を標的とした分子標的薬が開発されている（◉表4-3）。

　①**抗 EGFR 抗体・EGFR 阻害薬**　上皮成長因子受容体 epidermal growth factor receptor（EGFR）は，大腸がんの多くに高発現し，がんの増殖，浸潤，転移，血管新生などに関与している受容体である。抗 EGFR 抗体のセツキシマブ（アービタックス）や EGFR 阻害薬のエルロチニブ塩酸塩（タルセバ）は，この受容体に結合してそのはたらきを阻害する。

　②**抗 HER2 抗体・HER2 阻害薬**　ヒト上皮成長因子受容体 2 型 human epidermal growth factor receptor 2（HER2）は，がんの増殖にかかわるチロシンキナーゼ連結型受容体である。抗 HER2 抗体のトラスツズマブ（ハーセプチン）や HER2 阻害薬のラパチニブトシル酸塩水和物（タイケルブ）は，この受容体に結合してチロシンキナーゼ活性を阻害し，受容体の活性化を阻害する（EGFR 阻害作用も有する）。

　③**抗 VEGF 抗体・VEGFR 阻害薬**　血管内皮増殖因子 vascular endothelial growth factor（VEGF）は，血管内皮の増殖や血管新生にかかわるタンパク質

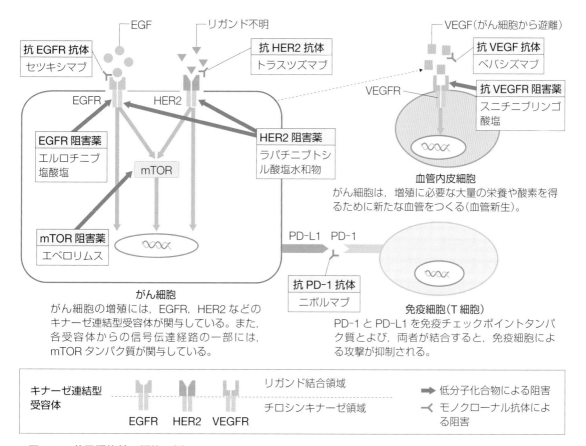

◉**図 4-7　分子標的薬の標的の例**

○表4-3 おもな分子標的薬

分類	薬物の例	投与方法	対象疾患
抗 EGFR 抗体・EGFR 阻害薬	エルロチニブ塩酸塩 (タルセバ)	内服	非小細胞肺がん，膵臓がん
	セツキシマブ (アービタックス)	点滴	結腸がん・直腸がん，頭頸部がん
抗 HER2 抗体・HER2 阻害薬	トラスツズマブ (ハーセプチン)	点滴	乳がん，胃がん
	ラパチニブトシル酸塩水和物 (タイケルブ)	内服	乳がん
抗 VEGF 抗体・VEGFR 阻害薬	ベバシズマブ (アバスチン)	点滴	結腸がん・直腸がん，非小細胞肺がん，乳がん，卵巣がん
	スニチニブリンゴ酸塩 (スーテント)	内服	消化管間質腫瘍，腎細胞がん
mTOR 阻害薬	エベロリムス (アフィニトール)	内服	腎細胞がん
BCR-ABL 阻害薬	イマチニブメシル酸塩 (グリベック)	内服	慢性骨髄性白血病，フィラデルフィア染色体陽性急性リンパ性白血病
抗 CD20 抗体	リツキシマブ (リツキサン)	点滴	非ホジキンリンパ腫
免疫チェックポイント阻害薬	ニボルマブ (オプジーボ)	点滴	悪性黒色腫，非小細胞肺がん，腎細胞がん，頭頸部がん，胃がんなど

であり，VEGFR は VEGF 受容体である。ベバシズマブ(アバスチン)は VEGF に結合してそのはたらきを阻害する抗 VEGF 抗体，スニチニブリンゴ酸塩(スーテント)は VEGF 受容体を阻害する薬物であり，腫瘍組織の血管新生を抑制する。

4 mTOR 阻害薬　哺乳類ラパマイシン標的タンパク質 mammalian target of rapamycin(mTOR)とは，細胞の増殖や血管の新生にかかわる酵素(セリン・スレオニンキナーゼ)である。がん細胞の増殖などには mTOR の活性化が関与している。mTOR 阻害薬のエベロリムス(アフィニトール)はこの酵素活性を阻害する。

5 BCR-ABL 阻害薬　慢性骨髄性白血病および一部の急性リンパ性白血病にみられる異常な染色体のことをフィラデルフィア染色体という。この染色体からは，BCR-ABL(breakpoint cluster region-Abelson)とよばれる異常な酵素(チロシンキナーゼ)が合成され，造血幹細胞を無制限に増殖させて白血病を引きおこす。BCR-ABL 阻害薬のイマチニブメシル酸塩(グリベック)はこのチロシンキナーゼ活性を阻害する。

6 抗 CD20 抗体　リンパ球の B 細胞や B 細胞性リンパ腫細胞の表面には，CD20 という抗原タンパク質が発現している。抗 CD20 抗体のリツキシマブ(リツキサン)は，CD20 に結合してその細胞を破壊することによってがん細胞の増殖を抑える。

7 免疫チェックポイント阻害薬　近年，生体内で *PD-1* 遺伝子が T 細胞

を介する免疫反応を負に制御していることが明らかとなった。そして，がん細胞には，細胞表面に PD-1 タンパク質と結合する PD-L1 タンパク質を発現しているものがあり，免疫細胞の攻撃性を減弱させることも明らかになった。

　PD-1 および PD-L1 を免疫チェックポイントタンパク質とよび，これらに対する抗体医薬（抗 PD-1 抗体・抗 PD-L1 抗体）が免疫チェックポイントを阻害することで免疫細胞のがん細胞に対する攻撃性を強める。おもな薬物としてニボルマブ（オプジーボ）などがある。

---

column　がん性疼痛の治療

　痛みからの解放は，すべての患者が強く望むところである。たとえ，予後に限りがあると伝えられたあとでも，あるいは終末期であっても，痛みを消失させることにより患者はふだんの表情を取り戻し，日々を前向きに過ごせるようになる。

　ここでは，WHO の推進する鎮痛薬使用の基本原則と薬物の選択において参考となる除痛ラダー（◎図）について，簡単に解説する。

①経口的に（by mouth）：可能な限り経口投与で行う。経皮，坐薬，注射などは経口投与ができない場合に用いる。

②時刻を決めて（by the clock）：頓用方式は避け，痛みが再発する1時間前に次回分を投与する定時方式とする。次回投与時刻前に痛みが再発した場合は，ただちに1回分を臨時追加量（レスキュードー

ズ rescue dose）として投与し，次回分も休まず予定時刻に投与する。また，臨時追加量に応じて次回投与量を増量する。

③患者ごとに（for the individual）：個々の患者の痛みの管理には，①②の評価に加えて，痛みの種類や発生部位の診断，最適な治療法の決定が必要である。投与量は少量の安全な量から開始し，鎮痛効果と副作用を観察しながら増減し，次回投与時刻まで痛みが消失する量を求める。

④そのうえで細かい配慮を（with attention to detail）：患者・家族に薬の名前・使用目的・投与量・投与間隔などを書き出して説明することが理想的である。また，それぞれの薬の副作用について注意を促す。

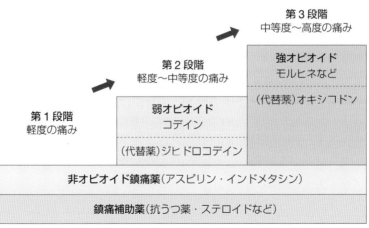

第1段階では，アスピリンやインドメタシンなどの非オピオイド鎮痛薬を用いる。不十分な場合，コデインを加えて第2段階に進む。さらに鎮痛が必要であれば第3段階としてモルヒネを投与し，必要に応じて非オピオイド鎮痛薬を追加する。鎮痛補助薬は，主たる薬理作用には鎮痛作用はないが，鎮痛薬との併用によって鎮痛効果を高め，特定の状況下で鎮痛効果を示す薬物である。

◎図　**WHO 3段階除痛ラダー**

投与時の看護のポイント

①治療効果は有害作用を伴いながら得られることを説明する。また，おこりうる有害作用とその対応を具体的に説明する。

②指示された抗がん薬の種類と投与量はダブルチェックにより確認する。

③点滴は静脈内に確実に入っていることを確認する。抗がん薬がもれた場合は点滴をとめて生理食塩水の投与を開始し，ただちに医師に連絡する。

④定期的に痛みの有無をたずね，体温や血圧と同様にバイタルサインとしてとらえて記録することが推奨されている。

⑤抗がん薬を取り扱う際には，ガウンやマスク，ゴーグル，手袋を着用し，目線より下の位置で作業する。

📝 work 復習と課題

❶ がんの化学療法では単剤療法より多剤併用療法がよく用いられる。その理由を列記しなさい。

❷ がんの化学療法を行う場合，アドヒアランスを高めることが必要である。その方法を列記しなさい。

❸ 細胞周期に依存して治療効果を発現する抗がん薬を列記しなさい。

❹ アルキル化薬・代謝拮抗薬・抗生物質の抗がん作用機序を説明しなさい。

❺ ホルモン依存性腫瘍に対する薬物療法の原理を説明しなさい。

❻ 分子標的薬について，作用機序の面から細胞傷害性抗がん薬との違いについて述べなさい。

第 5 章

免疫治療薬

A　免疫系の基礎知識

　私たちのからだは，病原体や有害な物質が体内に入り込み，組織を破壊したり，機能に障害をもたらしたりすることをさまざまな方法で防いでいる。**免疫系**は，このような防衛機構の1つである。

● **免疫系の異常による疾患**　免疫系は，正常に作動しないと正常組織を傷害する場合もある。たとえば，関節リウマチなどの**自己免疫疾患**は，免疫系が正常な自己細胞をなんらかの理由で非自己と認識して攻撃することにより引きおこされる。一方，免疫系の機能が低下すると，日和見感染症(○100ページ)や感染症の重症化を引きおこす。

● **免疫系を利用した薬物治療**　免疫系の機能を人為的にコントロールすることが治療に役だつこともある。たとえば，免疫系を活性化する薬物はがんや感染症の治療に新たな可能性を切り開き，抑制する薬物は臓器移植の成功率を飛躍的に向上させた。

1　自然免疫系と獲得免疫系

　免疫系は巧妙なしくみをもっており，正常に機能していれば，自己の組織・細胞は，外来性の非自己の物質(**異物**)とはっきりと区別されている。そこへ細菌などの病原体が侵入してくると，免疫系はそれを異物と認識して排除し，病気を防ぐ。

● **免疫系の分類と白血球**　免疫系による異物排除の主役は**白血球**である(○表5-1)。また免疫系には，マクロファージなどを中心とする**自然免疫系**と，リンパ球を中心とし，抗体(免疫グロブリン)がはたらく**獲得免疫系**の2つがある。

1　自然免疫系

　体内に侵入した細菌に対しては，はじめに自然免疫系がはたらく。自然免疫系は，先天的な一次防御機構であり，以下に示す機序によって異物を排除する。ただし，自然免疫系は，非特異的に機能する免疫系であるため，個々の異物に対する特異性は低い。

(1) 組織中のマクロファージや血中の好中球といった**食細胞**が，体内に侵入した細菌などを捕捉して分解する。

(2) **補体系❶**がはたらいて細菌の膜に孔をあけ，好中球に取り込まれやすくする(**オプソニン化**)。

(3) 肥満細胞や好塩基球が，サイトカインやオータコイド❷を介して血行の促進や好中球の遊走を促す。

2　獲得免疫系

　自然免疫系による一次防御が不十分なときは，協調するようにして獲得免

── NOTE

❶抗体のはたらきを補助する血清中のタンパク質群。各タンパク質が一定の順序で反応し，細菌の融解や，食細胞の走化性刺激など，さまざまなはたらきをもつ。

❷ホルモンと神経伝達物質の中間的性質を有し，産生部位がホルモンほど特定されず，放出された近傍の細胞・臓器に作用する。①ヒスタミン・セロトニンなどのアミン構造をもつもの，②アンギオテンシンなどのペプチド，③不飽和脂肪酸の3つに大別される。

◯表 5-1　免疫系ではたらく白血球の種類と役割

	種類	役割
単球	マクロファージ	自然免疫系の最前線を担当し，体内に侵入した病原菌などの異物を発見すると，自分の中へ取り込んで処理する（貪食）。 貪食処理しきれない場合は，抗原を表面に提示してヘルパー T 細胞に情報を伝え，細胞性免疫を活性化する。
	樹状細胞	マクロファージがヘルパー T 細胞に情報を伝える際，自然免疫系と獲得免疫系を結ぶ役割を担う。
リンパ球	T 細胞	**ヘルパー T 細胞**：免疫系の司令塔として，抗原提示細胞から抗原（病原菌）の情報を受け取り，B 細胞に抗体産生の司令を出す。 **細胞傷害性 T 細胞（キラー T 細胞）**：殺し屋という名前のとおり，ヘルパー T 細胞から司令があると，感染細胞を破壊する。 **制御性 T 細胞**：ブレーキの役割を担い，過剰な免疫反応の抑制や終了を導く。
	B 細胞	T 細胞の司令により，抗原（病原菌）に応じた抗体を産生し，抗原を攻撃する。また，あらかじめ表面にレセプターを有し，抗原と結合して同時に抗原を提示する。
	ナチュラルキラー細胞（NK 細胞）	生まれついての殺し屋という名前のとおり，細胞傷害能力が高く，つねに体内循環している。白血球全体の 15〜20％を占める。HLA を発現していない細胞を破壊する。
顆粒球	好中球	顆粒球の 90％以上を占める。強い貪食・殺菌能力をもつ。おもに細菌を貪食する。
	好酸球	寄生虫感染に対する免疫に関与する。アレルギーなどの際に増加し，弱い貪食能力をもつ。
	好塩基球	肥満細胞と同様に，顆粒内にヒスタミンなどのさまざまな活性物質を含み，炎症反応などに関与する。

疫系がはたらく。獲得免疫系は，リンパ球を中心として後天的に獲得される二次防御機構であり，以下の特徴をもつ。

（1）以前に経験した侵入者（**抗原**）の記憶を保持する。

（2）**抗原-抗体反応**に基づく抗原特異性の高い反応である。

（3）抗原の侵入は抗原特異性をもつリンパ球の増殖を促し，すみやかに免疫反応が導かれる。

2　免疫反応のしくみ

　獲得免疫系による免疫反応では，リンパ球が重要なはたらきをもつ。そのため，獲得免疫系は中心となるリンパ球の種類によって，T 細胞（T リンパ球）が中心となる**細胞性免疫**と，B 細胞（B リンパ球）が中心となる**液性免疫**に分類される（◯図 5-1）。

1　免疫反応の準備

● **異物の捕捉・分解**　細菌や抗原タンパク質などの非自己の異物は，マクロファージなどに捕捉され，その細胞内で酵素によって小さなペプチドへと分解される。

● **抗原提示**　分解によって得られた異物由来のペプチドは，細胞内の特殊なタンパク質❶とともに複合体を形成し，細胞の表面に輸送されて細胞外部

◻NOTE
❶抗原断片分子と結合する細胞表面分子（HLA）で，抗原断片が結合すると T 細胞に認識される（◯314 ページ）。

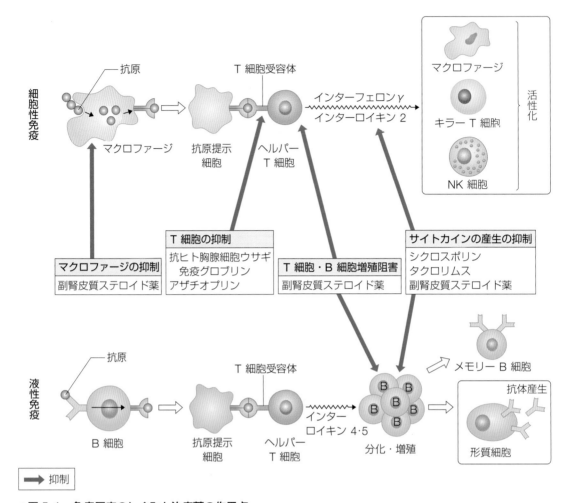

細胞性免疫

液性免疫

➡ 抑制

◎図 5-1　免疫反応のしくみと治療薬の作用点

に向けて提示される。このことを**抗原提示**といい，抗原提示を行う樹状細胞
やマクロファージなどを**抗原提示細胞**という。

● **ヘルパー T 細胞の活性化**　抗原提示細胞に，その抗原を認知できる受容
体をもった T 細胞（**ヘルパー T 細胞**）が接触すると，そのヘルパー T 細胞が
活性化される。活性化したヘルパー T 細胞は，ほかの T 細胞を増殖させた
り，インターロイキン interleukin（IL）などのサイトカインを放出したりして，
さまざまな免疫反応を誘導する。

2　細胞性免疫

　細胞性免疫では，抗原の認識により活性化したヘルパー T 細胞が，イン
ターフェロン γ やインターロイキン 2（IL-2）などのサイトカインを放出する。
これらは，**細胞傷害性 T 細胞（キラー T 細胞）やナチュラルキラー細胞（NK
細胞）**を活性化して，同じ抗原を有する細胞やウイルスを攻撃して破壊する
（◎図 5-1）。一方，**制御性 T 細胞**は，過剰な免疫反応を抑えたり，反応を終
了させたりする役割をもつ。

　細胞性免疫は，細菌などの異物への攻撃のほかにも，がん細胞やウイルス感染細胞などの異常な自己細胞への攻撃や，移植組織と宿主との間でおこる拒絶反応にもかかわっている。

3 液性免疫

　ヒトには，体外の膨大な種類の抗原に対して，特異的な抗体（**免疫グロブリン**）を産生するしくみがあり，液性免疫では，B細胞による抗体産生が免疫反応の主体となる。B細胞は，1個の細胞につき1種類の抗原を認識する抗体を細胞膜に発現させているが，膨大なレパートリーが存在することによって抗体の多様性を確保している。

● **免疫グロブリン**　免疫グロブリンには，IgG，IgA，IgM，IgD，IgEの5種類があり，そのうち前者3つが免疫の中心をなしている。

　①**IgG**　血液中に最も多く含まれる免疫グロブリンで，細菌やウイルスなどに対する抗体を含む。

　②**IgA**　腸管や気道の粘膜などの局所で細菌やウイルス感染の予防を担っている。

　③**IgM**　細菌やウイルスに感染したとき，最初につくられる。IgMがつくられたあとにIgGがつくられる。このため，血中のIgMやIgGを調べることで，いまどのような感染症に罹患しているかがわかる（◎図5-2）。

● **抗原の認識と液性免疫**　異物（抗原）が侵入すると，その抗原を認識する抗体を発現したB細胞は，同じ抗原を認識・活性化したヘルパーT細胞から遊離されるサイトカイン（IL-4・IL-5）の作用とも合わさって増殖・活性化し，抗体を産生・分泌する**形質細胞**になる。形質細胞は抗原特異的な抗体を大量に産生し，細胞外に放出された抗体が，その抗原をもつ異物を認識・攻撃する（◎図5-1）。

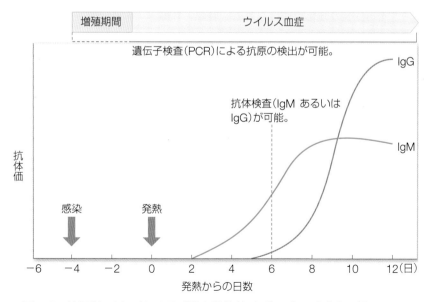

◎**図5-2　抗原（ウイルス）による感染と抗体（免疫グロブリン）産生の例**

　また，B細胞は自身も抗原提示細胞であり，抗原を細胞内に取り込んで分解・提示し，ヘルパーT細胞を活性化させるはたらきをもつ。

●**免疫記憶**　活性化したB細胞の一部はリンパ節にひそみ，同じ病原体が侵入したときに，すみやかに大量の抗体を産生する。このB細胞を**メモリーB細胞（記憶B細胞）**という。また，ヘルパーT細胞の一部も長期間生存する。これらを**免疫記憶**といい，同じ病原体に再び感染しにくいことの理由となっている。

B　免疫抑制薬

　自己免疫疾患や臓器移植時の拒絶反応など，患者の免疫系によって障害がおこるとき，免疫系のはたらきを抑制するために**免疫抑制療法**が行われる。たとえば，臓器移植での拒絶反応は移植組織に対する宿主のT細胞による攻撃であるが，免疫抑制薬 immunosuppressive drug によって防ぐことができる。

　免疫抑制薬は，T細胞の機能を特異的に抑える**特異的免疫抑制薬**と，免疫関連因子の機能を幅広く抑える**非特異的免疫抑制薬**に大別できる。

注意　いずれの免疫抑制薬も易感染性を高めるため，感染症の発症・増悪には注意しなければならない。

1　特異的免疫抑制薬

　1 シクロスポリン（ネオーラル），タクロリムス水和物（プログラフ）　ヘルパーT細胞によるインターロイキン2（IL-2）などのサイトカインの生合成を抑制する。この作用によって，インターロイキン2誘導性のT細胞増殖や細胞傷害性T細胞（キラーT細胞）への分化が妨げられる。腎臓・肝臓・骨髄移植などの際に拒絶反応を防ぐために用いられる。

注意　シクロスポリンとタクロリムス水和物の内服では吸収に個人差があるため，血中濃度を確認する。タクロリムス水和物は高カリウム血症をおこしやすいため注意する。

有害作用　ショック・腎障害・心不全・痙攣など重篤なものが多い。

　2 抗ヒト胸腺細胞ウサギ免疫グロブリン（サイモグロブリン）　ヒト胸腺細胞を抗原としてウサギに接種し，得られた血清を精製してつくられたヒト胸腺細胞に対する抗体（ウサギ免疫グロブリン）製剤である。ヒトT細胞に対して傷害作用をもち，ヒトに投与するとT細胞数の減少を引きおこして免疫機能を抑制する。中等症以上の再生不良性貧血や，造血幹細胞移植の術前治療，腎移植後の拒絶反応の抑制に使用される。

有害作用　異種由来のタンパク質であるため，アナフィラキシーショックが生じることがある。また，無菌性髄膜炎にも注意する。

2 非特異的免疫抑制薬

1 **アザチオプリン(アザニン，イムラン)**　投与後に体内で代謝されて，メルカプトプリン(●110ページ)になり，DNA 合成を阻害する。リンパ球増殖の初期段階で効果を発揮し，B 細胞よりも T 細胞を強く障害する。腎移植後の拒絶反応の抑制に用いられる。

有害作用　ショック，骨髄機能の抑制，感染症の増悪，出血傾向などがある。

2 **副腎皮質ステロイド薬**　マクロファージの機能を低下させ，インターロイキン 1(IL-1)の産生を抑制して，T 細胞や B 細胞の増殖を妨げる。またヘルパー T 細胞のインターロイキン 2 の産生とその受容体刺激効果を抑制する。その結果，抗原特異性ヘルパー T 細胞や細胞傷害性 T 細胞への分化と増殖を抑制する。

有害作用　副腎皮質ステロイド薬は，免疫系以外にも生体機能に対して広範な作用をもつ(●136ページ)。投与時には同様の注意が必要である。

> **投与時の看護のポイント**
> ①免疫抑制薬は白血球減少や肝障害，腎障害などに基づく重篤な有害作用がおこりうるため，有害作用が出現したときにはただちに主治医に連絡するよう指導する。
> ②自己判断で減量や中止をしないよう指導する。
> ③易感染性が高まっているため，感染症の発症や増悪に注意する。
> ④二次性がんの可能性に留意する。

C 免疫増強薬・予防接種薬

1 能動免疫と受動免疫

免疫系の機能を高めることによって，疾患の治療や予防をはかることがある。この治療・予防には，**能動免疫**と**受動免疫**がある。

1 能動免疫

能動免疫では，病変の原因となる特定の抗原を人工的に与えて，あらかじめ体内に抗体産生機構を準備させ，抵抗力を高める。さしあたっての治療には向かないが，長期間の予防には有効な方法である。たとえば，ワクチンの予防接種(●126ページ)は，能動免疫の代表的なものである。

● **免疫の成立と持続**　体内に侵入した病原体に対し，能動免疫によって体内でつくられる抗体が疾病の発現を抑えるためには，十分量の抗体ができるための時間が必要である。たとえば，ワクチンの予防接種の場合，抗体価が

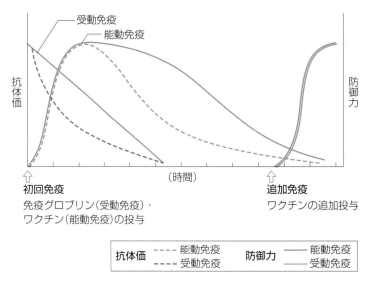

◎図5-3 能動免疫と受動免疫の時間的推移の概念

予防に必要な範囲まで上昇するのに数週間以上❶を要する（◎図5-3）。

しかし，いったん特定の抗原に対して抗体産生の機構ができると，体内の抗体価も防御力も長期間維持される。また，再度同じ抗原が体内に侵入しても，今度は即座に抗体がはたらき，かつ抗体価も短期間で最大となり，疾病の発現を予防できる。

● 追加免疫　通常，ワクチンの投与後は抗体価が徐々に低下する。そこで，数年後にもう一度ワクチンを投与すると，抗体価が上昇して，長く病原体に対して抵抗力を保持しつづける。これを**追加免疫**という（◎図5-3）。

2 受動免疫

受動免疫では，抗体を外から投与して一時的な免疫状態をつくる。病原体侵入直後もしくは発症直後の早い時期に，病変を軽減もしくは治療することを目的とする。たとえば，免疫グロブリンの投与は代表的なものである。

● 受動免疫の特徴　抗体そのものを投与するため，速効性がある。とくに，病原体の体内侵入直後は有効な治療法である。しかし，別の個体でつくられた抗体を投与しているだけであるため，それ以上抗体が増えることはない（◎図5-3）。したがって，同じ病原体が再度侵入したときに発症を予防することはむずかしい。

2 免疫増強薬

免疫増強薬は，受動免疫により免疫を一時的に増強することを目的とする。

1 ヒト免疫グロブリン製剤

①ヒト免疫グロブリン　ヒトの血液または胎盤中から分離した抗体である。

NOTE
❶この期間はワクチンによって異なるため，使用の際には注意が必要である。

低γグロブリン血症や，重症の感染症患者に抗菌薬と併用して用いられる。

　2 **乾燥抗 D(Rho)ヒト免疫グロブリン**　Rh 式血液型が Rh マイナス(D 抗原陰性)の母親が Rh プラス(D 抗原陽性)の胎児を妊娠した場合，胎児の赤血球に対する抗体を母体が産生してしまう(Rh 式血液型不適合妊娠)。分娩後 72 時間以内に産婦にこの免疫グロブリンを筋肉内注射すると，母体内での抗 D 抗体の産生を阻止できる。これによって，次回以降の妊娠時に新生児溶血性疾患の発症を防ぐことができる。

　3 **乾燥抗 HBs ヒト免疫グロブリン**　B 型肝炎ウイルス表面 hepatitis B virus surface(HBs)抗原陽性血液の汚染事故後，48 時間以内，遅くとも 7 日以内に投与して，B 型肝炎の発症を予防する。また新生児での母子垂直型の B 型肝炎の発症を予防する。生後 48 時間以内に筋肉内注射する(●95 ページ)。

　4 **乾燥抗破傷風ヒト免疫グロブリン**　破傷風の発症予防と発症後の症状軽減の目的で使用される。

2 　インターフェロン製剤

　インターフェロン interferon(IFN)はサイトカインの 1 種で，細胞増殖を抑える作用をもつ。また，未分化な細胞の分化を促して，がん細胞の無秩序な細胞分裂をとめると考えられている(●112 ページ)。さらにインターフェロンは，がん細胞の破壊にはたらく免疫系の細胞群(ナチュラルキラー細胞・細胞傷害性 T 細胞・単球・マクロファージ)を活性化して抗がん作用を発揮する。

　インターフェロンは産生する細胞によって α 型，β 型，γ 型に分かれ，それぞれはさらにサブタイプに分かれている。α 型・β 型はおもに B 型および C 型慢性肝炎のウイルス血症の治療に使用されている。

　1 **インターフェロン　アルファ(スミフェロン)**　治療の対象となる疾患は，腎がんや慢性骨髄性白血病，多発性骨髄腫，B 型肝炎，C 型肝炎などで，筋肉内に注射する。

　2 **インターフェロン　ベータ(フエロン)**　膠芽腫・星細胞腫など神経細胞の腫瘍の治療に，髄腔内へ局所投与される。また皮膚悪性黒色腫では，腫瘍内や周囲に局所投与する。また，B 型肝炎と C 型肝炎にも使用される。

　3 **インターフェロン　ガンマ-1 a(イムノマックス-γ)**　マクロファージの活性化などの免疫系賦活作用が強い。腎がんに有効といわれる。

　投与時の看護のポイント
①インターフェロンの治療中は，間質性肺炎をおこしやすいため十分に注意し，咳や発熱をみたら，この有害作用を考慮する。
②インターフェロンの使用中はうつ状態に陥りやすいため，自殺企図にも注意する。
③その他の有害作用では，発熱などのインフルエンザ様症状，意識障害・妄想・幻覚など精神神経系症状の発現頻度が高い。
④薬物相互作用として，漢方薬の小柴胡湯との併用は間質性肺炎をおこしやすくするため注意する(●303 ページ)。

3　インターロイキン 2 製剤

　インターロイキン 2(IL-2)は，リンパ球の T 細胞でつくられるサイトカインである。はたらきとして，①T 細胞の増殖を促す，②細胞傷害性のリンパ球を活性化する，③リンパ球の運動性を増大させる，④種々のサイトカインの分泌を促す，などが知られている。これらのはたらきで抗がん作用が発揮されている。製剤としては，テセロイキン（イムネース）がある。血管肉腫・腎がんの治療に使用する。

有害作用　血圧降下・肺水腫・抑うつをおこすことがある。

4　顆粒球コロニー刺激因子製剤

　顆粒球コロニー刺激因子 granulocyte-colony stimulating factors（G-CSF）は，顆粒球やマクロファージ系の前駆細胞の分化・増殖を促進するとともに，骨髄からの好中球の放出を促して，末梢血の好中球数の増加をもたらす。おもな薬物に，レノグラスチム（ノイトロジン），フィルグラスチム（グラン）がある。

　用途として，①骨髄移植時の好中球の増加促進，②悪性腫瘍の化学療法による好中球減少症，③再生不良性貧血に伴う好中球減少症などの治療がある（●232 ページ）。

有害作用　ショックのほかに，筋肉痛・骨痛などをおこすことがある。

3　予防接種薬

　人類と病の歴史は，感染症とのたたかいの歴史であったといってもよい。そのなかで，考えだされたものがワクチンを用いた**予防接種** immunization である。予防接種は，ほんの少量の弱毒化した病原体やその構成成分をワクチンとして接種させることにより，病気を発症させずに免疫機構をつくりあげる。これと相まって，抗菌薬・抗ウイルス薬の開発などにより，感染症はつぎつぎと克服されてきた。

　しかし，予防接種は万能ではない。アナフィラキシーショックなどの有害作用のみならず免疫抑制薬使用時の予防接種による後遺症は社会問題ともなった。予防接種は正しい知識をもったうえで使用することによって，最大の効果がもたらされるのである。

● **予防接種法による区分**　現在，ジフテリアや百日咳，破傷風，急性灰白髄炎（ポリオ），結核（BCG），麻疹，風疹，水痘，日本脳炎，B 型肝炎，インフルエンザ菌 b 型（Hib），肺炎球菌，ロタウイルス，ヒトパピローマウイルス（HPV）[1]については法律によって，予防接種を受けるように努めなければならない疾患とされている。

● **投与経路**　BCG は経皮用接種針（9 本の針による管針）により行う。BCG 以外の疾病に対する予防接種は，原則として上腕伸側に皮下投与する。

NOTE

[1]2013 年 6 月の厚生労働省の通知により，積極的な勧奨を差し控えることとなり，有効性と副反応のリスクを理解したうえでの接種となった。しかし，2021 年 11 月に，接種勧奨の再開が決定された。

　また，インフルエンザでは 65 歳以上および，60 歳以上 64 歳以下で心臓や腎臓，呼吸器等に障害を有する者，60 歳以上 64 歳以下でヒト免疫不全ウイルス（HIV）による免疫の機能に障害を有する者，は定期予防接種，それ以外は任意接種となっている。それ以外の流行性耳下腺炎（おたふくかぜ），A 型肝炎，髄膜炎菌などについては任意で接種される。

1 ワクチン

1 **弱毒生ワクチン**　生きた病原体の毒性を弱めたもので，実際にその病気にかかったときに近い抗体をつくろうとするものである。麻疹や風疹，流行性耳下腺炎のワクチンは，生ワクチンの例である。また，BCG のワクチンは無毒化したウシ型の生結核菌を使う。

2 **不活化ワクチン**　病原体を熱または殺菌薬（ホルマリン）で無毒化したものである。百日咳❶や日本脳炎，ポリオ，インフルエンザ，A 型肝炎・B 型肝炎に対するワクチンがある。

3 **遺伝子ワクチン**　mRNA ワクチンやウイルスベクターワクチンなど，タンパク質ではなく，遺伝子そのものを使用するものを**遺伝子ワクチン**という。mRNA ワクチンでは，mRNA を脂質の膜（リポソーム）に包み込むなどによって細胞内に入りやすく工夫された製剤を注射投与する。投与後，細胞内で mRNA がタンパク質に翻訳されて免疫が誘導されるため，液性免疫だけでなく，細胞性免疫も引きおこすと考えられている。

一方，**ウイルスベクターワクチン**は，ヒトに対して病原性がなく増殖できないようにされたウイルスベクター（運び手）にワクチンとなる遺伝子を格納したワクチンである。投与後，ウイルスベクターに格納された遺伝子（DNA）は，細胞内で転写・翻訳されてタンパク質がつくられる。そのため，mRNA ワクチンと同様に，細胞性免疫だけでなく，液性免疫も引きおこすと考えられる。

□ NOTE
❶ 小児には，DPT-IPV（4種混合ワクチン）として，ジフテリアトキソイド，百日咳ワクチン，破傷風トキソイド，ポリオワクチンを一度に投与することが多い。

2 トキソイド

病原体が産生する毒素を，抗原性を保持したまま無毒化したものである。おもなものとして，ジフテリアトキソイドや破傷風トキソイドがある。

投与時の看護のポイント
①接種後は接種部位を清潔に保つ。
②過激な運動は，接種後 24 時間および生ワクチンによる有害作用が出現した場合は，治癒するまで避ける。
③不活化ワクチン接種後 1 週間，生ワクチン接種後 4 週間は有害作用の出現に注意し，観察しておく必要がある。
④接種後，接種部位の異常反応や体調の変化を訴える場合は，すみやかに医師の診察を受けさせる。
⑤接種当日の入浴はさしつかえない。

4 抗毒素

細菌の毒素や動物の毒に対する抗体をヒト以外の動物につくらせたものを**抗毒素（抗毒素血清）**という。抗毒素には，ガス壊疽菌や破傷風菌❷，ボツリヌス菌，マムシ・ハブなどの毒素に対するものがある。

□ NOTE
❷ 破傷風菌の感染に対しては，抗破傷風ヒト免疫グロブリンが抗毒素よりも広く使われている。

　抗毒素の本体は，血清中の抗体である。たとえば，ウマにマムシ毒を投与して得られた，抗体を含むウマ血清を，マムシにかまれたヒトの治療のために注射する。しかし，ウマの血清中のタンパク質などに対して抗体ができたヒトに，再度ウマ血清を投与すると，新しく入ってきた抗原と体内にもとからあった抗体が反応して，複合体がつくられる。これが微小血管や組織に作用して動脈炎や糸球体腎炎などの炎症性病変が生じる（**血清病**）。

🖊 work 復習と課題

❶ 液性免疫と細胞性免疫のはたらきの違いはなにか，簡単に説明しなさい。

❷ 以下の免疫抑制薬とその対応するメカニズムを線で結びなさい。

タクロリムス　　　　　　　　　　・　　　　　・DNA 合成阻害

抗ヒト胸腺細胞ウサギ免疫グロブリン・　　　・T 細胞障害

アザチオプリン　　　　　　　　　・　　　　　・ヘルパー T 細胞でのサイトカイン生合成抑制

❸ 以下の文章の（　　　）の中に適切な語句を入れなさい。

　ワクチンに代表される（　　　）免疫は（　　　）が最大になるのに数か月を要する。一方，免疫グロブリンに代表される（　　　）免疫は抗体そのものを投与するため，きわめて速効性である。

❹ 以下の文章の（　　　）の中に適切な語句を入れなさい。

　予防接種薬には生きた病原体の毒性を弱めた（　　　）と，熱または殺菌薬で殺した微生物およびその成分の一部である（　　　），遺伝子そのものを使用する（　　　）がある。また，（　　　）は病原体が産生する毒素を無毒化したものである。細菌の毒素や動物の毒（ヘビ毒など）に対する抗体をヒト以外の動物につくらせたものを（　　　）という。この使用にあたっては（　　　）病の発症に注意する。

第 **6** 章

抗アレルギー薬・抗炎症薬

A　抗ヒスタミン薬と抗アレルギー薬

1　アレルギーの基礎知識

1　アレルギーとは

　生体は，外部から化学物質や細菌などの異物(**抗原**)が侵入すると，からだをまもるために**抗体**を産生し，抗原と結合して破壊・除去する(**抗原-抗体反応**)。しかし，抗原抗体反応が過剰となって生体が傷害され，さまざまな症状をおこす場合がある。この過剰な反応を**アレルギー**といい，それを引きおこす抗原を**アレルゲン**という。

● **アレルギーの例**　たとえば花粉症の場合，健康な人は花粉に対して特段の反応をおこさないが，花粉症の人は眼の充血や鼻汁などの過剰な反応をおこす。また，特定の薬物や食物の成分に対してアレルギー反応をおこす人もいる。特定の物質に対してアレルギーをおこすかどうかは，遺伝的な要因や，その物質に接触する機会が多いなどの環境的な要因によって決まる。

2　アレルギー反応の機序

● **感作**　はじめて抗原が体内に侵入すると，①マクロファージなどによる捕食・抗原提示，②ヘルパーT細胞による提示された抗原の認識，③T細胞からB細胞への抗原の情報伝達および抗体産生の指示，という段階を経て，B細胞が抗原に対する抗体(免疫グロブリンE〔IgE〕)を産生する。産生されたIgEは肥満細胞(マスト細胞)に結合する。この準備状態を**感作**という。

● **アレルギー反応の分類**　感作のあと，新たに抗原にふれるとアレルギー反応がおこる。この反応には，1時間以内におきる**即時型アレルギー反応**と，24〜48時間後におきる**遅延型アレルギー反応**がある(◉図6-1)。

　①**即時型アレルギー反応**　肥満細胞に結合したIgEに，新たに侵入してきた抗原が結合することによって抗原抗体反応がおきる。このとき，肥満細胞から**ヒスタミン** histamine や，**ロイコトリエン** leukotriene(**LT**)などのサイトカインといった化学伝達物質(ケミカルメディエーター)が遊離し，血管の拡張や透過性の亢進を引きおこす。その結果，血漿成分が皮下にもれ出して，皮膚や粘膜のかゆみやむくみ(浮腫)，鼻汁などの症状がおこる。アナフィラキシーショックや食物アレルギー，蕁麻疹，花粉症，気管支喘息，アトピー性皮膚炎などはこの型に属する。

　②**遅延型アレルギー反応**　遅延型アレルギー反応は，体内に侵入した抗原が，T細胞を刺激して活性化することによって生じる。活性化されたT細胞は，あとで再び侵入してきた抗原と反応すると，直接的に組織を傷害するほか，インターフェロンなどのサイトカインを放出して間接的に組織を傷害

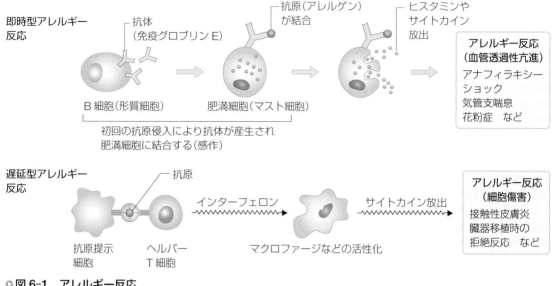

◎**図6-1　アレルギー反応**

する。その結果，皮膚の発赤や硬結，臓器の炎症などがおこる。即時型反応に比べて細胞の遊走などを介するため，比較的時間がかかる。

　金属や化粧品による接触性皮膚炎や，結核菌感染者のツベルクリン反応，膠原病の一部，臓器移植の際の拒絶反応などがこの型に属する。

2 抗ヒスタミン薬と抗アレルギー薬の種類

1 抗ヒスタミン薬（H_1受容体拮抗薬）

●**ヒスタミンのはたらきと受容体**　ヒスタミンは肥満細胞に貯蔵されており，細胞膜上にある免疫グロブリン E（IgE）の抗原抗体反応に伴って遊離される。ヒスタミンが放出されると，①血管の拡張による皮膚の発赤と血圧低下，②血管透過性の亢進によるむくみ（浮腫），③気管支の収縮といったアレルギー症状がおきるほか，胃酸の分泌が亢進する。ヒスタミン受容体にはH_1受容体とH_2受容体の2種類があり，アレルギー症状の発症にはH_1受容体がかかわっている。

●**抗ヒスタミン薬とは**　**抗ヒスタミン薬**は，ヒスタミン受容体の拮抗薬であり，アレルギーの症状改善に用いられる。通常，抗ヒスタミン薬とはH_1受容体拮抗薬をさし，ヒスタミンへの拮抗作用によって，①血管透過性の低下による浮腫の軽減，②気管支の拡張，③かゆみの抑制といった効果をもたらす❶。

有害作用　抗ヒスタミン薬には，催眠・鎮静作用があるため，薬物の服用後に自動車などを運転することは避ける必要がある。

その他の用途　上述の催眠・鎮静作用や制吐作用（吐きけをとめる作用）を転用して，動揺病（乗り物酔い）の予防や，感冒薬（かぜ薬）の成分，睡眠改善薬

NOTE
❶H_2受容体拮抗薬
　H_2受容体にも拮抗薬が存在し，消化性潰瘍の治療に用いられる。きわめて選択性が高いため，H_1受容体にはなんら作用を及ぼさずに，胃酸の分泌を効率よく抑制する（◎246ページ）。

といった用途に抗ヒスタミン薬が使われることもある。

● **おもな薬物**　抗ヒスタミン薬は，脳に移行しやすいため催眠・鎮静作用をきたしやすい第1世代と，脳に移行しにくく催眠・鎮静作用の少ない第2世代に分けられる。

1 ジフェンヒドラミン塩酸塩（レスタミンコーワ）　抗ヒスタミン作用は中程度であるが，催眠・鎮静作用が強い。蕁麻疹や皮膚炎などに伴う瘙痒（そうよう）（かゆみ）に対して用いられる。

2 クロルフェニラミンマレイン酸塩（ポララミン）　抗ヒスタミン効果は強く，アレルギー疾患に対して広く用いられる。催眠・鎮静作用も強い。

3 ケトチフェンフマル酸塩（ザジテン）　抗ヒスタミン効果が強く，花粉症や蕁麻疹に用いられる。

4 エピナスチン塩酸塩（アレジオン）　H_1遮断作用のほかに，肥満細胞からのヒスタミン遊離を抑える作用ももつ。花粉症や蕁麻疹に用いられる。

5 アゼラスチン塩酸塩（アゼプチン）　H_1遮断作用とヒスタミン遊離抑制作用に加え，ロイコトリエンの産生・遊離を抑える作用をもつ。

2 抗アレルギー薬

アレルギー反応では，肥満細胞や白血球からヒスタミンやロイコトリエンなどが遊離される。これらのケミカルメディエーターの遊離を抑制する薬物が，アレルギー疾患の治療に用いられる。また，抗ロイコトリエン薬など，遊離されたケミカルメディエーターの効果を抑える薬物も開発されており，気管支喘息やアトピー性皮膚炎に使用されている。

● **おもな薬物**　これらの薬物はまとめて抗アレルギー薬とよばれる（●表6-1）。

1 ケミカルメディエーターの遊離を抑制する薬物　クロモグリク酸ナトリウム（インタール）は，ケミカルメディエーターの遊離を抑える作用をもつ。さらに，ケトチフェンフマル酸塩（ザジテン），エピナスチン塩酸塩（アレジオン），アゼラスチン塩酸塩（アゼプチン）はH_1遮断薬であるが，ケミカルメディエーターの遊離を抑える作用も合わせもつ。

2 抗ロイコトリエン薬　ロイコトリエンは肥満細胞や白血球で産生され，気管支を収縮させ，血管透過性を高める。プランルカスト水和物（オノン），モンテルカストナトリウム（シングレア）は，ロイコトリエンの受容体を遮断する作用をもち，気管支喘息の予防に用いられる。

3 抗トロンボキサンA_2薬　炎症で血小板から遊離されるトロンボキサンA_2（TXA_2）は，気管支を収縮させ，気道過敏性を高める。そのため，トロンボキサンA_2産生酵素を阻害するオザグレル塩酸塩水和物（ドメナン）や，受容体を遮断するセラトロダスト（ブロニカ）が気管支喘息の予防に用いられる。

4 Th2サイトカイン阻害薬　スプラタストトシル酸塩（アイピーディ）は，ヘルパーT細胞でのサイトカイン産生を阻害してIgE抗体の産生を抑える。気管支喘息の予防やアトピー性皮膚炎，アレルギー性鼻炎の治療に用いられる。

◐表6-1　主要な抗アレルギー薬

薬物	抗アレルギー作用	適用・有害作用
クロモグリク酸ナトリウム （インタール）	• 肥満細胞からのケミカルメディエーターの遊離を抑制する。 • H₁受容体遮断作用はない。	• 吸入・点眼・点鼻で使用する。 • 内服では徐々に増量する。
ケトチフェンフマル酸塩 （ザジテン）	• 肥満細胞からのケミカルメディエーターの遊離を抑制する。 • 抗ヒスタミン作用もある。	• 内服・点眼・点鼻で使用する。 • 眠けをもたらす。 • 頻尿・血尿・排尿痛があれば投薬中止する。
エピナスチン塩酸塩 （アレジオン）	• ヒスタミンの遊離を抑制する。 • H₁受容体遮断作用もある。 • ロイコトリエン・セロトニン・血小板活性化因子（PAF）の作用に拮抗し，これらの遊離も抑制する。	• 気管支喘息・アレルギー性鼻炎・蕁麻疹・皮膚のかゆみの治療に用いる。 • 鎮静作用はない。 • 半減期は約9時間と長い。 • 有害作用に過敏症・吐きけなどがある。
アゼラスチン塩酸塩 （アゼプチン）	• ヒスタミン・ロイコトリエンの産生・遊離の抑制と受容体拮抗作用をする。	• 内服で用いる。 • 気管支喘息・アレルギー性鼻炎・アトピー性皮膚炎，蕁麻疹に使用 • 眠けをもたらす。
モンテルカストナトリウム （シングレア）	• ロイコトリエン受容体選択的拮抗作用を示す。	• 内服で用いる。 • 気管支喘息に使用する。
オザグレル塩酸塩水和物 （ドメナン）	• トロンボキサンA₂合成酵素を阻害する。	• 内服で用いる。 • 気管支喘息に使用する。
セラトロダスト （ブロニカ）	• トロンボキサンA₂受容体拮抗作用を示す。	• 内服で用いる。 • 気管支喘息に使用する。
スプラタストトシル酸塩 （アイピーディ）	• サイトカインやIgEの産生を抑制する。	• 内服で用いる。 • 気管支喘息・アトピー性皮膚炎・アレルギー性鼻炎に使用する。

　⑤抗IgE抗体製剤　オマリズマブ（ゾレア）は，IgE抗体そのものに結合する抗体医薬で，アレルギー反応でのIgE抗体のはたらきを抑える。重症の気管支喘息の予防に用いられる。

　⑥グリチルリチン製剤　グリチルリチン・グリシン・システイン配合剤（強力ネオミノファーゲンシー）の主成分であるグリチルリチンは，抗アレルギー・抗炎症作用をもち，組織傷害を抑制・修復する。慢性肝疾患，小児のストロフルス❶，湿疹，皮膚炎，蕁麻疹の治療に用いられる。

投与時の看護のポイント

①花粉症については抗アレルギー薬の初期投与の有効性が確立しているため，花粉飛散初期から服用するように指導する。

②有害作用（抗ヒスタミン薬の眠け，全身倦怠感など）を十分説明する。

③治療はアレルゲンの除去・回避が基本であり，その方法を指導する。

▭NOTE

❶小児にみられる急性痒疹で，激しい瘙痒を伴う。アトピー素因のある小児で，虫刺症（虫さされ）をきっかけに生じることが多い。

B　抗炎症薬

1　炎症の基礎知識

1　炎症とは

　生体が外傷や感染によって傷害を受けると，傷害された部位で血管透過性の亢進および血流の増加がおこり，①発赤，②腫脹，③局所の熱感，④疼痛が引きおこされる。さらに，炎症性サイトカインが脳の体温中枢に作用して，全身の発熱がおきる場合もある。これらの症状をきたした病態を**炎症**といい，①～④の症状を**炎症の4徴候**という。

2　炎症の発生機序

●**血管反応・白血球の活性化**　炎症がおこるとき，はじめに傷害された組織にある肥満細胞および白血球から，ヒスタミンやブラジキニン❶が遊離される。これらが血管透過性を高めることによって血流が増加する（**血管反応**）。そして，傷害部位に活性化された白血球が集まり，食作用や免疫反応をおこす。また，インターロイキン interleukin（IL）などの炎症性サイトカインやケモカイン❷も産生され，白血球の活性化を促進する。

●**アラキドン酸カスケード**　一方，破壊された細胞膜からは，ホスホリパーゼとよばれる酵素によって脂肪酸のアラキドン酸が切り出される。さらに，アラキドン酸には**シクロオキシゲナーゼ** cyclooxygenase（**COX**）という酵素が作用し，プロスタグランジン prostaglandin（PG）やトロンボキサン A_2 thromboxane A_2（TXA_2）などが産生される。また，アラキドン酸には**リポキシゲナーゼ**という酵素も作用し，ロイコトリエン（LT）が産生される。この一連の代謝経路は**アラキドン酸カスケード**とよばれる（●図6-2）。

　後述する代表的な抗炎症薬の**副腎皮質ステロイド薬**❸と**非ステロイド性抗炎症薬** non-steroidal anti-inflammatory drugs（**NSAIDs**）は，アラキドン酸カスケードではたらく因子を標的として抗炎症作用を発揮する（●図6-2）。

●**エイコサノイド**　アラキドン酸から産生される炎症関連物質は**エイコサノイド**とよばれ，さまざまな種類および作用がある。以下に臨床的に重要なものを述べる。

　①**プロスタグランジン（PG）**　プロスタグランジン I_2（PGI_2）は血管拡張作用および血小板凝集抑制作用を有し，炎症時の浮腫にも関与する。プロスタグランジン E_2（PGE_2）は血管拡張作用を有し，炎症時の発熱に関与する。さらに，PGI_2 と PGE_2 は，ともにブラジキニンの作用を強めるため，炎症時の痛みを引きおこす。

　なお，PGE_2 には胃酸の分泌を抑える作用もあるため，抗炎症薬などによって PGE_2 の産生が低下すると，胃酸の分泌が増えて胃潰瘍がおきやすく

　NOTE
❶ブラジキニン
　9個のアミノ酸からなる生理活性ペプチドで，オータコイドとよばれる局所ホルモンの1つ。血管拡張による血圧低下や内臓平滑筋の収縮を誘導する。アレルギーの発現，傷害局所の腫脹，炎症反応に関与する。
❷ケモカイン
　サイトカインのうち，白血球走化性をもつもの。比較的低分子のタンパク質で，30種以上がある。
❸副腎皮質ステロイド薬
　本書では生理活性物質の総称を「副腎皮質ステロイド」，薬物としての総称を「副腎皮質ステロイド薬」と表記する。

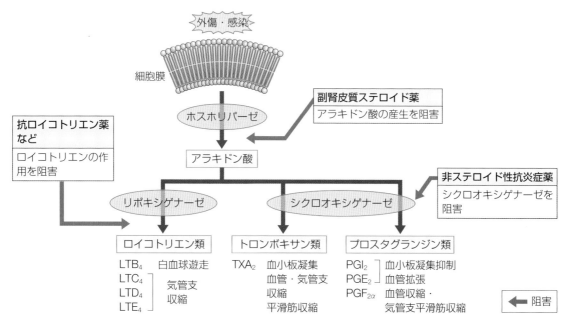

◎図 6-2　アラキドン酸カスケードと抗炎症薬の作用点

なる。また，PGE_2 とプロスタグランジン $F_{2\alpha}$($PGF_{2\alpha}$)には子宮を収縮させる作用があり，これらを製剤化した薬物が陣痛誘発や分娩促進の目的で使用されている。

②**トロンボキサン A_2(TXA_2)**　トロンボキサン A_2(TXA_2)は，血管収縮作用および強力な血小板凝集促進作用を有する。アスピリンなどの非ステロイド性抗炎症薬は，血小板での TXA_2 の産生を低下させることによって血小板の凝集を抑制し，血液を固まりにくくする。そのため，脳梗塞や心筋梗塞の再発予防に利用されている(◎228 ページ)。

③**ロイコトリエン(LT)**　ロイコトリエン C_4(LTC_4)とロイコトリエン D_4(LTD_4)とロイコトリエン E_4(LTE_4)は強力な気管支収縮作用を有する。そのため，これらは，気管支喘息の原因の 1 つと考えられている。

2　ステロイド性抗炎症薬

1　生理活性物質としての副腎皮質ステロイド

●**副腎皮質ステロイドの生理作用**　副腎皮質は，ステロイド骨格をもつ各種のステロイドホルモン(副腎皮質ステロイド)を分泌する。副腎皮質ステロイドは，生理学的には以下の作用を有する。

①**糖代謝作用**　末梢では，筋肉・脂肪組織への糖の取り込みを低下させる。また，膵臓では，血糖を下降させるホルモン(インスリン)の分泌を低下させ，血糖を上昇させるホルモン(グルカゴン)の分泌を促進する。その結果，血糖値が上昇する。

②**タンパク質代謝作用**　タンパク質分解を促進して血中のアミノ酸を増加

させ，アミノ酸などから糖をつくり出す反応（糖新生）を促進する。

　③**脂肪代謝作用**　脂肪を分解して血中の遊離脂肪酸やコレステロールを増加させる。その結果，全身では脂肪の分布が変化し，顔面や体幹，肝臓，その他の内臓では脂肪が蓄積し，四肢では逆に脂肪が減少する。

　④**骨・カルシウム代謝作用**　骨芽細胞の機能を低下させて骨の形成を抑制する。また，腸管でのカルシウムの吸収，および尿細管でのカルシウム再吸収を低下させる。

　⑤**抗炎症・鎮痛・免疫抑制作用**　アラキドン酸産生の抑制（●135ページ，図6-2），炎症性サイトカイン産生の抑制，白血球・マクロファージの機能抑制，抗体産生抑制などにより，炎症や疼痛，免疫反応を抑制する（●120ページ，図5-1）。

　⑥**電解質代謝作用**　尿細管でのナトリウムの再吸収およびカリウムの排泄を促進する。体内にナトリウムが貯留すると水分も保持されるため，結果として体内の水分量が増えて血圧が上昇する。

● **副腎皮質ステロイドの分類**　天然の副腎皮質ステロイドのうち重要なものは，**糖質コルチコイド**（おもにコルチゾール）と**鉱質コルチコイド**（おもにアルドステロン）である。

　①**糖質コルチコイド**　生体がストレスを受けた場合に分泌されるホルモンであり，上述した①〜⑥の作用をすべて有する。とくに，血糖や血圧を上昇させる作用や抗炎症・鎮痛作用は，野生動物がたたかったり逃げたりしやすくすることで，ストレスに対処するために都合のよい変化をもたらすと考えられている。

　②**鉱質コルチコイド**　おもな作用は電解質代謝作用であり，体内に適切な量の水分を保持する役割をもつ。抗炎症・鎮痛・免疫抑制作用はもたない。

2　副腎皮質ステロイド薬

　糖質コルチコイドの製剤や同様の作用をもつ合成薬品を**副腎皮質ステロイド薬**といい，抗炎症作用や免疫抑制作用が治療に利用されている。

　機序　副腎皮質ステロイド薬は，①血管反応や白血球の反応の阻害，②アラキドン酸カスケードでホスホリパーゼやシクロオキシゲナーゼを阻害することによる炎症関連物質の産生低下，といった機序によって炎症の過程全体を抑える（●135ページ，図6-2）。したがって，治療時には，副腎皮質ステロイド薬のもつ多様な作用のうち，必要な作用だけをうまく利用することが重要になる。

　たとえば，合成副腎皮質ステロイド薬であるデキサメタゾンやベタメタゾンは生体が分泌する天然の副腎皮質ステロイド（コルチゾール）の約30倍の抗炎症・免疫抑制作用を有する一方で，電解質代謝作用はほとんどない。そのため，電解質代謝作用による高血圧や浮腫などの有害作用をおこさずに，抗炎症・免疫抑制作用を発揮することが期待できる。

　投与中止時の注意　副腎皮質ステロイドを薬物として長期間服用していると，副腎皮質が徐々に糖質コルチコイドを分泌しなくなる。この状態で薬物を急

○**表6-2　副腎皮質ステロイド薬の有害作用**

症状	備考
糖質コルチコイド分泌の抑制	副腎不全，離脱症候群（発熱・関節痛・不安）
高血糖	肝臓での糖新生促進
筋肉の変化	筋肉痛，筋肉組織の萎縮
肥満・体重増加	脂肪の皮下沈着
骨粗鬆症	骨折
感染の誘発	免疫機能の減退
高血圧・浮腫	ナトリウム摂取制限で予防可能
精神症状	多幸症・うつ状態・不眠・興奮
緑内障	眼内圧の定期検査が必要

に減量・中止すると，体内の副腎皮質ステロイドが不足した状態（急性の副腎皮質不全）をおこす危険がある。このため，副腎皮質ステロイド薬を減量・中止する場合は，長い時間をかけて少しずつ行う必要がある。

有害作用　副腎皮質ステロイド薬には，①糖尿病，②筋萎縮・筋力低下，③顔面・体幹の脂肪沈着や肥満（満月様顔貌〔ムーンフェイス〕），④骨粗鬆症（骨がもろくなる），⑤免疫機能の低下による感染，⑥高血圧，⑦精神状態の不安定化，などの有害作用がある（○表6-2）。

　有害作用はあるものの，副腎皮質ステロイド薬の治療効果は非常に大きく，ほかの薬物にかえがたい価値をもつ。したがって，専門医の管理のもとで適切に薬物を使用することが大切である。

●**おもな薬物**　副腎皮質ステロイド薬は，①関節リウマチおよびほかのリウマチ性疾患・膠原病（全身性エリテマトーデス〔SLE〕など），②自己免疫疾患（ベーチェット病など），③アレルギー性疾患（気管支喘息・アトピー性皮膚炎など），④腎疾患（ネフローゼ），⑤ショック，⑥急性副腎不全・副腎皮質機能低下症（アジソン病），⑦悪性腫瘍（白血病など），⑧頭蓋内圧亢進症，⑨各種の皮膚疾患などに対してすぐれた効果をあらわす。

　以下に代表的な副腎皮質ステロイド薬を示す。

　① **プレドニゾロン（プレドニン）**　抗炎症作用と免疫抑制作用はコルチゾールの約4倍で，電解質代謝作用も有する。

　② **デキサメタゾン（デカドロン）**　フッ素（F）を化学構造中に含む合成ステロイドであり（○図6-3），抗炎症・免疫作用はコルチゾールの約30倍と強力である。電解質代謝作用はほとんどない。

　③ **ベタメタゾン（リンデロン）**　抗炎症作用と免疫抑制作用はコルチゾールの約30倍で，電解質代謝作用はほとんどない。軟膏としても使用される。

●**副腎皮質ステロイド薬の応用**　副腎皮質ステロイド薬は，内服薬のほか，注射薬としてアナフィラキシーショックや重症の喘息発作の際に使用される（○241ページ）。膠原病などに対して注射による大量投与を数回に限って行う場合もあり，このような投与法を**パルス療法**という。気管支喘息の発作予

ステロイド核

*このメチル基がβ位
になるとベタメタゾン
となる。

a. ヒドロコルチゾン　　　　　　　　b. デキサメタゾン

◉図6-3　副腎皮質ステロイド薬の化学構造

防には副腎皮質ステロイド薬の吸入が有効であり，治療の主流となっている（◉241ページ）。点眼薬や皮膚科外用薬としても使用されている（◉277, 282ページ）。

> **投与時の看護のポイント**
> ①食後に服用する。
> ②自己判断で用量を変更しない。長期連用したのち，急に投与を中止すると，発熱や脱力感，関節痛，ショック症状など危険な離脱症候があらわれることを説明する。
> ③有害作用が出現したときは，ただちに医師に報告する。
> ④長期連用では易感染性が高まっているため，皮膚などを清潔に保たせる。また，褥瘡ができやすく，増悪しやすいため注意する。

3 非ステロイド性抗炎症薬

　非ステロイド性抗炎症薬（NSAIDs）は，シクロオキシゲナーゼ（COX）❶を阻害してプロスタグランジンの産生を抑制する作用によって，炎症時の疼痛や熱感をやわらげる（◉135ページ，図6-2）。

　先述した副腎皮質ステロイド薬は，各種の炎症に対して強力な抗炎症効果をあらわす一方で，長期間用いるとさまざまな有害作用が出現してくる。そのため，炎症の治療では通常，非ステロイド性抗炎症薬の使用からはじめる。

　非ステロイド性抗炎症薬は酸性抗炎症薬と塩基性抗炎症薬に大別される。

1 酸性抗炎症薬

　代表的な薬物はアスピリンである。従来から用いられている酸性抗炎症薬の多くは，COX-1とCOX-2の両方を阻害する。そのため，痛みや発熱を抑える一方で胃酸の分泌を増やし，胃潰瘍をおこしやすくする。そこで，COX-2だけを選択的に抑制し，胃潰瘍をおこさずに抗炎症作用をもつ**COX-2選択的抗炎症薬**も開発されている。

　□1□**アスピリン**　古くから鎮痛解熱薬として用いられてきた薬物である。シクロオキシゲナーゼを阻害する作用はそれほど強くないが，ほかの非ステ

□NOTE
❶シクロオキシゲナーゼには，2つのサブタイプ（COX-1とCOX-2）があり，生理学的には，COX-1は胃酸の分泌抑制を，COX-2は炎症時の痛みや発熱の症状をおこす役割をもつ。

ロイド性抗炎症薬と異なって作用が長く続く。感冒薬(かぜ薬)として使用されるほか，頭痛・歯痛・関節痛・神経痛・打撲痛などに広く用いられる。高用量での使用は関節リウマチに対しても有効である。

その他の作用 血小板凝集を抑え，血液を固まりにくくする作用をもっており，脳梗塞・心筋梗塞の再発防止にも用いられる(●228ページ)。

有害作用 消化性潰瘍や出血傾向に注意が必要である。また，インフルエンザなどのウイルス感染症の小児にアスピリンを投与すると，インフルエンザ脳症がおきやすくなるとされている。

アスピリン喘息 気管支喘息の患者に非ステロイド性抗炎症薬を投与すると，アラキドン酸がプロスタグランジンへ変化する過程が阻害される。しかしその分，ロイコトリエンの産生が増えて，喘息発作が悪化するため注意が必要である。

　2 インドメタシンナトリウム(インダシン)，インドメタシン(インテバン)　シクロオキシゲナーゼを強力に阻害するため，解熱・鎮痛・抗炎症作用はアスピリンよりも強い。上気道炎や関節痛，神経痛，関節リウマチのほか，外傷や手術後の疼痛に用いられる。錠剤のほか，坐薬・軟膏・貼付剤がある。

有害作用 消化性潰瘍や腎障害などの有害作用がおこりやすいため，一時的な使用にとどめる。

　3 スリンダク(クリノリル)　プロドラッグ(●21ページ)であり，体内へ吸収されてからインドメタシンと似た物質に代謝されて薬効をもつようになる。

有害作用 ほかの非ステロイド性抗炎症薬に比べて消化性潰瘍や腎障害などの有害作用が少ない。

　4 ジクロフェナクナトリウム(ボルタレン)　インドメタシンと効果はほぼ同じである。鎮痛や解熱の目的で広く使用される。剤形として，錠剤のほかに坐薬がある。

禁忌 インフルエンザの小児に投与するとインフルエンザ脳症がおこりやすくなるため，投与してはならない。

　5 イブプロフェン(ブルフェン)　インドメタシンより作用はおだやかであり，有害作用が少ない。上気道炎や関節痛，神経痛，関節リウマチのほか外傷や手術後の疼痛に用いられる。

　6 ロキソプロフェンナトリウム水和物(ロキソニン)　プロドラッグであり，体内でイブプロフェンと似た物質に代謝されたのちに作用する。抗炎症作用が強く有害作用が少ないため，鎮痛や解熱の目的で広く使用されている。

　7 セレコキシブ(セレコックス)　COX-2選択的抗炎症薬であり，消化性潰瘍をおこす危険が少ない。関節リウマチ，外傷や手術後の疼痛に用いられる。

2 塩基性抗炎症薬

　現在，使用されている非ステロイド性抗炎症薬のほとんどは酸性抗炎症薬

である。しかし，チアラミド塩酸塩(ソランタール)などの塩基性抗炎症薬も存在する。

塩基性抗炎症薬のシクロオキシゲナーゼ阻害作用は非常に弱く，抗炎症作用も強くない。しかし，アスピリン喘息などの有害作用のために酸性抗炎症薬が使用できない場合に有用である。

4 解熱・鎮痛薬

抗炎症作用がなく，解熱・鎮痛作用のみを有する薬物である。効果はおだやかで，有害作用が少ない。

1 **アセトアミノフェン(カロナール，アンヒバ)**　アスピリンと同程度の解熱・鎮痛作用をもつ。錠剤のほかに坐薬がある。市販の感冒薬や鎮痛薬の多くに成分として含まれている。

有害作用　小児，高齢者やインフルエンザの患者にも安全に使用できるが，大量に服用すると重度の肝障害をおこす。

2 **スルピリン水和物(スルピリン)**　強い鎮痛・解熱作用をもつ。頭痛や歯痛などの鎮痛に用いられる。スルピリン水和物のアレルギーをもつ人がいるため，投与前にアレルギーの有無を確認する。

投与時の看護のポイント
①胃腸障害の対策として，食直後に服用する。夜間や早朝の症状には軽食とともに服用させるか坐薬を使用する。
②高齢者への投与は，内服または坐薬のいずれにおいても注意深く観察する。十分量の水で確実な服用確認を心がける。血圧低下や体温低下から黒色便まで，投与後の状態変化に気をつける。

C 関節リウマチ治療薬

1 関節リウマチの基礎知識

● **自己免疫疾患・膠原病**　生体の免疫機構の異常により自分の身体や臓器に対する抗体が産生され，それによって傷害を受ける疾患を**自己免疫疾患**という。なかでも，全身の結合組織や血管が傷害される自己免疫疾患を**膠原病**といい，関節リウマチ rheumatoid arthritis(RA)や全身性エリテマトーデス systemic lupus erythematosus(SLE)などが代表的な疾患である。

● **関節リウマチ**　関節リウマチは，主として関節に疼痛や腫脹，変形などの症状が出現する疾患で，患者の数も多い。近年，各種の抗リウマチ薬や生物学的製剤(○61ページ)が開発されており，薬物治療の発展が目ざましい分野である。

● **治療の進め方**　最初に，メトトレキサートを中心とする抗リウマチ薬を投与するが，抗リウマチ薬は効果が出てくるまでに時間がかかるため，その間は副腎皮質ステロイド薬や非ステロイド性抗炎症薬を一時的に投与して，痛みや激しい炎症を抑える。抗リウマチ薬の効果が不十分な場合は，生物学的製剤やほかの薬物を使用する。

2　関節リウマチ治療薬の種類

1　抗リウマチ薬

　疾患修飾性抗リウマチ薬 disease-modifying antirheumatic drugs（**DMARDs**）ともよばれる。リウマチの原因である免疫異常の是正および，関節破壊の進展を防止する作用をもつ。遅効性で効果が出るまでに1〜3か月かかる。
　① **メトトレキサート（リウマトレックス）**　元来は細胞の増殖抑制作用をもつ抗がん薬であるが，免疫反応を抑える作用も強いため，抗リウマチ薬としても使用される。現在のリウマチ治療において中心的な役割を果たしており，使用頻度が高い。
　[有害作用]　間質性肺炎をきたすことがある。
　② **金チオリンゴ酸ナトリウム（シオゾール）**　金製剤とよばれ，薬物に含まれる金原子が種々の免疫反応を抑える。現在は使用されることは少ない。
　③ **ブシラミン（リマチル）**　元来は重金属の除去作用をもつキレート薬である。作用機序は不明であるが，リンパ球の活性化や自己抗体の産生を抑える作用を有する。
　④ **サラゾスルファピリジン（アザルフィジン EN）**　合成抗菌薬のサルファ薬の一種であるが，抗炎症・抗リウマチ作用をもつ。
　⑤ **レフルノミド（アラバ）**　リンパ球の活性化を抑える免疫抑制薬である。
　[有害作用]　間質性肺炎をきたすことがある。
　⑥ **タクロリムス水和物（プログラフ）**　免疫に関連するサイトカインの産生を抑える免疫抑制薬である。元来は，臓器移植後の拒絶反応を抑える目的で使用されていたが，関節リウマチにも使用されるようになった。
　[有害作用]　腎障害をきたすことがある。

2　分子標的薬・生物学的製剤

　生体内の特定の分子に結合するように開発された薬物を**分子標的薬**といい，抗体などのタンパク質を薬物として用いるもの（**生物学的製剤**，●61ページ）と低分子化合物の薬物がある。分子標的薬は，標的とする分子以外に影響することなく，炎症を抑えたり，抗がん作用をもたらしたりすることが期待されている。
● **生物学的製剤**　関節リウマチに対しては，腫瘍壊死因子 tumor necrotic factor（TNF）やインターロイキン-6（IL-6）などの炎症を引きおこすサイトカインを選択的に抑える作用をもつ生物学的製剤が使用されている。

⓵ **インフリキシマブ(レミケード)** 抗TNF抗体である。メトトレキサートの効果が不十分な場合に追加して使用する。点滴で投与する。

⓶ **アダリムマブ(ヒュミラ), ゴリムマブ(シンポニー)** 抗TNF抗体である。メトトレキサートと併用される場合が多い。皮下注射で投与する。

⓷ **エタネルセプト(エンブレル)** TNFに結合する生体内分子であるTNF受容体と免疫グロブリンの一部を結合した製剤である。皮下注射で投与する。

⓸ **トシリズマブ(アクテムラ)** 抗IL-6受容体抗体で点滴投与する。

⓹ **アバタセプト(オレンシア)** T細胞(Tリンパ球)の細胞外タンパク質とヒトの免疫グロブリンの一部を結合した製剤である。T細胞の活性化を抑える作用がある。点滴で投与する。

〔有害作用〕 免疫機能の低下によって, 結核や肺炎などの感染症をきたす場合があるため, 専門医による慎重な使用が必要である。

● **低分子化合物の薬物** ヤヌスキナーゼ Janus kinase(JAK)はサイトカインからの信号を細胞内へ伝える分子である。JAK阻害薬であるトファシチニブクエン酸塩(ゼルヤンツ), バリシチニブ(オルミエント), ペフィシチニブ臭化水素酸塩(スマイラフ)は, この信号を抑えて炎症を改善する。

● **その他** 骨粗鬆症治療薬であるデノスマブ(プラリア)は, 破骨細胞を活性化するRANKLに対する抗体製剤である。関節リウマチによる骨破壊を抑える。皮下注射で投与する。

D 痛風・高尿酸血症治療薬

1 痛風・高尿酸血症の基礎知識

血中の尿酸値が高い状態(**高尿酸血症**)になんらかの要因が作用し, 関節腔に尿酸の結晶が析出して炎症がおきる疾患が**痛風**である。

急性の痛風発作では, 患部に激しい痛みをきたす。この痛みは, 患部に尿酸塩が蓄積すると, 白血球が集まり(**遊走**), 尿酸を取り込んで処理(**貪食**)しようとすることによって炎症が引きおこされるためと考えられている。

2 痛風・高尿酸血症治療薬の種類

1 急性の痛風発作に用いる薬物

急性の痛風発作に対しては, 鎮痛薬や白血球の遊走・貪食を抑える薬物を投与する(●図6-4)。

⓵ **非ステロイド性抗炎症薬** インドメタシンナトリウム(インダシン)などを比較的大量に短期間用いる。

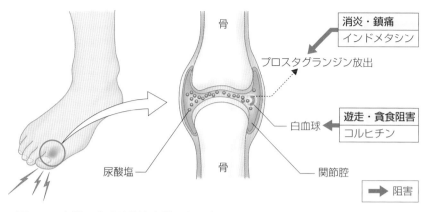

●図 6-4　急性の痛風発作治療薬の作用点

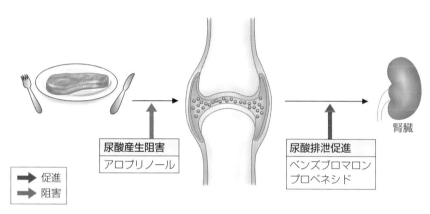

●図 6-5　高尿酸血症治療薬の作用点
尿酸産生阻害薬あるいは尿酸排泄促進薬を用いて尿酸値をコントロールする。

　2 副腎皮質ステロイド薬　非ステロイド性抗炎症薬が無効な場合に用いる。

　3 コルヒチン（コルヒチン）　白血球が関節に遊走し，貪食するのを抑える。発作が始まりそうなときに予防的に服用する。

有害作用　腹痛や下痢をきたすことがある。

2 高尿酸血症に用いる薬物

　高尿酸血症には，体内の尿酸濃度を下げる薬物を投与する（●図 6-5）。

　1 尿酸生成抑制薬　体内での尿酸の生成を抑える。アロプリノール（ザイロリック）やフェブキソスタット（フェブリク）などがある。

　2 尿酸排泄促進薬　腎臓での尿酸の再吸収を抑制して，尿中への排泄を促進する。服用中は腎結石ができるのを防ぐために，水分を十分にとってもらう。プロベネシド（ベネシッド）や，ベンズブロマロン（ユリノーム）などがある。

有害作用　ベンズブロマロンの投与後，劇症肝炎をきたす場合がある。

　3 ラスブリカーゼ（ラスリテック）　尿酸を分解する酵素の製剤である。

抗がん薬の使用によっておこる急激な高尿酸血症に対して予防的に投与する。

✎ work　復習と課題

❶ 以下の抗アレルギー薬とその対応する作用機序を線で結びなさい。

クロモグリク酸ナトリウム・	・選択的ロイコトリエン受容体遮断
スプラタストトシル酸塩　・	・サイトカイン生成阻害
ケトチフェンフマル酸塩　・	・ケミカルメディエーター遊離阻害とヒスタミン受容体遮断作用
オザグレル塩酸塩水和物　・	・ケミカルメディエーター遊離阻害
モンテルカストナトリウム・	・トロンボキサン合成酵素阻害

❷ 抗ヒスタミン薬(H_1遮断薬)の抗アレルギー作用以外の効果を列挙しなさい。

❸ 以下の抗炎症薬とその対応する特徴を線で結びなさい。

アスピリン　　　・	・COX-2選択的抗炎症薬
スリンダク　　　・	・シクロオキシゲナーゼ阻害作用は弱い
セレコキシブ　　・	・生体内で活性化されるプロドラッグ
チアラミド塩酸塩・	・少量で抗血小板凝集作用

❹ 副腎皮質ステロイドの有害作用を列挙しなさい。

❺ 以下の薬物とその対応する特徴を線で結びなさい。

メトトレキサート・	・体内での尿酸産生を抑制
コルヒチン　　　・	・白血球の遊走を抑制
アロプリノール　・	・腎での尿酸再吸収を阻害
プロベネシド　　・	・抗がん薬であるが,免疫反応を抑える作用も強いため,抗リウマチ薬としても使用される。

第 **7** 章

末梢での神経活動に
作用する薬物

A 神経系による情報伝達と薬物

　神経は，長くのびた構造をもつ神経細胞(**ニューロン**)が集合した組織である。また，神経からなりたつネットワークを**神経系**とよぶ。神経系は，内分泌系とともに，情報伝達によって生体機能を制御するという重要なはたらきをもっている。

　神経系は，脳と脊髄からなる**中枢神経系**(◉第8章「中枢神経系に作用する薬物」)とそれ以外の**末梢神経系**に大別される。末梢神経系は**自律神経系**と**体性神経系**に分かれる(◉図7-1)。

1 末梢神経系の構造と機能

1 自律神経系

　自律神経系は，**交感神経**と**副交感神経**に分かれる。これらの神経は，ともに中枢を出てから，一度ニューロンを乗りかえたあとに標的の器官へと到達する。ニューロンを乗りかえる場所には，節状にニューロンが集合した構造(**神経節**)がみられることもある(◉図7-2)。また，中枢から神経節までのニューロンを**節前神経**，神経節から標的器官までのニューロンを**節後神経**とよぶ。

　内臓平滑筋(消化管・気管支・血管・子宮など)や，心筋，汗腺・唾液腺の分泌などは，自律神経系によって支配されている。自律神経の興奮は，後述する神経伝達物質を介して刺激が標的器官へと伝えられ，さまざまな生理学的変化を引きおこす。

2 体性神経系

　体性神経系は，末梢の感覚情報を脳に伝える求心性の**感覚神経**と，脳が骨格筋へ運動指令を伝える遠心性の**運動神経**からなる。なお，これらの神経は，中枢から末梢にかけてニューロンを乗りかえずにつながっている。

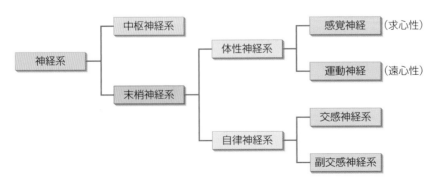

◉**図7-1　神経系の構成**

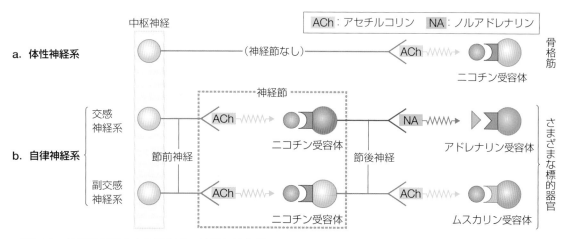

●図7-2　体性神経系と自律神経系の神経伝達物質

2 ニューロンにおける情報伝達のしくみ

1 ニューロンの構造と機能

　ニューロンは，**細胞体**と細かく枝分かれした**樹状突起**，長くのびた**軸索**と**神経終末**からなる（●図7-3）。樹状突起は受容器やほかのニューロンから情報を入力する役割をもつ。入力された情報は，電気的な刺激として軸索を通って末端の神経終末へと伝導されたのち，ほかのニューロンや効果器へ出力される。

●**シナプス**　ニューロンどうしや，ニューロンと効果器の接続部分では，**シナプス**という構造が形成される。シナプスは，**シナプス前部**（シナプス前細胞の神経終末），**シナプス後部**（シナプス後細胞），前部と後部のすきまである**シナプス間隙**からなる（●図7-3）。

2 神経伝達物質

　シナプスでは，**神経伝達物質**とよばれる低分子化合物の放出・受容によって情報が伝達される。神経伝達物質には，アミノ酸や，アミノ酸が数個つながったペプチド，低分子の塩基性化合物であるアミンなどがある。末梢神経系では，ノルアドレナリンとアセチルコリンがおもな神経伝達物質である（●図7-4）。

　ノルアドレナリンは，副腎髄質ホルモンの一種であるアドレナリンと類似した物質で，その受容体はアドレナリンと共通である。ノルアドレナリンを放出する神経を**アドレナリン作動性神経**，アセチルコリンを放出する神経を**コリン作動性神経**という。

●**末梢神経系の種類と神経伝達物質**　末梢神経系の種類によっても神経伝達物質は異なる（●図7-2）。

　①**自律神経系**　節前神経では，交感神経と副交感神経のいずれもアセチル

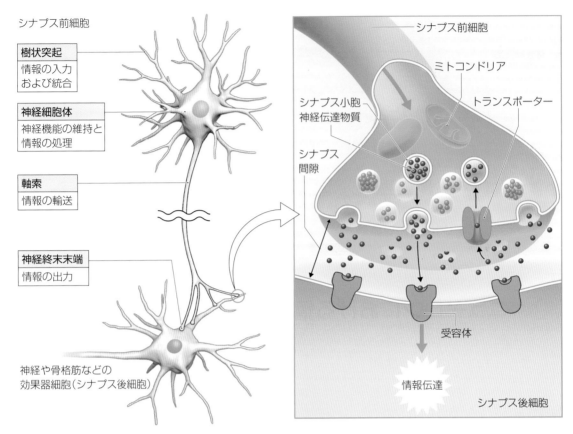

● 図7-3 ニューロンとシナプス

シナプスでは，神経伝達物質を介して情報が伝えられる。シナプス間に遊離された神経伝達物質は，シナプス前細胞のトランスポーターにより取り込まれ，再利用・代謝される。

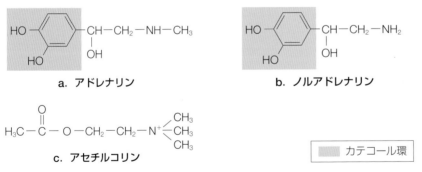

a. アドレナリン

b. ノルアドレナリン

c. アセチルコリン

▨▨▨ カテコール環

● 図7-4 神経伝達物質の構造

コリンが神経伝達物質である。一方，節後神経では神経系の種類によって神経伝達物質が異なり，交感神経の場合にはノルアドレナリン，副交感神経の場合にはアセチルコリンが神経伝達物質である。

　②**体性神経系**　運動神経の伝達物質はアセチルコリンで，感覚神経の伝達物質はさまざまである。

● **神経伝達物質の代謝**　神経伝達物質は神経終末で**シナプス小胞**にたくわ

えられる。刺激によって神経終末が興奮すると，シナプス間隙へ神経伝達物質が放出され，シナプス後細胞に存在する受容体に結合する。結合した受容体は，イオンチャネルを開閉したり，細胞内の酵素を活性化したりすることによってさらに情報を伝えていく。

　また，シナプス間隙へ放出された神経伝達物質は，酵素によって分解される，あるいはシナプス前細胞の終末に存在するトランスポーターによってニューロン内部に取り込まれ，再利用される（**再取り込み**）。

3 神経伝達物質受容体

　末梢神経系の神経伝達物質の受容体には，**アドレナリン受容体**と**アセチルコリン受容体**があり，それぞれの受容体にはさらに複数の種類（**サブタイプ**）がある。これらの神経伝達物質受容体は器官・組織によって分布が異なり，さまざまな生理機能と関連している（◎表7-1）。

　末梢神経系に作用する薬物の多くはこれらの受容体を標的としており，神経伝達物質を介した情報伝達に影響を及ぼすことによって，生体にさまざまな効果をもたらす。

● **アドレナリン受容体**　ノルアドレナリンと副腎髄質ホルモンであるアドレナリンの受容体は共通である。アドレナリン受容体は，受容体作動薬（◎19ページ）であるアドレナリンとノルアドレナリン，イソプレナリンに対する反応性の差によって，**α受容体**と**β受容体**に分類される（◎図7-5）。

　さらに，α受容体はα_1とα_2に，β受容体はβ_1，β_2，β_3に細分され，関連する機能が異なる。

◎表7-1　自律神経興奮による器官の反応

器官	交感神経興奮		副交感神経興奮	
	関与する アドレナリン受容体	反応	関与する アセチルコリン受容体	反応
血管（皮膚） 　　（筋）	α_1（主として） β_2	収縮 拡張	M M	—— ——
心臓	β_1	収縮力増加 心拍数増加	M	心拍数減少
瞳孔	α_1	散大	M	縮小
腸（壁） 　（括約筋）	β_2 α_1	弛緩 収縮	M M	運動増大 弛緩
気管支	β_2	拡張	M	収縮
子宮（妊娠）	α_1 β_2	収縮 弛緩	—— 	不定
唾液腺	α_1 β	水分泌 アミラーゼ分泌	M 	水分泌増加 ——
胃	——	——	M	胃酸分泌増加
肝臓	$\alpha_1 \cdot \beta_2$	糖新生	——	——
尿道（前立腺）	α_1	収縮	——	——

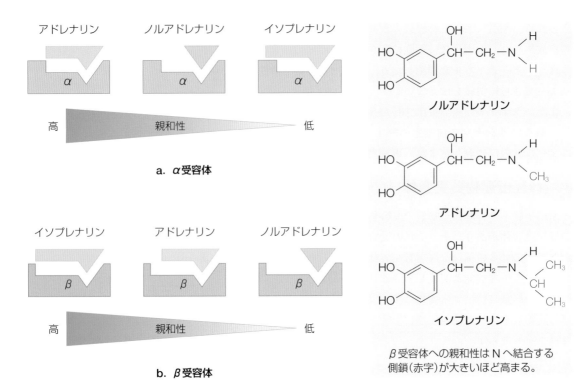

a. α受容体

b. β受容体

β受容体への親和性はNへ結合する
側鎖（赤字）が大きいほど高まる。

◯図7-5　アドレナリン受容体のサブタイプ

α_1受容体は血管に存在してこれを収縮させ，α_2受容体は交感神経終末に存在してノルアドレナリンの放出を調節する。

β_1受容体は心筋に存在して心拍数や心筋の収縮を高め，β_2受容体は気管支や血管の平滑筋に存在してそれらを拡張させる。β_3受容体は膀胱に存在し，膀胱の平滑筋を弛緩させて膀胱容積を増加させる（◯256ページ）。

● **アセチルコリン受容体**　アセチルコリン受容体は，**ムスカリン受容体❶**（**M受容体**）と**ニコチン受容体❷**（**N受容体**）に分けられる。

ムスカリン受容体は，副交感神経が支配する心臓・唾液腺・消化管などに存在する。副交感神経が興奮すると，ムスカリン受容体が刺激され，血管拡張や血圧降下，徐脈，腸運動，腺分泌の亢進，瞳孔の縮小などがおこる。

ニコチン受容体は，交感神経系および副交感神経系の神経節に存在し，これらの神経系における情報伝達を中継する。また，体性神経系である運動神経が支配する骨格筋にも存在し，脳からの運動指令を骨格筋に伝えるはたらきを担っている。

3　神経系に作用する薬物の作用機序

神経活動に作用する薬物は，神経伝達物質の放出・再取り込みや，受容体に影響を及ぼすことによってさまざまな効果をもたらす（◯図7-6）。

● **受容体作動薬（刺激薬）**　受容体に結合して，神経伝達物質と同じ作用をもたらす。アドレナリン受容体の作動薬として，ノルアドレナリン（ノルア

▢ NOTE

❶ある種のキノコ（ベニテングダケなど）に含まれる毒性成分（ムスカリン）が強く結合することに由来する。

❷タバコに含まれるニコチンが強く結合することに由来する。

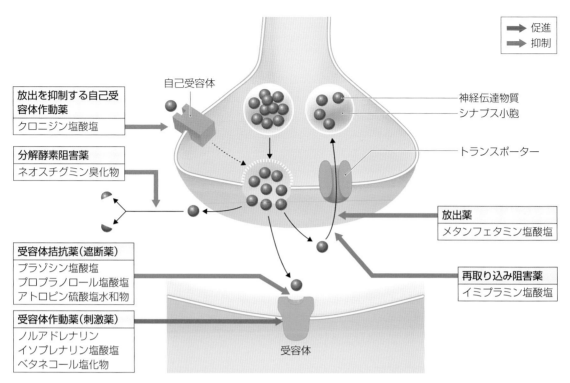

促進
抑制

放出を抑制する自己受
容体作動薬
クロニジン塩酸塩

自己受容体

分解酵素阻害薬
ネオスチグミン臭化物

神経伝達物質
シナプス小胞

トランスポーター

放出薬
メタンフェタミン塩酸塩

受容体拮抗薬(遮断薬)
プラゾシン塩酸塩
プロプラノロール塩酸塩
アトロピン硫酸塩水和物

再取り込み阻害薬
イミプラミン塩酸塩

受容体作動薬(刺激薬)
ノルアドレナリン
イソプレナリン塩酸塩
ベタネコール塩化物

受容体

○**図 7-6　神経系に作用する薬物のおもな作用機序**

ドレナリン)や*l*-イソプレナリン塩酸塩(プロタノール L)などがある。コリ
ン受容体の作動薬としてベタネコール塩化物(ベサコリン)などがある。

● **受容体拮抗薬(遮断薬)**　受容体に結合して，神経伝達物質の結合を妨げ
る。アドレナリン受容体の拮抗薬として，プラゾシン塩酸塩(ミニプレス)や
プロプラノロール塩酸塩(インデラル)などがある。コリン受容体の拮抗薬と
してアトロピン硫酸塩水和物(アトロピン硫酸塩)などがある。

● **分解酵素阻害薬**　神経伝達物質を分解する酵素を妨げることで，間接的
に神経伝達物質の作用を強める。アセチルコリン分解酵素の阻害薬として，
ネオスチグミン臭化物(ワゴスチグミン)やドネペジル塩酸塩(アリセプト)な
どがある。

● **放出薬**　神経伝達物質の神経終末からの放出を促進することで，間接的
に神経伝達物質の作用を強める。メタンフェタミン塩酸塩❶などがある。

● **再取り込み阻害薬**　いったん放出された神経伝達物質を神経終末に取り
込むタンパク質(トランスポーター)を阻害する。シナプス間隙の神経伝達物
質の濃度が高まるため，結果として神経伝達物質の作用を強める。イミプラ
ミン塩酸塩(トフラニール)などの抗うつ薬は，セロトニンやノルアドレナリ
ンなどの再取り込みを阻害することによって効果を発揮する(○183 ページ)。

● **自己受容体作動薬**　神経終末に存在して神経伝達物質の放出を調節する
受容体(自己受容体)を刺激する。中枢のアドレナリン自己受容体の作動薬と
して，クロニジン塩酸塩(カタプレス)などがある。

NOTE
❶覚せい剤であり，臨床的
には使用されていない。

B　交感神経作用薬

1　アドレナリン作動薬

　アドレナリン作動薬（交感神経刺激薬）は，交感神経系が興奮したときと同様の効果を引きおこす薬物の総称である。

　アドレナリン作動薬には，①受容体作動薬（アドレナリン，ノルアドレナリンなど[❶]），②再取り込み阻害薬（イミプラミン塩酸塩など），③放出薬（メタンフェタミン塩酸塩），④受容体作動薬と放出薬の性質をあわせもつ薬物（エフェドリン塩酸塩）が含まれる。本項では，おもに，①④の受容体作動薬としての性質をもつ薬物について述べる。

● **アドレナリン受容体作動薬の構造と作用**　アドレナリン受容体作動薬は，本来の伝達物質であるアドレナリンと化学構造が似たものが多い。特定の部分の違いによって，受容体の選択性や作用の強さが異なることがある（●150ページ，図7-5）。また，フェニレフリンとエフェドリンのように持続時間が異なることもある（●図7-7）。

● **アドレナリン受容体作動薬の使い分け**　アドレナリン受容体作動薬は，全身のアドレナリン受容体に作用するが，器官によって分布しているアドレナリン受容体の種類が異なり（●149ページ，表7-1），さらに薬物の種類によっても受容体やそのサブタイプに対する選択性が異なる（●150ページ，図7-5）。

　そのため，アドレナリン受容体作動薬は，治療目的や標的とする器官に応じた作用が発揮できるように，適切な薬物や投与方法を選ぶ必要がある。また，アドレナリンなどの選択性が低い薬物は，さまざまな受容体を刺激できるため，目的によってα受容体作動薬，β受容体作動薬，あるいは両方の作用を期待して用いられる。

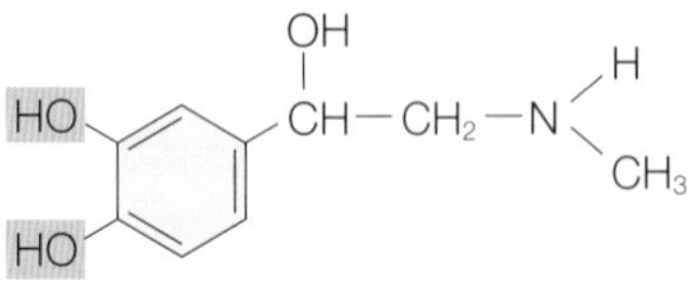

---NOTE

[❶]神経伝達物質そのものであるアドレナリンやノルアドレナリンの製剤も，薬物として使用される。

a. アドレナリン

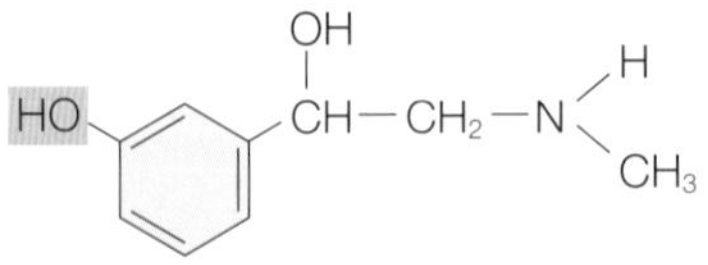

b. フェニレフリン

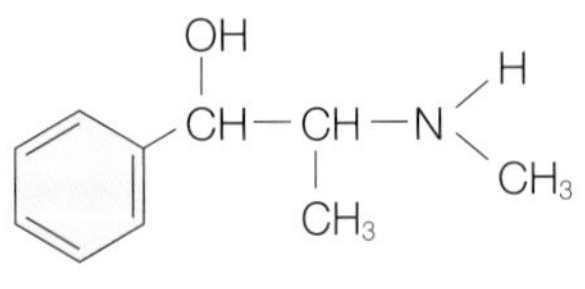

c. エフェドリン

●**図7-7　アドレナリン受容体作動薬の化学構造と薬理作用**
ベンゼン環（水色の部分）についているOH基の数と薬効は比例する。一方，OH基が1つのフェニレフリン（b）と，まったくないエフェドリン（c）は分解酵素の作用を受けにくくなり，作用持続時間は延長する。

1 α_1 刺激薬（α_1 受容体作動薬）

血管の収縮・拡張はさまざまな器官の機能や病態に関連している。α_1 **刺激薬**は，血管平滑筋の α_1 受容体を刺激して血管を収縮させる作用をもち，さまざまな目的に用いられている[1]。

● **臨床応用**　α_1 刺激薬は，ショック時の血圧維持や止血，鼻炎の症状緩和などに応用されている。

　□1 **ノルアドレナリン（ノルアドレナリン）**　ショック時の血圧維持に用いられる。静脈内注射で投与すると，血管の α_1 受容体を刺激して全身の血管を収縮させるため，血圧が上昇する。

　□2 **アドレナリン（ボスミン）**　ショック時の血圧維持を目的とする場合は，静脈内注射で全身投与する。この場合，β_2 受容体も刺激するため，それによる血管拡張作用が，α_1 受容体刺激による血管収縮作用を打ち消す方向にはたらく。結果的に血圧上昇の程度は軽度である。一方，手術時や鼻出血時の止血を目的とする場合は，局所に塗布する。α_1 受容体の刺激によって皮膚や粘膜の血管が収縮し，止血作用をもたらす。

　□3 **ナファゾリン塩酸塩（プリビナ）**　鼻炎では，毛細血管の拡張によって鼻粘膜が腫脹する。ナファゾリン塩酸塩を点鼻で投与すると，鼻粘膜の血管が収縮して鼻づまりが改善する。

2 α_2 刺激薬（α_2 受容体作動薬）

中枢には α_2 受容体があり，アドレナリンの自己受容体として機能している。α_2 **刺激薬**は，α_2 受容体を刺激して負のフィードバックをおこし，中枢性に交感神経系（●151 ページ，図 7-6）のはたらきを抑制する作用をもつ。その結果，末梢の血管拡張，心臓の収縮力・心拍数の低下などをもたらす。

● **臨床応用**　クロニジン塩酸塩（カタプレス），メチルドパ水和物（アルドメット）は，中枢性の α_2 刺激薬である。これらの薬物では，血管拡張による降圧作用や心拍数低下作用が，高血圧の治療に利用されている（●202 ページ）。

3 β_1 刺激薬（β_1 受容体作動薬）

β_1 **刺激薬**は，心筋細胞の β_1 受容体を刺激して心臓の収縮力や心拍数を高める作用をもつ。

● **臨床応用**　アドレナリン，ノルアドレナリン，l-イソプレナリン塩酸塩（プロタノール L），ドパミン塩酸塩（イノバン）は，ショックや心停止などで心臓の収縮力が低下した際に，強心薬として使用される（●図 7-8）。

4 β_2 刺激薬（β_2 受容体作動薬）

β_2 **刺激薬**は，気管支平滑筋の β_2 受容体を刺激して気管支を拡張する作用をもつ。

● **臨床応用**　気管支喘息では，気道が狭くなって呼吸困難をおこすため，

NOTE

[1] 一方で，β_2 受容体が刺激されると血管が拡張するため，薬物の使用時には，各受容体に対する反応性を考慮する必要がある。

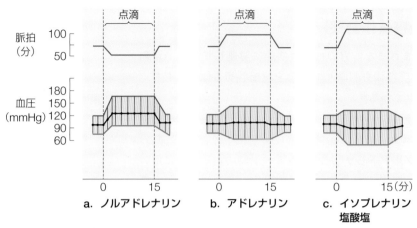

注）血圧は，赤：収縮期血圧，青：拡張期血圧，黒：平均血圧を示す。

◎図7-8　ノルアドレナリン・アドレナリン・イソプレナリン塩酸塩の効果
ノルアドレナリンは血管のα受容体を刺激して血圧を上昇させる。アドレナリンは脈拍を増加させるが，血圧上昇効果は軽度である。イソプレナリン塩酸塩は血管のβ受容体を刺激して拡張期血圧を下げるが，脈拍数の増加作用は最も強度である。

$β_2$刺激薬が治療に用いられる（◉241ページ）。

　１ **dl-イソプレナリン塩酸塩（アスプール）**　dl-イソプレナリン塩酸塩は，$β_1$受容体と$β_2$受容体両方を刺激する薬物であり，強力な気管支拡張作用をもつ。

有害作用　$β_1$受容体の刺激が心臓に悪影響を及ぼすため，近年はあまり使用されなくなっている。

　２ **選択的$β_2$刺激薬（選択的$β_2$受容体作動薬）**　サルブタモール硫酸塩（ベネトリン），プロカテロール塩酸塩水和物（メプチン）などは$β_1$受容体よりも$β_2$受容体に対する作用が強い。経口薬のほか，喘息発作時に使用する吸入薬もある。サルメテロールキシナホ酸塩（セレベント）は作用持続時間が長いため，喘息発作の予防にも使用される。

5 $β_3$刺激薬（$β_3$受容体作動薬）

　$β_3$刺激薬は，膀胱平滑筋の$β_3$受容体を刺激して，膀胱を広げ，尿道を狭くするする作用をもつ。
● **臨床応用**　$β_3$刺激薬のミラベグロン（ベタニス）は，尿失禁や過活動膀胱に対して排尿を抑制する目的で使用される（◉256ページ）。

2 抗アドレナリン薬

　抗アドレナリン薬（交感神経抑制薬）は，α受容体またはβ受容体に拮抗作用をもつアドレナリン受容体拮抗薬の総称である。抗アドレナリン薬は，アドレナリン受容体を介した興奮の伝達を遮断することによって，交感神経系のはたらきを弱める作用をもち，さまざまな目的に用いられている。

1 α遮断薬（α受容体拮抗薬）

α遮断薬は，交感神経系のうちα受容体を介した部分のはたらきを弱めることによって，さまざまな効果を引きおこす。

● 臨床応用　臨床的にはa_1受容体の拮抗作用による効果が応用されている。

①高血圧の治療　プラゾシン塩酸塩（ミニプレス）やドキサゾシンメシル酸塩（カルデナリン）は，血管平滑筋のa_1受容体を遮断する作用をもち，末梢血管を拡張することによって血圧を下げる（●202ページ）。フェントラミンメシル酸塩（レギチーン）は，アドレナリンを過剰に産生して高血圧をおこす褐色細胞腫の診断や，手術の際の降圧に使用される。

②前立腺肥大による排尿障害の治療　タムスロシン塩酸塩（ハルナールD）は，尿道および前立腺部にある平滑筋のa_1受容体を遮断し，尿道を広げたり前立腺を縮小させることによって尿の通過を容易にする（●256ページ）。

2 β遮断薬（β受容体拮抗薬）

β遮断薬は，交感神経系のうちβ受容体を介した部分のはたらきを弱めることによって，さまざまな効果を示す（●表7-2）。

とくに循環器への作用は臨床上重要であり，心臓のβ_1受容体に対する拮抗作用は，心拍数の減少および心筋収縮力の低下をもたらし，心臓が送り出す血液量（心拍出量）を低下させる。

有害作用　気管支のβ_2受容体に対する拮抗作用は気管支を収縮させるため，気管支喘息などの閉塞性肺疾患が悪化する可能性がある。したがって，これらの患者にはβ遮断薬の投与を避けなければならない。

● 臨床応用　おもに循環器への効果が，不整脈や高血圧などの治療に応用されている。

①不整脈の治療　不整脈は心拍のリズムの異常で，脈拍が多い頻脈性不整脈と少ない徐脈性不整脈に大別され，さらに発生機序や症状によって分類される。

不整脈のうち，交感神経系の緊張による頻脈（洞頻脈）や，心房内の伝導異常による頻脈（上室頻拍）にβ遮断薬が用いられる（●216ページ）。おもな薬物として，プロプラノロール塩酸塩（インデラル）があるが，β_2受容体への拮抗作用も有するため，閉塞性肺疾患を悪化させる可能性がある。そのため，

●表7-2　交感神経におけるβ受容体の分布とはたらき

器官	受容体	受容体刺激による効果	受容体遮断による効果
心臓	β_1	心拍数増加，心収縮力増強，刺激伝導亢進，興奮性亢進	抗狭心症効果，抗不整脈効果，抗高血圧効果
気管支	β_2	拡張	気道抵抗上昇（喘息発作の誘発）
肝臓	β_2	血糖上昇	低血糖からの回復遅延
膀胱	β_3	排尿抑制	——

選択的 β_1 遮断薬であるアセブトロール塩酸塩(アセタノール)は，安全性がより高い。

2 狭心症・心筋梗塞後の心臓保護の治療　心臓を栄養する血管(冠動脈)が動脈硬化によって狭くなると，心臓への酸素供給が低下する。この状態で運動などの負荷が心臓にかかり，胸痛などをきたすことを狭心症といい，冠動脈が閉塞し，心臓の一部が壊死した状態を心筋梗塞という。

β 遮断薬は心臓のはたらきを抑制することにより，心臓への負荷を軽減する(◉208ページ)。狭心症には，選択的 β_1 遮断薬であるメトプロロール酒石酸塩(セロケン)やアテノロール(テノーミン)が用いられる。心筋梗塞後の心臓保護には，プロプラノロール塩酸塩(インデラル)やアテノロールが用いられる。

3 高血圧の治療　β 遮断薬による血圧低下のしくみは複雑であるが，心拍出量の低下のほか，腎臓からのレニン放出低下による体液量の減少などが関与すると考えられている(◉202ページ)。

β_1 受容体への拮抗作用に加えて，α_1 受容体への拮抗作用による末梢血管拡張をもたらす薬物(**$\alpha\beta$ 遮断薬**)であるラベタロール塩酸塩(トランデート)，カルベジロール(アーチスト)，アモスラロール塩酸塩(ローガン)が用いられる。

4 慢性心不全の治療　慢性心不全は，心臓の血液を全身に送り出すポンプ機能が持続的に低下した状態で，浮腫や肺水腫などの症状をきたす。

β 遮断薬は心臓の負荷を軽減することにより，慢性心不全の延命に有効である(◉212ページ)。ビソプロロールフマル酸塩(メインテート)やカルベジロール(アーチスト)が用いられる。

投与時の看護のポイント

β 遮断薬は，心不全の悪化，徐脈や房室ブロック，低血圧，気道抵抗の増大などをまねくことがある。この種の薬物を使用する際には，以下の事項に留意しなければならない。

①選択的 β_1 の遮断薬であっても，気管支喘息や閉塞性肺疾患の患者への使用を避ける。

②β 遮断薬で長期に治療していた患者が急に服薬を中止すると，心筋梗塞の発症などの急激な病状の悪化をまねくおそれがある。そのため，治療中の患者には，かってに服薬を中止しないよう注意しておく。また，投薬をやめる場合にも徐々に減量しなければならない。

③糖尿病の薬物治療中の患者に対して，β 遮断薬の投与は慎重にする。β 遮断薬により，吐きけ・頻脈などの低血糖由来の身体症状がおおいかくされるため，危険な状態になっても気がつかない可能性がある。また，血糖を下げる薬物の効果が過度にあらわれる危険もあるため，十分な観察が必要である。

④β 遮断薬の使用中には，心電図検査・血圧測定などを定期的に実施することが望ましい。

C 副交感神経作用薬

1 コリン作動薬

　アセチルコリンは，副交感神経系の節後線維，運動神経系，自律神経節などにおいて神経伝達物質としてはたらく。**コリン作動薬**は，ムスカリン受容体・ニコチン受容体からなるアセチルコリン受容体（●147ページ，図7-2）を刺激する作用をもつ薬物の総称である。

1 直接型コリン作動薬

　直接型コリン作動薬は，ムスカリン受容体を直接刺激する。副交感神経系を介した血管拡張，血圧降下，徐脈，腸運動，腺分泌の亢進，瞳孔の縮小などの効果は臨床的にとくに重要である（●表7-3）。

　①**アセチルコリン塩化物（オビソート）**　アセチルコリンそのものの製剤である。体内の分解酵素（**コリンエステラーゼ**）によってすばやく分解されてしまうため（●図7-9），治療薬として使用されることはほとんどない。

　②**ベタネコール塩化物（ベサコリン）**　コリンエステラーゼで分解されにくく，直接ムスカリン受容体に作用する直接型コリン作動薬である。腹部手術や分娩後におこる腸管麻痺やイレウス，手術後の排尿障害，神経性の排尿障害（神経因性膀胱）に対して用いられる。

●表7-3　コリン作動薬の適用

分類	薬物名	適用
直接型 コリン作動薬	コリンエステル類 　アセチルコリン塩化物（オビソート） 　ベタネコール塩化物（ベサコリン）	腸管麻痺 腸管麻痺・尿閉
	コリン作動性の天然アルカロイド 　ピロカルピン塩酸塩（サンピロ）	緑内障の診断・治療
コリンエステ ラーゼ阻害薬	ネオスチグミン臭化物（ワゴスチグミン） ジスチグミン臭化物（ウブレチド） エドロホニウム塩化物（アンチレクス） ピリドスチグミン臭化物（メスチノン） アンベノニウム塩化物（マイテラーゼ）	重症筋無力症・腸管麻痺 手術後の排尿障害など 重症筋無力症の診断 重症筋無力症 重症筋無力症

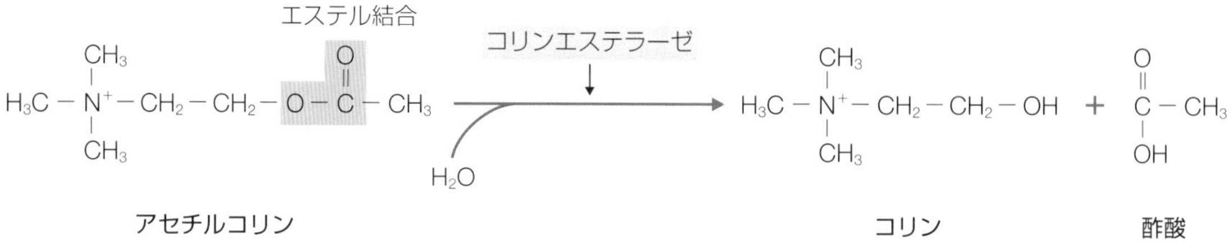

●図7-9　アセチルコリンの加水分解

3 ピロカルピン塩酸塩（サンピロ）　コリン作動薬の天然アルカロイドである。点眼薬として緑内障の治療に用いられる（●284ページ）。

4 その他　また、脳のニコチン受容体を刺激する薬物のニコチン（ニコチネル TTS）やバレニクリン酒石酸塩（チャンピックス）が、禁煙補助薬として用いられている。

2 コリンエステラーゼ阻害薬

コリンエステラーゼ阻害薬は、アセチルコリン分解酵素であるコリンエステラーゼを阻害することによって間接的にアセチルコリンの作用を強める。副交感神経の興奮時と同様に、徐脈、腸管運動の亢進、唾液腺の分泌亢進、瞳孔の縮小などの効果をもたらす（●149ページ、表7-1）。

● **その他の作用**　コリンエステラーゼ阻害薬には、ムスカリン受容体だけでなくニコチン受容体を刺激するものや、中枢で作用するものもある。

① **神経筋接合部での作用**　ニコチン受容体を刺激する作用によって、骨格筋の収縮を強める。この作用は、重症筋無力症[1]の診断や治療に応用されている。

② **中枢での作用**　脳での記憶・学習には、アセチルコリンおよびニコチン受容体が深くかかわっている。ドネペジル塩酸塩（アリセプト）は、脳で作用するコリンエステラーゼ阻害薬であり、認知症の治療薬として用いられている。

● **おもな薬物**　治療目的に応じてさまざまな薬物が使用される。

1 ネオスチグミン臭化物（ワゴスチグミン）　腸管麻痺、イレウスに対して、用いられる。

2 ジスチグミン臭化物（ウブレチド）　手術後の排尿障害や神経因性膀胱に対して用いられる。

3 エドロホニウム塩化物（アンチレクス）　重症筋無力症の診断の指標として用いられる。具体的には、エドロホニウム塩化物を静脈内注射投与し、神経筋接合部でアセチルコリンの分解が抑えられることによる一時的な病状の改善の有無を観察する。

4 ピリドスチグミン臭化物（メスチノン）、アンベノニウム塩化物（マイテラーゼ）　重症筋無力症の補助的な治療薬として用いられる[2]。

投与時の看護のポイント
①気管支喘息や甲状腺機能障害のある患者に使ってはならない。
②腸閉塞や尿路の閉塞のある場合は、危険なので使用しない。
③呼吸困難や徐脈、血圧降下などの重篤な有害作用をおこすことがあるので、適切に対応できるようにする。
④パーキンソン症候群を悪化させるおそれがあるので注意する。

---

2 抗コリン薬

抗コリン薬は、コリン作動性神経から放出されたアセチルコリンのムスカ

NOTE

[1] 重症筋無力症では、神経筋接合部にあるニコチン受容体に対する自己抗体が産生されることによって受容体がうまく機能しなくなり、骨格筋の脱力がおきる。

[2] 現在、重症筋無力症の治療では胸腺摘出術と副腎皮質ステロイド薬の投与が主である。

リン受容体(◎147ページ, 図7-2)への結合を阻害する薬物(ムスカリン受容体拮抗薬)である❶。

□ NOTE
❶アセチルコリンには, ニコチン受容体もあるが, こちらを阻害する薬物(ツボクラリン塩化物など)は, 骨格筋の弛緩を引きおこすため, 筋弛緩薬として扱われる(◎161ページ)。

1 抗コリン薬の薬理作用

コリン作動性神経はさまざまな生理機能にかかわっているため, 薬物の効果もさまざまである。たとえば, アトロピン硫酸塩水和物はムスカリン受容体を阻害することによって, 心拍数の増加や, 腺分泌の抑制(汗が出ない, 口渇, 気道分泌の減少), 散瞳, 平滑筋の緊張低下などの効果をもたらす。

また, 脳のムスカリン受容体が遮断されると振戦などの不随意運動が改善するため, 抗コリン薬はパーキンソン病の治療にも用いられる。

有害作用 抗コリン薬には, 口渇や目のかすみ, 頻脈, 便秘, 尿閉, 緑内障の悪化などの有害作用がある。とくに, 緑内障や前立腺肥大症の患者へ投与してはならない。

2 抗コリン薬の応用

代表的な抗コリン薬には, アトロピン硫酸塩水和物とスコポラミン臭化水素酸塩水和物がある。これらはナス科の植物アルカロイドが由来であるため,

---

column 有機リン化合物中毒とその解毒薬

有機リン化合物は, 農薬やサリンなどの有毒ガスの成分である。この化合物を体内に摂取すると, コリンエステラーゼに強く結合して酵素活性を阻害する。そのため, 体内のアセチルコリンが異常に増加して呼吸筋麻痺などの中毒症状をおこす。

有機リン化合物中毒に対しては, この化合物をコリンエステラーゼから引きはなす作用をもつプラリドキシムヨウ化物(パム)を解毒薬として投与する。また, 後述する抗コリン薬のアトロピン硫酸塩水和物が治療に用いられる(◎図, 293ページ)。

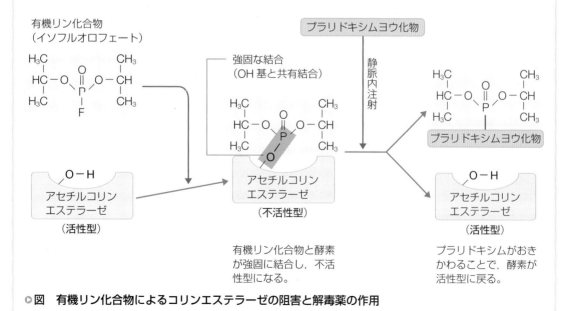

◎図　**有機リン化合物によるコリンエステラーゼの阻害と解毒薬の作用**

◯ 表7-4　抗コリン薬の応用

分類	薬物名	剤型	応用
ベラドンナアルカロイド	ロートエキス	ロートエキスおよび合剤：散剤・坐薬・軟膏	慢性胃炎・胃酸過多・痔疾
	アトロピン硫酸塩水和物 スコポラミン臭化水素酸塩水和物	注射剤・粉末・錠剤 スコポラミンおよび類似薬：注射剤・錠剤	鎮痛・鎮痙・散瞳（数日間） 鎮静・鎮痙
アトロピン代用薬	トロピカミド シクロペントラート塩酸塩 ブチルスコポラミン臭化物 トリヘキシフェニジル塩酸塩 ピレンゼピン塩酸塩水和物	点眼剤 点眼剤 錠剤・注射剤・坐薬 散剤・錠剤・カプセル 錠剤	散瞳（数時間） 散瞳（数時間） 鎮痙・消化性潰瘍 パーキンソン症候群 胃・十二指腸潰瘍

ベラドンナアルカロイドともよばれる。

● **おもな薬物**　現在では，上記のほかに，より安全性の高い**アトロピン代用薬**も開発されており，治療目的に応じてさまざまな薬物が用いられている（◯表7-4）。

　①**ブチルスコポラミン臭化物（ブスコパン），ブトロピウム臭化物（コリオパン）**　抗コリン作用によって平滑筋の緊張をゆるめ，消化管疾患，胆石・尿路結石による腹痛をやわらげる。

　②**ピレンゼピン塩酸塩水和物（ピレンゼピン塩酸塩）**　選択的に胃酸分泌を抑えるため，胃・十二指腸潰瘍に使用されることがある（◯246ページ）。

　③**オキシブチニン塩酸塩（ポラキス），コハク酸ソリフェナシン（ベシケア），トルテロジン酒石酸塩（デトルシトール）**　膀胱を収縮させる副交感神経を抑える作用をもち，尿失禁を予防する目的で使用される（◯256ページ）。

　④**イプラトロピウム臭化物水和物（アトロベントエロゾル）**　気管支平滑筋に選択的にはたらく抗コリン薬で，気道を拡張して呼吸困難を改善する（◯241ページ）。

　⑤**スコポラミン臭化水素酸塩水和物（ハイスコ）**　麻酔導入時に，気道分泌を抑え誤嚥性肺炎を予防する目的で与薬する（◯170ページ）。

● **その他の用途**　眼科領域では，アトロピン硫酸塩水和物（アトロピン硫酸塩）が，検査のための散瞳や虹彩炎の治療に用いられる（◯285ページ）。

投与時の看護のポイント
①ベラドンナアルカロイドおよびアトロピン代用薬の有害作用は，口渇，目のかすみ，頻脈，便秘，尿閉，緑内障の悪化などである。これらがおこる理由は，抗コリン効果が強すぎたことがほとんどであるが，症状が本来の病気によるものか，あるいは薬の副作用によるものかの鑑別が大切である。
②アトロピンの過量投与によって，幻覚・精神興奮などの有害作用があらわれることがある。

D　筋弛緩薬・局所麻酔薬

1　筋弛緩薬

1　筋弛緩薬の薬理作用

　骨格筋は運動神経の支配を受けている。運動神経の興奮が伝達されると，神経筋接合部では，神経終末から放出されたアセチルコリンがニコチン受容体に結合・刺激する。その結果，骨格筋細胞内にカルシウムイオンが流入して濃度を増し，筋肉の収縮をおこす。

　筋弛緩薬は，骨格筋の収縮を抑制して弛緩させる薬物の総称であり，以下の作用をもつものに大別される。

- 筋細胞のカルシウムイオン濃度上昇を抑える薬物（ダントロレンナトリウム水和物など）。
- 脳・脊髄に作用し，骨格筋を弛緩する薬物（チザニジン塩酸塩，バクロフェンなど）。
- 神経筋接合部でニコチン受容体の機能を低下させる薬物（ツボクラリン塩化物❶，スキサメトニウム塩化物水和物など）。

2　筋弛緩薬の応用

● **おもな薬物**　筋弛緩薬は手術のときに筋肉の緊張を低下させ，手術を行いやすくするために麻酔薬と一緒に用いられる。また，さまざまな疾患による筋肉の異常な緊張をやわらげる目的でも用いられる。

　1 ロクロニウム臭化物（エスラックス）　骨格筋のニコチン受容体を遮断して筋弛緩をおこす。呼吸筋も麻痺させるため，使用中は人工換気が必要である。手術時の筋弛緩に用いられる。

　2 スキサメトニウム塩化物水和物（スキサメトニウム）　ニコチン受容体に結合して持続的に受容体を刺激することにより，骨格筋の機能を低下させる（持続的脱分極）。作用持続時間が5分程度と短いため，気管挿管を容易にする目的で用いられる。

　3 ダントロレンナトリウム水和物（ダントリウム）　脳卒中後遺症や脳性麻痺による筋肉のこわばり（痙性麻痺）に有効である。そのほか，吸入麻酔のまれな有害作用である悪性高熱症（高熱と筋のこわばり）や，抗精神病薬の有害作用である悪性症候群にも有効である。

　4 チザニジン塩酸塩（テルネリン），バクロフェン（ギャバロン）　中枢性筋弛緩薬であり，脳幹・脊髄から骨格筋への情報伝達を抑える。さまざまな疾患による筋肉のこわばりに有効である。

⎯NOTE
❶南米の先住民が用いていた矢毒から開発された筋弛緩薬で，現在は製造・販売されていないが，歴史的に重要な薬物である。

2　局所麻酔薬

1　局所麻酔薬の薬理作用

　局所から中枢神経への感覚伝達が遮断された状態を**局所麻酔**という。局所麻酔のために用いる薬物を**局所麻酔薬**といい，ニューロンのナトリウムチャネルの活動を妨げて，興奮の伝達を遮断することで神経麻痺をおこす。

| 有害作用 | 脳虚血や痙攣，ショック，不整脈をおこすことがあるため，使用時には十分観察しなければならない。

2　局所麻酔薬の応用

● **局所麻酔の種類**　局所麻酔薬は，運動神経よりも感覚神経をすみやかに麻痺するという特徴をもつため，小手術によく用いられる。

　①**表面麻酔**　鼻腔・咽頭・結膜などの粘膜や，創面の表面に薬液を塗布する方法である。

　②**浸潤麻酔**　皮下に麻酔薬を注射して，薬液を浸潤させ，手術部位を麻痺させる方法である。小手術または脊椎麻酔の補助に用いられる。

　③**伝達麻酔**　神経幹や神経叢の周囲に薬液を注射して，感覚神経の伝達能力を麻痺させる。四肢・指趾の手術，神経痛の治療などの際に用いられる。

　④**脊椎麻酔**　脊髄くも膜下腔に薬液を注入する方法であり，感覚神経の根部に薬液を作用させて，支配下の領域を麻痺させる。腹部や下肢の手術に用いられる。

　⑤**硬膜外麻酔**　痛みの治療を主体にしたペインクリニック領域で広く利用される方法である。がんの疼痛や難治性の疼痛をやわらげる目的で用いられる。仙骨裂孔の中に針を刺し，硬膜外に達したら局所麻酔薬を注入する。

　⑥**その他**　眼科領域の表面麻酔薬として，麻薬であるコカイン塩酸塩の点眼液が用いられる。

● **おもな薬物**　局所麻酔薬は，薬物の化学構造によって作用の持続時間や副効果のおこりやすさが異なる（◉図7-10）。

　[1] ブピバカイン塩酸塩水和物（マーカイン）　長時間作用性の局所麻酔薬であり，最も広く用いられる。代替薬として，リドカイン塩酸塩やメピバカ

　　a. プロカイン（エステル型）　　　　　b. リドカイン（アミド型）

◉**図7-10　局所麻酔薬の化学構造**
エステル型のプロカインはアミド型のリドカインより分解されやすいため，作用持続時間が短い。また，過敏反応も生じやすい。

イン塩酸塩(カルボカイン)が用いられることもある。

2 リドカイン塩酸塩(キシロカイン)　各種の局所麻酔に用いられる。リドカイン塩酸塩に血管収縮作用のあるアドレナリンをごく少量まぜて使用すると血液への吸収が遅くなるため，局所での作用が長く続く。また，不整脈の治療薬としても用いられる(◎216ページ)。

3 プロカイン塩酸塩(プロカイン塩酸塩)　以前は代表的な局所麻酔薬であったが，現在はあまり用いられていない。

投与時の看護のポイント
①局所麻酔薬はショックをおこすことがあるため，十分な問診が必要である。
②全身状態の把握および，ただちに救急処置がとれる準備，事前の静脈路の確保が求められる。

✏ work 復習と課題

❶ 次の(　　)内に適切な語句を入れなさい。

アセチルコリン受容体は(　①　)受容体と(　②　)受容体に大別される。(　①　)受容体は副交感神経が支配する(　③　)や(　④　)に存在し，(　②　)受容体は(　⑤　)や(　⑥　)に存在する。

一方，ノルアドレナリン受容体は(　⑦　)受容体と(　⑧　)受容体に大別され，(　⑦　)受容体は血管に存在して，これを(　⑨　)させる。(　⑧　)受容体は心臓に存在して，刺激されると心拍数を(　⑩　)させる。

❷ 神経伝達物質の作用を変化させる薬物とその機序について対応するものを線で結びなさい。

刺激薬	・	・プラゾシン塩酸塩
遮断薬	・	・ノルアドレナリン
分解酵素阻害薬	・	・イミプラミン塩酸塩
再取り込み阻害薬	・	・ネオスチグミン
自己受容体作動薬	・	・メタンフェタミン塩酸塩
放出薬	・	・クロニジン塩酸塩

❸ 薬物とその効果について対応するものを線で結びなさい。

アドレナリン	・	・狭心症の予防
ドパミン塩酸塩	・	・前立腺肥大による排尿障害の改善
クロニジン塩酸塩	・	・気管支の拡張
プラゾシン塩酸塩	・	・末梢性 α_1 受容体遮断による血圧降下
サルブタモール硫酸塩	・	・中枢性 α_2 受容体刺激による血圧降下
タムスロシン塩酸塩	・	・失血性ショック時の循環改善
メトプロロール酒石酸塩	・	・局所出血の止血

❹ コリン作動薬の応用として誤った組み合わせはどれか。

a．ピリドスチグミン臭化物──重症筋無力症
b．ベタネコール塩化物──腸管麻痺
c．ジスチグミン臭化物──排尿障害
d．エドロホニウム塩化物──排尿障害

❺ 抗コリン薬の応用として誤った組み合わせはどれか。

    a．ブチルスコポラミン臭化物——尿路結石による疼痛

    b．アトロピン硫酸塩水和物——便秘

    c．オキシブチニン塩酸塩——尿失禁

    d．スコポラミン臭化水素酸塩水和物——麻酔前与薬

❻ 次の薬物とその応用として誤った組み合わせはどれか。

    a．スキサメトニウム塩化物——全身麻酔による手術時の筋弛緩

    b．スキサメトニウム塩化物——気管挿管

    c．リドカイン塩酸塩——悪性高熱症

    d．ダントロレンナトリウム水和物——攣性麻痺

第 8 章

中枢神経系に作用する薬物

A 中枢神経系のはたらきと薬物

1 中枢神経系の構造と機能

中枢神経系は脳と脊髄から構成されている。中枢神経系は，外界からの情報を受け取り，分析し，必要に応じて適切に反応するというはたらきをもち，生命を維持するためのコントロールセンターとして機能している。

1 中枢神経系のシステムと機能

中枢神経系には，**序列系・放散系・局所調節系**という系（システム）が存在し，それぞれ異なる特徴をもつ（○図8-1）。

● **序列系**　序列系は，アセチルコリンや興奮性アミノ酸を神経伝達物質として，感覚（視覚・聴覚）や随意運動などの重要な機能を担う。この経路は，その一部でも損傷を受けるとシステムとして機能しなくなる。

● **放散系**　放散系は，ノルアドレナリン・ドパミン・セロトニンなどのモノアミン❶を神経伝達物質として，遠方かつ広い範囲に影響を与え（投射），それらの投射部位での調節機能を担う。注意・食欲・情動・気分などに関連している。これらの経路は，その一部が損傷を受けても，投射部位での機能は完全には障害されない。

● **局所調節系**　局所調節系は，きわめて近接した局所内で，そこを通過する情報の流れをγ-アミノ酪酸 gamma-aminobutyric acid（GABA）やグルタミン酸などのアミノ酸，ペプチドを伝達物質として調節する。

─ NOTE
❶アミノ基（-NH₂）を1つもつ化合物の総称。

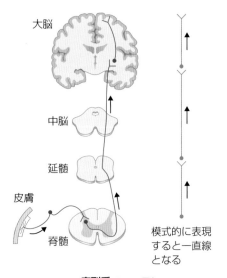

a. 序列系ニューロン

大脳／中脳／延髄／皮膚／脊髄

模式的に表現すると一直線となる

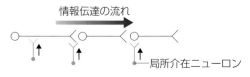

b. 放散系ニューロン

大脳／中脳

セロトニン神経（縫線核）
ノルアドレナリン神経（青斑核）

模式的に表現すると木の枝のように分岐する

c. 局所調節系ニューロン

情報伝達の流れ

局所介在ニューロン

○**図8-1　中枢神経系の3つの系**

2 組織ごとの中枢神経系の機能

中枢神経系は，組織ごとにも特徴的なはたらきをもつ。

● 大脳　大脳皮質は，約500億個のニューロン（神経細胞）からなる。思考・意識・感覚・随意運動などをつかさどり，その情報処理能力には無限の可能性がある。大脳のうち大脳辺縁系とよばれる海馬・扁桃体は，記憶・情動をつかさどる。

● 間脳　間脳の一部である視床下部は，内臓機能の調節を含めた自律神経系の中枢として機能している。

● 中脳・橋　大脳と延髄の間に位置する中脳・橋には，セロトニンを含有する縫線核やノルアドレナリンを含有する青斑核などのモノアミンを含んだ神経細胞群が存在しており，ここから脊髄を含めた中枢神経系のほとんどの部位に神経線維を送っている。また，中脳・橋に存在する網様体賦活系は，睡眠・覚醒の調節を行っている。

● 小脳　小脳は身体のさまざまな運動の協調とその微調整を行う。また筋の緊張を調節する統合器官でもある。

● 延髄　延髄には，呼吸・血管運動などの生きるために必要な諸中枢がある。また，咳や圧反射などの呼吸・循環系の反射のほか，嚥下や嘔吐などの反射も統合している。

● 脊髄　脊髄は脳と末梢神経の連絡通路にあたる。脊髄前角から骨格筋へ情報が伝えられ，脊髄後角を経て痛みなどの感覚情報が脳へ伝えられる。腱反射検査の基礎となる伸張反射 stretch reflex や，痛みなどの刺激によって皮膚の受容器が刺激されることで筋群の共同作用により逃避運動がおこる逃避反射 withdrawal reflex は，臨床的に重要な脊髄反射である。

2 中枢神経系の神経伝達物質

自律神経の終末では，アセチルコリンやノルアドレナリンがそれぞれ副交感神経・交感神経の指令を標的細胞に伝えている（●147ページ，図7-2）。

自律神経と同様に，中枢神経系においても各ニューロン間の情報伝達は，個々のニューロンが形成するシナプスを介して行われる。また，中枢神経系の情報伝達にもさまざまな神経伝達物質が関与する（●表8-1）。

● 中枢神経系の疾病と伝達物質　中枢神経系にはたらく薬物のほとんどは，

● 表8-1　中枢神経系のおもな神経伝達物質

アミン	アミノ酸	ペプチド	その他
アセチルコリン ノルアドレナリン セロトニン ドパミン ヒスタミン	グルタミン酸 γ-アミノ酪酸（GABA） グリシン	オピオイド タキキニン	プロスタグランジン

シナプスの情報伝達に影響を与えて作用を示す。中枢神経系での神経伝達物質と疾病のかかわりには，以下のようなものがある。

　①**うつ病とノルアドレナリンおよびセロトニン**　うつ病の発症メカニズムは不明であるが，ノルアドレナリン・セロトニンと密接な関係があると考えられている（◎182ページ「アミン仮説」）。

　ほとんどの抗うつ薬はシナプス前部にあるトランスポーター（◎22ページ）のはたらきを阻害するなどの作用をもつ。この作用によって，ノルアドレナリンやセロトニンの再取り込みを阻害し，シナプス間隙におけるこれらの情報伝達物質の濃度を上昇させる。

　②**パーキンソン病とドパミン**　パーキンソン病は，老年期に運動障害を引きおこす疾患で，無動・固縮・振戦・姿勢反射障害などの症状を特徴とする。日本人では1,500～2,000人に1人の頻度で発症する。パーキンソン病は運動を制御している黒質・線条体のドパミン神経が障害されて生じるが，その原因は不明である。

　治療にはドパミンの補充療法が行われる。一時的に劇的に改善されるが，あくまで対症療法である。とくに初期の患者に効果がある。

　③**学習・記憶とグルタミン酸およびアセチルコリン**　グルタミン酸は，大脳辺縁系の海馬で学習・記憶に関連する生理学的現象（長期増強現象）に欠かせない神経伝達物質である。また，アセチルコリンも記憶・学習に影響を及ぼす神経伝達物質である。

　シナプス間隙において，アセチルコリン濃度を上昇させる薬物のドネペジル塩酸塩（アリセプト）は，アルツハイマー病の進行を遅らせる効果をもつ。

B　全身麻酔薬

1　全身麻酔の基礎知識

　全身麻酔 general anesthesia は，外科手術を行う際に患者の痛みを取り去るほかに，意識を消失させたり骨格筋を弛緩させたりするなど，安全な手術を妨げるさまざまな生体反射の抑制を行う。ただし，1種類の全身麻酔薬だけではこれらの効果を十分に満たさないため，臨床では，複数の麻酔薬および，筋弛緩薬（◎161ページ），麻薬性鎮痛薬（◎190ページ）などを併用する（**バランス麻酔**）。

　全身麻酔薬の詳細な作用機序はいまだ明らかにされていない。現在のところ，全身麻酔薬は細胞膜の脂質二重層にとけ込んで，イオンチャネルなどのタンパク質の立体構造を変化させ，細胞膜の興奮性を抑制することによって麻酔作用を発現すると推定されている（◎図8-2）。

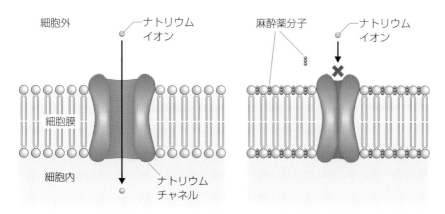

● 図8-2　推定される麻酔薬の作用機序
麻酔薬は細胞膜の脂質二重層にとけ込み，イオンチャネルなどの立体構造を変化させ，細胞膜の興奮性を抑制すると考えられている。

1 麻酔深度

　最近の全身麻酔薬はすみやかに作用が発現し，短時間で深い麻酔が得られる。ただし，古典的な麻酔薬❶での知見から，用量や麻酔時間に依存して，麻酔の深さには4段階あることが知られている。

● **第1期（無痛期）**　痛覚の減弱がおこるが，意識は不完全ながら保たれ，随意運動は可能である。無痛分娩などはこの段階で行われる。

● **第2期（興奮期）**　意識消失と見かけ上の興奮状態がこの段階の特徴である。意識を含め上位中枢の抑制機構が麻痺することにより，筋緊張の亢進や喉頭痙攣などの重篤な有害作用が発現する。この時期を短く，かつ軽くすませることは，手術による侵襲の悪影響を避け，手術を円滑にするうえで大切であり，そのために後述する麻酔前与薬が行われる。

● **第3期（外科的麻酔期）**　骨格筋の緊張がとれ，呼吸・循環を除き反射も抑制される。外科手術は，この時期に通常行われる。

● **第4期（延髄麻痺期）**　呼吸は浅く不規則となり，血圧も下降し，ついには呼吸停止をきたして死にいたる。

2 全身麻酔の前後の処置

● **麻酔前与薬**　全身麻酔を行う前には，原則として**麻酔前与薬** pre-anesthetic medication（前投与とも略す）を行う。麻酔前与薬が必要な理由には，以下のものがある。

• 手術に対する不安感を除き，眠けをもよおさせる。
• 唾液および気管支粘膜からの分泌を抑える（窒息の予防と術後肺炎の予防）。
• 麻酔薬および手術操作による悪影響を予防する（迷走神経は麻酔薬や機械的刺激で興奮することが多いため，抗コリン薬でこれを抑える）。
• 吸入麻酔薬による麻酔の導入をすみやかにする。
　麻酔前与薬としては，モルヒネ塩酸塩水和物やペチジン塩酸塩のような麻

NOTE
❶ アメリカで1846年にモートン Morton, W. によりジエチルエーテルがはじめてヒトの手術に使用された。わが国では，1804年に華岡青洲がマンダラゲなどの数種類の植物を調合した通仙散を用いて手術を行った。

薬性鎮痛薬と，アトロピン硫酸塩水和物，スコポラミン臭化水素酸塩水和物などの抗コリン薬，またはベンゾジアゼピン系抗不安薬のミダゾラムや制吐作用のある抗ヒスタミン薬を組み合わせて用いることが多い。

いずれも，麻酔開始45〜60分前に皮下注射（ミダゾラムは筋肉内注射）を行う。

● 神経遮断性無痛法（NLA）　近年は，麻酔前与薬または全身麻酔の導入および維持を目的として，ドロペリドール（精神安定薬）とフェンタニル（麻薬性鎮痛薬）を，静脈内に注射投与する方法が用いられている。この方法を，**神経遮断性無痛法** neuroleptanalgesia（**NLA**）という。

最近では，麻薬であるフェンタニルを避け，非麻薬性鎮痛薬のペンタゾシンと抗不安薬のジアゼパムを用いる **NLA 変法**も考案されている。

● 吸入麻酔の導入補助薬　後述する吸入麻酔の場合，導入補助薬としてケタミン塩酸塩（ケタラール）が使用されることも多い。これを緩徐に静脈内に注射すると，1分以内で麻酔状態となり，この麻酔は5〜10分持続する。

投与時の看護のポイント

①手術前夜に下剤を与え，当日は絶食させる。また鎮静薬を投与して，患者の不安感を除いておくことが必要である。あらかじめ，患者の一般状態を正確に記録し，医師に報告する。

②麻酔中は，患者の体位に気をつける。咽頭に詰まった分泌物が吸い込まれると窒息するため，これを防ぐために気管用チューブ・吸引器を用意する。低血圧に備えて，輸血や昇圧薬（フェニレフリン塩酸塩）の用意をする。

③麻酔から覚醒するときに嘔吐がおこりやすいため，頭を低くさせて顔を横に向け，吐きやすくさせる。手術後の疼痛はモルヒネ塩酸塩・ペンタゾシンなどでやわらげることがある。

---

2 全身麻酔薬の種類

全身麻酔薬は，吸入により使用する**吸入麻酔薬** inhaled anesthetics と，静脈内に投与される**静脈内麻酔薬** intravenous anesthetics がある。それぞれの麻酔薬には長所と短所があり，状況に応じて使い分けられる。

1 吸入麻酔薬

吸入麻酔は，気体や揮発性の麻酔薬を吸入させて麻酔状態を得る。気道系・循環器系・中枢神経系の順に麻酔薬が移行・分布し，逆の経路で排出される。作用発現にはある程度の時間が必要であるが，肝臓での代謝や腎臓からの排出の影響を受けにくく，換気の調節によって麻酔深度の調節が容易であるという特徴をもつ。

● おもな薬物　吸入麻酔薬は，種類によって効果や維持濃度，有害作用が異なる（●表8-2）。

1 **イソフルラン（イソフルラン吸入麻酔液）**　ケタミン塩酸塩などの静脈

○表 8-2　吸入麻酔薬の特徴

麻酔薬	酸素欠乏	筋弛緩	維持濃度	有害作用
亜酸化窒素	＋	－	50%[*1]	低酸素症による低血圧
イソフルラン	－	＋	2%	呼吸抑制・低血圧
セボフルラン	－	＋	4%	呼吸抑制

*1 ほかの麻酔薬と併用する。

内麻酔薬を投与し，ついで酸素と本剤を吸入させる。導入後，維持濃度は2%前後とする。利点として，①循環器系に対する副作用が少ない，②筋弛緩作用があるため，筋弛緩薬の使用量が少なくてすむ，③肝・腎毒性がない，などがある。

[欠点]　①刺激性のにおいがある，②呼吸抑制と低血圧があらわれることがある，などの欠点がある。

　②セボフルラン(セボフレン)　導入や覚醒がすみやかであることが特徴である。筋弛緩薬の作用を増強するため，併用するときは減量する。

　③亜酸化窒素　無臭の気体で引火性はない。導入期が短く(1〜2分)，すぐに麻酔の状態に入る。導入期にしばしば患者が笑ったような顔つきになることから笑気ともよばれる。

[欠点]　酸素欠乏に陥りやすく，単独での麻酔維持には効力が弱いため，ほかの吸入麻酔薬か静脈内麻酔薬を併用する。筋弛緩作用はきわめて弱い。

2　静脈内麻酔薬

　静脈内に麻酔薬を投与して麻酔状態を得ることを**静脈内麻酔**とよぶ。静脈内麻酔の長所は，①簡便なこと，②作用の発現がすみやかなことなどである。欠点として，①麻酔の深度を調節しにくい，②麻酔を維持するためには繰り返し注射する必要がある，③注射を繰り返すと覚醒後，めまい・頭痛が長引く，④十分な筋弛緩が得られないため大手術には不適当である，などがあげられる。

● おもな薬物　静脈内麻酔薬は導入麻酔に用いられるほか，単独で麻酔を行うこともある。

　①チオペンタールナトリウム(ラボナール)　バルビツール酸誘導体で，超短期間作用性の麻酔薬である。使用直前に注射用蒸留水にとかして 2.5% 液として静脈内に注射する。バルビツール酸系の静脈内麻酔薬としてはこのほかに，チアミラールナトリウム(イソゾール，チトゾール)がある。麻酔作用はチオペンタールよりもやや強力である。

[注意]　麻酔中に喉頭痙攣，舌根沈下をおこすことがあるため注意する。動脈への刺激作用が強いため，動脈内注射は絶対に避ける。チオペンタールの水溶液は，調製後 30〜60 分で変質が始まり混濁してくることがある。2〜3 時間放置したものは使用しないように留意する。

　②ミダゾラム(ドルミカム)　ベンゾジアゼピン系の抗不安薬である。麻

酔前与薬のほか静脈内麻酔にも使われる。チオペンタールのような血管(動脈)の刺激作用がなく，ケタミン塩酸塩のような覚醒時反応(夢のような状態，幻覚)がないため，これらにかわる麻酔薬として期待されている。

注意 溶液の pH が高くなると沈殿を生じるため注意する。

3 プロポフォール(ディプリバン)　水にとけないため1%懸濁液として使用する。麻酔の導入と維持を目的として，酸素・亜酸化窒素混合ガスと併用する。覚醒が早く，覚醒時反応もないとされ，日帰り手術に使用されている。

4 その他　ドロペリドール(ドロレプタン)や麻薬であるケタミン塩酸塩(ケタラール)などが静脈内麻酔薬として使われている。

C　催眠薬・抗不安薬

● 催眠薬・抗不安薬とは　睡眠障害や不安障害は，一般によくみられる障害である。これらの障害に対しては，睡眠導入あるいは不安の緩和(鎮静)を目的(臨床適用)として**催眠薬** hypnotics・**抗不安薬** antianxiety drugs(**鎮静薬**)とよばれる薬物が用いられる。

　催眠薬・抗不安薬は世界中で最も多く処方されている薬物のグループである。ただし，これらは臨床適用に基づいた分類であり，化学的には構造が異なる多くの薬物が含まれていることに注意が必要である。

● 段階的中枢機能抑制　催眠薬は，睡眠の導入と維持をもたらすために使用されるが，できるだけ自然な睡眠に近いことが望まれる。また，抗不安薬は，運動能力や精神機能の抑制なしに不安状態を緩和することが望まれる。

　しかし，催眠薬・抗不安薬には，用量を増やしていくと，鎮静・催眠・麻酔・昏睡などが続いておこってくるという特徴がある。これを用量に依存した**段階的中枢機能抑制**といい，適切な用量をまもることが大切である(◎図8-3)。たとえば，バルビツール酸誘導体 barbiturates は用量を増やしていくと，アルコールと同様に，麻酔状態に達し，さらに増やすと延髄の呼吸中枢を抑制して，昏睡や死にいたる。

　一方，ベンゾジアゼピン系薬物 benzodiazepines は，バルビツール酸誘導体よりも麻酔域をこえる用量は高いため，比較的安全な薬物であるといえる。

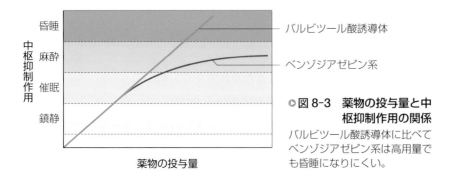

◎図8-3　薬物の投与量と中枢抑制作用の関係

バルビツール酸誘導体に比べてベンゾジアゼピン系は高用量でも昏睡になりにくい。

1 催眠薬

1 不眠症の基礎知識

◆ 睡眠の生理

　睡眠には，**ノンレム睡眠** non-rapid eye movement（**NREM**）とよばれる睡眠と，**レム睡眠** rapid eye movement（**REM**）とよばれる睡眠がある。

● **レム睡眠**　レム睡眠とは，眠りの深度が比較的浅い睡眠で，特徴的な眼球運動を伴う。眼球運動のほかに，心拍数・血圧・呼吸数の著しい変動，陰部の充血，筋肉の弛緩も目だち，身体の眠りが中心をなすと考えられており，夢をみるのもこのときである。睡眠全体のうちレム睡眠の占める割合は，新生児では全体の50%であるが，成長とともに減少し，成人では20〜30%となる。

● **ノンレム睡眠**　ノンレム睡眠とは，脳波上徐波が多く，比較的深い睡眠である。心拍数・呼吸数はやや減少している。成人では全睡眠の約70〜80%を占める。

● **睡眠周期**　眠りは通常，ノンレム睡眠から始まり，しだいに眠りの深度を増していくが，1時間前後を経過するとレム睡眠に移行する（◐図8-4）。レム睡眠が約20分続いたのち，再びノンレム睡眠となり，その後はノンレム睡眠とレム睡眠を繰り返す。これを**睡眠周期**という。

　ノンレム睡眠とレム睡眠はどちらも健康保持に必要である。たとえば，ノンレム睡眠の深度3が除去されると，身体的不快感・感覚異常・自殺志向があらわれる。また，レム睡眠は過量の催眠薬を投与すると短縮するが，連用を中止すると，抑制されたレム睡眠が反動的に増加し，そのため悪夢の出現率が高まる（◐図8-5）。さらに，レム睡眠が除去されると情緒不安定に陥りやすい。

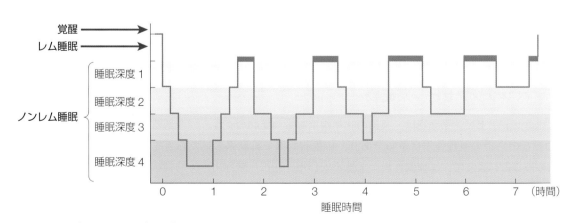

◐**図8-4　睡眠の深さと睡眠周期**

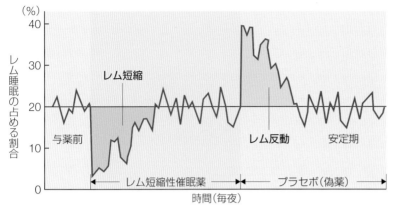

●**図8-5 レム睡眠の短縮と催眠薬離脱後の反動**
レム短縮：催眠薬を連用するとレム睡眠の短縮がみられる（とくに初期）。
レム反動：投与する薬物をプラセボにかえ，催眠作用をなくすと，抑制されたレム睡眠の反動的な増加がみられる。
（Hauri, P.：*The sleep disorders*. Upjohn, 1977 による）

◆ **不眠症の種類と薬物治療**

　不眠症にはいくつかの種類があるほか，程度もさまざまである。そのため，状況に応じて適切な薬物治療を行う。

● **軽度の不眠症**　健康な人でも，環境がかわったり，からだの調子がわるかったり，長時間飛行機で旅行したりすると，数日眠れないことがある。このような場合，半減期の短い催眠薬を最小有効量で用いて，睡眠のリズムを取り戻すようにする。

● **患者身辺に原因のある不眠症**　患者の身辺に不眠の原因があって，イライラや不安が続き，不眠を訴えるときは，カフェイン・アルコール飲料を避けて，やや作用時間の長い薬を用いる。ただし，まず不眠の原因を除くことが大切である。

● **精神疾患に伴う不眠症**　双極性障害・統合失調症などの患者にみられる不眠症では，催眠薬よりも抗うつ薬や抗精神病薬（クロルプロマジン塩酸塩，●180ページ）が有効である。

● **加齢に伴う不眠症**　高齢者は長期にわたって不眠を訴えることが多い。また，認知症の場合，夜間の鎮静のために催眠薬が投与されることがある。また高齢者では，代謝・排出能力の低下に伴って薬物作用が強くあらわれることもある。

　このような場合，ちょっとしたことで転倒し，大腿骨骨折によって寝たきり状態となる危険性がある。そのため，高齢者に催眠薬を用いる場合，常用量の1/3〜1/2から始めるとよい。

2 ベンゾジアゼピン系薬物

　ベンゾジアゼピン系薬物は，共通の化学構造をもつ薬物のグループである（●図8-6）。その薬理作用は多彩であり，中枢神経系で抑制系のはたらきを強めることによって，①催眠作用，②抗不安作用，③抗痙攣作用，④筋弛緩作用などをもたらす。ここでは催眠作用に特徴のある薬物を取り上げ，ほかの作用についてはそれぞれの作用に関係ある項目で述べる。

● **催眠作用の特徴**　ベンゾジアゼピン系薬物による催眠は，大脳辺縁系・

a. ニトラゼパム　　　b. フルラゼパム

：ベンゾジアゼピン系の基本骨格構造

◖図8-6　ベンゾジアゼピン系薬物の化学構造

◖表8-3　おもなベンゾジアゼピン系薬物の臨床的応用

作用持続	生物学的半減期	応用	薬物名
超短時間	4 時間	就眠[1]	トリアゾラム（ハルシオン）
短時間	10 時間	就眠，麻酔前投与	リルマザホン塩酸塩水和物（リスミー）
中等時間	15 時間	熟眠[2]，麻酔前投与，麻酔導入	フルニトラゼパム（サイレース）
	18～38 時間	熟眠・てんかん（欠神発作，部分発作）	ニトラゼパム（ネルボン，ベンザリン）
	18～30 時間	熟眠，麻酔前投与	エスタゾラム（ユーロジン）
長時間	47～107 時間	熟眠，麻酔前投与	フルラゼパム塩酸塩[3]（ダルメート）

1）就眠薬は作用の発現が早く，持続時間の短い薬で，寝つきのわるい場合に用いる。
2）熟眠薬は作用の発現は遅いが持続性のある薬で，眠りの浅い場合に用いる。
3）フルラゼパム塩酸塩自体の半減期は6時間だが，代謝産物も催眠作用をもち，その半減期は2～4日であるため，全体の作用は長時間続くことになる。

視床下部の抑制に基づく抗不安・抗緊張効果によるもので，自然の催眠に近いものとされている。そのほかに，①睡眠のパターンをさほどかえない（レム睡眠の短縮をおこしにくい），②過量に使用した場合にも，ほかの催眠薬と比較して安全性が高いなどの特徴をもつ。これらの特徴から，ベンゾジアゼピン系薬物はすぐれた催眠薬である。ただし，依存性があるため，近年は後述する新しい催眠薬を用いることも増えてきている。

● **おもな薬物**　ベンゾジアゼピン系薬物は，薬物ごとに作用時間が異なり，用途に応じて使い分けられている（◖表8-3）。

　1 ニトラゼパム（ネルボン，ベンザリン）　就寝前に5 mgを内服する。ニトラゼパムの半減期は約24時間であるため，用量を多くすると翌朝までかなりの睡眠薬が体内に残存し，この薬のもつ筋弛緩作用が加味される。このため，寝ぼけ・ふらつきなどのもちこし効果の原因となることに留意する。てんかんの欠神発作や部分発作を抑制する作用ももつ。

　2 フルラゼパム塩酸塩（ダルメート）　半減期が50時間以上であるため，

ほかのベンゾジアゼピン系薬物に比べて長時間作用性である。

$\boxed{\text{有害作用}}$ 用量を誤ると，翌日になっても鎮静が続き労働力が減退しやすい。10 mg の内服では有害作用はみられないため，これを目安にする。

　3 **エスタゾラム（ユーロジン）**　不眠症のほか麻酔前与薬にも用いられる。

　4 **トリアゾラム（ハルシオン）**　半減期が数時間と短く，翌朝にふらつき・倦怠感を残しにくい。

$\boxed{\text{有害作用}}$ 長期間の連用で依存を生じ，急に中止すると反動で不眠・不安・幻覚・妄想などの禁断症状をおこす。これを防ぐために少量投与と短期間に限ることが望ましいとされている。

3 非ベンゾジアゼピン系薬物

　非ベンゾジアゼピン系薬物は，化学構造はベンゾジアゼピン系薬物と異なるが，薬理学的にはベンゾジアゼピン系に類似した作用をもつ薬物である。効果と有害作用の少なさのバランスはよいが，作用時間が短い。

●おもな薬物　ゾルピデム酒石酸塩（マイスリー）やゾピクロン（アモバン）がある。

4 バルビツール酸誘導体

　バルビツール酸誘導体は，共通の化学構造をもつ薬物のグループで，脳幹の網様体に作用して覚醒機能を抑えるはたらきをもつ。

$\boxed{\text{欠点・有害作用}}$ バルビツール酸誘導体は，①薬物依存性が高い，②レム睡眠の短縮をおこしやすい，③過量では覚醒困難な深い眠りをきたす，などの欠点がある。

●おもな薬物　現在，催眠薬としては主流ではなくなっているが，以下の薬物が用いられている。

　1 **超短時間作用性薬**　チオペンタールナトリウム（ラボナール）などがある。静脈内麻酔薬として用いられる（●171ページ）。

　2 **短時間作用性薬**　ペントバルビタールカルシウム（ラボナ）やセコバルビタールナトリウム（アイオナール・ナトリウム）などがある。

　3 **中等時間作用性薬**　アモバルビタール（イソミタール）は不安除去・不眠治療・抗痙攣の目的で用いられる。

　4 **長時間作用性薬**　フェノバルビタール（フェノバール）の半減期は60〜120 時間であり，作用の持続時間が長い。鎮静薬としても有効であるが，抗てんかん薬としても重要である（●188ページ）。

$\boxed{\text{薬物相互作用}}$ フェノバルビタールの服用中は，肝臓の薬物代謝酵素の活性が上がるため，ほかの薬物が分解されやすくなって効果がわるくなることがある。

5 オレキシン受容体拮抗薬

　1 **スボレキサント（ベルソムラ）**　覚醒を維持するペプチドであるオレキシンの受容体拮抗薬で，覚醒状態を抑制することにより，不眠症を治療する。

ベンゾジアゼピン系薬物やバルビツール酸誘導体とは異なり，長期の使用によっても依存性が少ないとされる。

　②レンボレキサント（デエビゴ）　スボレキサントに比べて，併用禁忌薬がない一方で，傾眠のリスクが高い。

2　抗不安薬

1　不安症群/不安障害群の基礎知識

　仕事や学業などのできごとや活動について過剰な不安や心配が続くと，しだいに落ち着きのなさや緊張感が出現して疲労しやすくなり，集中困難や筋肉の緊張，睡眠障害などを呈するようになる。

　このような一連の疾患群を**不安症群/不安障害群**という。突然発現する強い恐怖から，激しい動悸や窒息感，現実感消失，死への恐怖などをきたすパニック発作も不安症群の1つである。

　催眠薬の項で前述したベンゾジアゼピン系薬物（●174ページ）は，抗不安薬にも属しており，不安除去のために広く利用されている。

2　ベンゾジアゼピン系薬物

　①ジアゼパム（セルシン）　神経症の不安・緊張を除く。脊髄反射を抑え，筋の緊張を除く作用が強いため，脳と脊髄神経の障害による筋痙攣の抑制に用いられる。

　②エチゾラム（デパス）　作用がジアゼパムよりも強い。ほかのベンゾジアゼピン系と異なりノルアドレナリン再取り込みを抑えるため，抗うつ作用もある。レム睡眠を短縮する作用ももつ。神経症やうつ病による不安・睡眠障害などに用いられる。

---

column　**抗不安薬の効果の判定**

　不安・心配・恐怖などは目に見えない心の状態であり，抗不安薬の研究開発には前臨床研究および臨床試験の両方で慎重な評価が必要である（●59ページ）。

　前臨床研究では，実験動物は話すことができないために候補薬の効果の判定がむずかしい。そのため，電気ショックなどのいやな目にあう前に警告信号があると逃げるように条件づけられたネズミに抗不安薬を与え，警告信号を出しても無視するかどうか（脱抑制効果）で効果を判定するなどの方法がとられる。

　臨床試験では，その疾患で信頼性のある症状評価尺度などが効果の判定に用いられるが，ヒトが対象であるため動物実験以上に慎重な評価が必要である。よく計画された臨床試験によると，プラセボ（偽薬）でも抗不安作用は35％の患者にみとめられるのに対し，バルビツール酸誘導体催眠薬で50％，ベンゾジアゼピン系抗不安薬では75％の抗不安作用がみとめられるとされ，抗不安薬の有効性が裏づけられている。

③ロラゼパム（ワイパックス）　神経症の不安および緊張，抑うつに効果がある。

3 その他

①タンドスピロンクエン酸塩（セディール）　セロトニン受容体に作用して，抗不安作用を発現する。筋弛緩作用や依存を生じないとされている。

②パロキセチン塩酸塩水和物（パキシル）　シナプス間隙（●147ページ）のセロトニン濃度を上昇させる薬物である。抗うつ薬として使用されるほか，パニック発作や強迫症/強迫性障害に有効とされている。

3 ベンゾジアゼピン系薬物とバルビツール酸誘導体に共通する作用点

近年，γ-アミノ酪酸（GABA）が結合して中枢神経系の抑制作用を発揮するGABA 受容体●の性質がかなり明らかにされ，ベンゾジアゼピン系薬物とバルビツール酸誘導体に共通する作用機序が明らかになりつつある。

● **GABA_A 受容体と抗不安薬の作用**　GABA_A 受容体は，GABA が結合する本体に加えて，バルビツール酸誘導体が結合する受容体と，ベンゾジアゼピン系薬物が結合する受容体の部分が，複合体を形成していると推定されている（●図 8-7）。

バルビツール酸誘導体とベンゾジアゼピン系薬物は，複合体のそれぞれの受容体に結合すると，GABA の本体への結合をより強化するようにはたらき，それらの作用によって GABA の中枢抑制作用がさらに強められると考えられている。

NOTE
❶GABA 受容体にはタイプ A，タイプ B，タイプ C の3種類があり，タイプ A は塩化物イオン（Cl⁻）の透過性を，タイプ B はカルシウムイオン（Ca²⁺）の透過性を調節する。ベンゾジアゼピン系とバルビツール酸系はこのうちタイプ A の受容体に結合する。

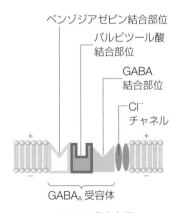

a. GABA 非存在下
GABA がない状況では，Cl⁻チャネルは閉口している。

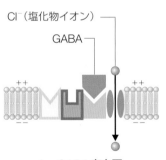

b. GABA 存在下
GABA が結合すると，Cl⁻チャネルが開口し，Cl⁻イオンが細胞内へ流入する。

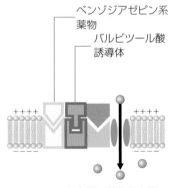

c. GABA 存在下＋薬物存在下
薬物存在下でGABA が結合すると，Cl⁻チャネルの開口が増え，Cl⁻の流入増加によって細胞内はより負の電荷に傾き，神経の興奮が抑制される。

●**図 8-7　GABA_A 受容体とベンゾジアゼピン系薬物・バルビツール酸誘導体**

投与時の看護のポイント

①催眠薬・抗不安薬はとかく連用しやすい薬品である。連用の結果，薬をほしがる気持ちが強くなったり，強度の場合は薬を中断すると禁断症状があらわれたりする薬物依存を生じることがある。そのため，投与には慎重を期すことが大切であり，入眠しているのに服薬させるなどの機械的な投与は避ける。

②一過性全健忘(途中覚醒時のできごとを覚えていない)・眠け・ふらつきをおこすため，自動車運転などを避けるよう説明する。

③アルコールと併用すると強く中枢抑制がおこるため，併用しないように注意する。

④筋弛緩作用があるため，重症筋無力症の患者には使用しない。

⑤緑内障・低呼吸機能の患者には投与しない。

⑥妊娠・授乳への影響があるため担当医に説明を受けるようすすめる。

⑦肝機能障害を有する患者や高齢者は，しばしば薬に過敏に反応するため，少量から投与を始める。

⑧夜間トイレなどに行く際は，ベッドからの転落や転倒に注意する。

D　抗精神病薬

抗精神病薬 antipsychotic drugs は，おもに神経系の過剰なはたらきを抑制する薬物である。抗精神病薬は，さまざまな精神疾患に対して用いられるが，**統合失調症** schizophrenia の薬物治療が代表的な適用である。

1　統合失調症の基礎知識

統合失調症は，妄想，幻覚，支離滅裂な会話などの陽性症状と，感情の平坦化，思考の貧困，意欲の欠如などの陰性症状を特徴とする疾患である。統合失調症は，100人に1人の頻度で発症するといわれ，①妄想，②幻覚，③思考の解体や疎通性のない会話，④非常にまとまりのない言動・緊張病性の行動，⑤陰性症状(感情の平坦化・無為)からなる5つの中核症状を有する。

● **統合失調症スペクトラム障害**　近年，上記の中核症状の有無や重症度，持続時間が患者によりさまざまであることから，以下の統合失調症および状態の異なる障害・疾患は，程度が違うだけで連続的な病的状態(スペクトラム)であると考えられるようになり，**統合失調症スペクトラム障害**という概念としてよばれるようになっている。

- 統合失調型パーソナリティ障害：5つの中核症状がはっきりとしたかたちではみられないもの
- 妄想性障害：妄想の症状だけが顕著にみられるもの
- 短期精神病性障害：中核症状のうちの1つ以上が確認されても1か月以内に完全に回復したもの

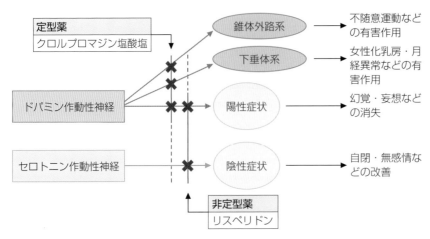

○図8-8 中枢神経系と関連する抗精神病薬の作用点

- 統合失調症様障害：統合失調症の診断基準を満たすが6か月以内にその診断を満たさない程度に回復したもの
- 統合失調症：診断基準を満たす病的状態が6か月以上にわたり継続したもの

　統合失調症スペクトラム障害の原因はまだよくわかっていないが，現時点では大脳におけるドパミン過剰説が有力である。とくに，辺縁系におけるドパミン作動神経の活動過剰が病因の1つになっていることは確からしいと考えられている。また，セロトニンの関与も指摘されている（○図8-8）。

2 抗精神病薬の種類

1 定型抗精神病薬

　最初に開発されたクロルプロマジンやハロペリドールなどは，しばしば**定型抗精神病薬（定型薬）**とよばれる。大脳に作用して中枢のドパミンのはたらきをとめるため，精神運動興奮・幻覚・妄想を改善する（○図8-8）。

有害作用 一方で，中枢のドパミン作用の抑制は，パーキンソン症候群（○185ページ）やアカシジア（じっとしていられない），ジストニア（顔面のぴくつき，眼球回転発作），女性化乳房・月経異常などの内分泌機能異常をもたらす。長期間あるいは高用量使用後には遅発性ジスキネジア（舌や唇をもぐもぐさせるなどの不随運動）を生じることがある。また，定型精神病薬には末梢のα受容体遮断作用や抗コリン作用もあり，有害作用の原因となる（○表8-4）。

　1 クロルプロマジン塩酸塩（コントミン） 最も代表的な抗精神病薬である。クロルプロマジン塩酸塩は，感情をつかさどる大脳辺縁系に作用して，情緒の安定化をもたらす。この作用はドパミン作動神経の抑制によるものと考えられており，回復した患者の維持療法に使用される。

有害作用 高齢者ではパーキンソン症候群・過鎮静・起立性低血圧がおこり

○表 8-4　抗精神病薬の有害作用

薬物	鎮静	パーキンソン症候群	抗コリン作用	α遮断作用
クロルプロマジン	＋＋＋＋	＋＋	＋＋＋	＋＋＋＋
ハロペリドール	＋	＋＋＋＋	＋	＋
スルピリド	＋	＋	＋	＋
フルフェナジン	＋	＋＋＋	＋＋	＋
リスペリドン	＋	＋	＋	＋＋
オランザピン	＋＋	＋	＋	＋

（＋）弱い〜（＋＋＋＋）強い

やすい。また，催奇形性があるため妊婦に投与してはならない。

　②ハロペリドール（セレネース）　幻覚・妄想を抑える作用が強力なため，急性期の統合失調症に用いられる。

　[有害作用]　有害作用の発現率はクロルプロマジン塩酸塩より高い。昏睡状態にある患者や妊婦には投与しない。服用中の母親は授乳を中止する。

　[代替薬]　ハロペリドールデカン酸エステル（ハロマンス）は，投与後に体内で徐々にハロペリドールが遊離するため，作用が持続的である。服薬率のわるい患者には，筋肉内注射で投与することが有効な場合もある。

　③スルピリド（ドグマチール）　有害作用は少ないが，作用も緩和である。低用量では胃・十二指腸潰瘍やうつ状態にも使用される。

　[投与方法]　半減期が短いため初期には1日3回以上に分割して投与する。

2　非定型抗精神病薬

　定型薬よりあとに開発されたリスペリドンやオランザピンなどは，**非定型抗精神病薬（非定型薬）**とよばれる。定型薬と非定型薬には，明確な定義・区別はないが，後者はセロトニン受容体に対する効果もあり，陰性症状にも有効で，有害作用の頻度も少ないとされている（○図8-8，表8-4）。

　①リスペリドン（リスパダール）　中枢のドパミンのみならずセロトニンの作用もとめる非定型薬である。パーキンソン症候群をおこしにくく，幻覚などの陽性症状のみならず陰性症状（自閉・無感情）にも有効である。

　②オランザピン（ジプレキサ）　無感情などの陰性症状にも効果があるとされる非定型薬である。

　[禁忌]　インスリン抵抗性を生じることがあるため，糖尿病患者および糖尿病既往の患者への投与は禁忌である。

　③アリピプラゾール（エビリファイ）　ドパミン受容体に対して部分作動薬として作用し，ドパミン神経系を調整・安定させる作用をもつ。

　④クロザピン（クロザリル）　従来の治療薬で改善がみとめられない治療抵抗性統合失調症に用いられるが，重篤な無顆粒球症や顆粒球減少症を引きおこすため，講習などを受けた医師・薬剤師のもとでしか使用できない。

投与時の看護のポイント

①服薬の確認を怠らない。

②抗精神病薬の投与を始めてから1〜2週間以内に起立性低血圧(末梢のα受容体遮断作用)や口渇，排尿困難(抗コリン作用)，ジストニアがおこり，ついでパーキンソン症候群などが発現するため留意する。

③長期連用すると舌や唇をモグモグさせるなどの遅発性ジスキネジアがあらわれやすい。また，まれであるが重大な有害作用として悪性症候群(高熱・筋固縮・昏睡)の生じることが知られている。

④非定型薬投与中に高血糖や糖尿病の悪化があらわれることがあるので，血糖値の測定や観察を行う。

⑤有害作用の早期発見に心がけ，出現した場合は即時断薬(あるいは減薬)，対症療法を行い，他剤への変更などを行う。

⑥胎盤を通過し，乳汁に移行するため，妊娠・授乳は担当医に相談する。

E 抗うつ薬・気分安定薬

1 気分障害(抑うつ障害・双極性障害)の基礎知識

1 抑うつ気分とうつ病

気分の落ち込みや，興味・意欲・喜びの減退などを抑うつ気分(状態)という。**うつ病**は，持続した抑うつ気分を中心としたさまざまな症状を特徴とする精神疾患であり，一生涯を通じて10%の人に発症するといわれている。

患者がからだの障害について具体的に説明できないあいまいな訴えをする場合，うつ病あるいは抑うつ状態を疑う。これらの病因は，中枢のノルアドレナリンおよびセロトニンの神経機能異常に基づくものと推定されている(**アミン仮説❶**)。

2 双極性障害

易刺激性や易怒性，多弁，観念奔逸(さまざまなことを思いつき話題がつぎつぎとかわること)，注意散漫，睡眠欲求の減少，誇大性(自尊心が肥大して尊大となること)，抑制消失(過剰に意欲的で活動的となること)，逸脱行為(無分別な消費，無謀運転，性的逸脱など)といった躁状態と抑うつ状態を繰り返す病態を**双極性障害**という。

双極性障害の正確な原因は不明であるが，遺伝的因子，脳内の神経伝達物質の調節，心理・社会的因子が関与する可能性があると考えられている。

NOTE

❶アミン仮説

1950年代に高血圧治療薬としてレセルピン(◐203ページ)が導入されてまもなく，この薬物がうつ病を引きおこす可能性があることが明らかになった。レセルピンはシナプス前小胞中のモノアミン(セロトニンやノルアドレナリン)の貯蔵を阻害し枯渇させることから，これらの神経伝達物質がうつ病に関連するというアミン仮説が提唱された。

2 抗うつ薬・気分安定薬の種類

1 抗うつ薬

　うつ病・抑うつ状態に伴う気力減退に対しては**抗うつ薬**が用いられる。抗うつ薬は遅効性であり，服用してから効果があらわれるまでに数週間を要する。

注意 うつ病は軽症でも自殺の危険性がある。自殺企図は発病初期だけでなく回復期にも多いため，外来治療の場合には，家族同伴の通院が望ましい。また過量服用による自殺を避けるため，1回の処方日数は最小限にとどめる。

● おもな薬物　抗うつ薬は，その化学構造や作用機序から，**三環系抗うつ薬**，**四環系抗うつ薬**，**選択的セロトニン再取り込み阻害薬** selective serotonin reuptake inhibitor（**SSRI**），**セロトニン・ノルアドレナリン再取り込み阻害薬** serotonin noradrenaline reuptake inhibitor（**SNRI**）などに分類される（◐図 8-9, 10）。

　①**イミプラミン塩酸塩（イミドール，トフラニール）**　代表的な三環系抗

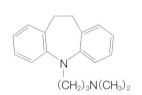

a. 三環系抗うつ薬（イミプラミン）　　　　**b. 四環系抗うつ薬（ミアンセリン）**

◉**図 8-9　抗うつ薬の化学構造**
共通の化学構造にある環状構造の数によって三環系・四環系という名称がついている。

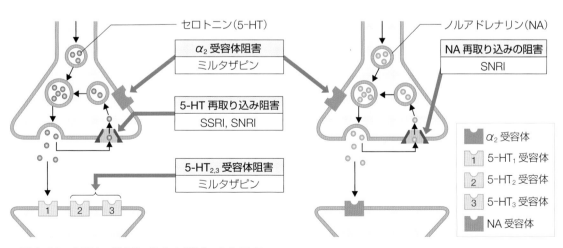

◉**図 8-10　SSRI・SNRI・ミルタザピンの作用点**
いずれの薬物も，シナプス間隙のセロトニンあるいは，ノルアドレナリンの濃度を上昇させる。また，ミルタザピンはうつ症状改善に関与しない受容体（5-HT$_2$，5-HT$_3$）を阻害することによって症状の改善をはかる。

うつ薬で，脳内のノルアドレナリン・セロトニンの活性を上昇させ，気分を高揚させる。悲哀・抑うつ型に有効であるとされている。そのほかの三環系抗うつ薬としてアミトリプチリン塩酸塩（トリプタノール）やクロミプラミン塩酸塩（アナフラニール）などがある。

[有害作用]　口渇・便秘などの抗コリン作用（アトロピン様作用）がある。

[2] ミアンセリン塩酸塩（テトラミド）　四環系抗うつ薬である。イミプラミン塩酸塩に比べて速効性があり催眠・鎮静作用が強い。1日1回の投与も可能である。その他の四環系抗うつ薬にはマプロチリン塩酸塩（ルジオミール）がある。

[有害作用]　抗コリン作用は，三環系抗うつ薬に比べて弱い。

[3] フルボキサミンマレイン酸塩（デプロメール，ルボックス），パロキセチン塩酸塩水和物（パキシル），塩酸セルトラリン（ジェイゾロフト）　選択的にセロトニンのシナプス前への再取り込みを抑制し，シナプス間隙のセロトニン濃度を上昇させる SSRI である。

[有害作用]　三環系抗うつ薬に比べ，抗コリン作用や α 遮断作用による有害作用が少ない。服用時の吐きけ・嘔吐が知られている。

[4] ミルナシプラン塩酸塩（トレドミン）　セロトニンとノルアドレナリンの両方の再取り込みを阻害する SNRI である。

[注意]　大うつ病に対して SSRI より効果があるとされるが，ノルアドレナリンによる循環器への影響（頻脈・動悸・血圧上昇）に注意する。

[5] ミルタザピン（リフレックス）　中枢神経のシナプス前細胞にあるアドレナリン α_2 受容体は，ノルアドレナリンやセロトニンの遊離を調節しており，これを阻害することにより，中枢神経のノルアドレナリンおよびセロトニン（5-HT）の遊離を増強する。また，セロトニン受容体（5-HT 受容体）のうち，$5-HT_2$ 受容体と $5-HT_3$ 受容体を阻害する作用があるため，抗うつ作用に関連する $5-HT_1$ 受容体のみを選択的に活性化する（●図8-10）。

投与時の看護のポイント
①効果発現には数週間かかることを説明する。
②三環系抗うつ薬は抗コリン作用（アトロピン様作用）が強いため，口渇・便秘をきたす。未治療の閉塞隅角緑内障には禁忌である。
③三環系抗うつ薬は α 遮断作用による廊下・便所・浴室などでの立ちくらみをきたしやすい。
④飲酒や車の運転には注意を促す。
⑤妊娠・授乳については担当医に相談するようにすすめる。

2　気分安定薬

双極性障害に対しては，脳のはたらきを抑制する薬物が用いられる。

[1] 炭酸リチウム（リーマス）　双極性障害の躁状態に特異的に作用して脳を静穏化する。躁うつ状態を1年に1〜2回繰り返す症例では，炭酸リチウムの長期間の投与によって再発を予防することが可能である。

<u>中毒症状</u>　過量により，嘔吐・食欲不振に始まって，ふるえ・運動障害・めまいなどがあらわれる。減量しないと中毒が進行して頭痛・耳鳴り・情動不安から，意識障害・痙攣発作がおこり，腎障害もおこる。

<u>投与量</u>　はじめは週2回投与する。定常状態になっても月1回は血清リチウム濃度を確認して，投与量の増減をはからなければならない（◉39ページ，TDM）。

② カルバマゼピン（テグレトール），バルプロ酸ナトリウム（デパケン）てんかん治療薬であるが，気分安定薬として躁状態の治療にも用いられる。

F　パーキンソン症候群治療薬

1　パーキンソン症候群の基礎知識

パーキンソン症候群は，無動症や筋固縮，振戦・独特の顔つき，突進現象などを徴候とし，運動を制御している大脳基底核がおかされるためにおこる**パーキンソン病**と**パーキンソン病症状**を呈する疾患の総称である。

尾状核・黒質・線条体などの基底核には通常ドパミンが多量に含まれるが，パーキンソン病ではこれらドパミン作動性神経が障害され，ドパミンの遊離が異常に減少している（◉図8-11）。また，基底核に対するコリン作動性ニューロンのはたらきかけが相対的に高くなった状態であるとみなすこともできる。

2　パーキンソン症候群治療薬の種類

① レボドパ（ドパゾール，ドパストン）　L-ドパともよばれる。投与されたL-ドパの5%以下が脳に移行してドパミンに転化する。90%以上は末梢でドパミンとなる。このため，末梢での転化を抑制する薬物を併用したレボドパ・カルビドパ水和物合剤（ネオドパストン，メネシット）がある。

<u>有害作用</u>　末梢のドパミン作用（起立性低血圧・不整脈）がある。長期間与薬

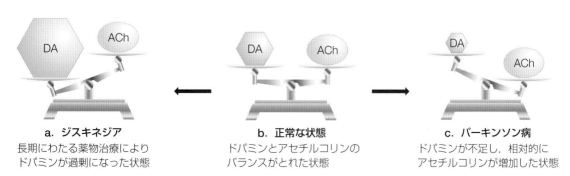

a. ジスキネジア	b. 正常な状態	c. パーキンソン病
長期にわたる薬物治療によりドパミンが過剰になった状態	ドパミンとアセチルコリンのバランスがとれた状態	ドパミンが不足し，相対的にアセチルコリンが増加した状態

◉図8-11　大脳基底核におけるドパミン（DA）とアセチルコリン（ACh）のバランス

するとジスキネジア(舌や口唇をモグモグさせる)を発現することがある。

　2 **エンタカポン(コムタン)**　末梢のカテコールアミンを分解するカテコール-O-メチル基転移酵素 catechol-O-methyltransferase(COMT)は, レボドパも分解してしまう。エンタカポンは, COMT を阻害することで末梢でのレボドパの不活性化を防ぐ。

　3 **抗コリン薬**　トリヘキシフェニジル塩酸塩(アーテン), ビペリデン塩酸塩(アキネトン)は筋固縮・振戦に有効である。

　4 **アマンタジン塩酸塩(シンメトレル)**　中枢神経系でのドパミン作動性神経終末からドパミンの放出を促す作用があるため, パーキンソン症候群を改善する。単独またはレボドパと併用する。

　|有害作用|　興奮・不安・眠けなど精神神経症状をおこすことがある。

　5 **ブロモクリプチンメシル酸塩(パーロデル)**　中枢神経系のドパミン受容体に作用して, パーキンソン症状を改善する。

　6 **プラミペキソール塩酸塩水和物(ビ・シフロール)**　ドパミン受容体作動薬である。突発的な眠けを発現することがあるため, 服用時は, 自動車の運転や機械の操作, 高所作業などの危険を伴う作業をしないように警告されている。

　7 **ドロキシドパ(ドプス)**　パーキンソン病にみられる「すくみ足」に効果がある。脳に入ってノルアドレナリンに変化する。

　8 **セレギリン塩酸塩(エフピー-OD)**　ドパミンを分解する酵素(モノアミン酸化酵素)を阻害して, 中枢神経系に存在するドパミン量を増加させる。レボドパによって十分な効果が得られないときに使用する。

　|禁忌|　三環系抗うつ薬などのモノアミンの濃度を上昇させる薬物との併用は, 高血圧や失神などの重篤な有害作用を発現させるため禁忌である。

投与時の看護のポイント
①抗精神病薬や制吐薬の多くはドパミン受容体遮断作用があり, パーキンソン病治療薬の効果を相殺するため, これらの併用薬の有無をチェックする。
②長期治療患者では薬物の種類と服用量が増えるため, 有害作用も増加し, 服薬法も複雑になる。したがって, 家族の協力を得ることも必要である。
③重症度が上がるにつれて, 運動機能障害以外の精神症状, 排尿障害, 摂食困難などへの看護・介護上の指導が必要となる。

G　抗てんかん薬

1　てんかんの基礎知識

　てんかん epilepsy は, 「種々の病因によってもたらされる慢性の脳疾患であって, 大脳ニューロンの過剰な放電から由来する反復性の発作(てんかん

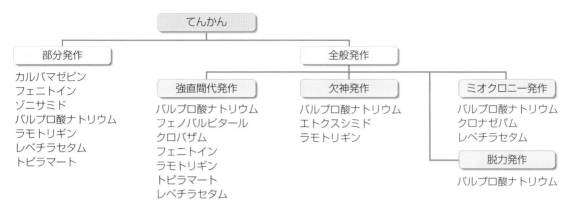

○図8-12　てんかんの発作型とその治療薬

発作)を主徴とし，それに変異に富んだ臨床ならびに検査所見の表出が伴う」
疾患と定義されている[1]。

　てんかん発作は，国際分類法により次のように分類される。

● **部分発作**　発作が大脳の片側の一部から始まるものである。

　①**単純部分発作**　意識障害がなく，脳の発作部位によって，身体の一部の
運動発作や視覚・聴覚などの知覚発作が生じる。

　②**複雑部分発作**　意識混濁に加え，さまざまな部分発作症状が発現する。

　③**二次性全般化発作**　一部の痙攣から全身に広がるものである。

● **全般性発作**　意識障害があり，大脳の両側性に生じるものである。

　①**欠神発作**　短時間の意識消失が特徴で，突然に始まり，突然に終わる。

　②**ミオクロニー発作**　四肢の一連の筋群に生じるものである。

　③**強直間代発作(大発作)**　強直相(1分以下)では突然意識を失い，筋強直
や呼吸が停止する。ついで間代相(2〜3分)では，筋肉の攣縮や尿失禁など
が生じる。

　④**脱力発作**　意識消失に筋緊張の低下を伴うものであり，小児の点頭てん
かんや失立発作などがある。

● **てんかんの治療**　治療では，まず発作型を正確に診断することが必要で
あり，原因ではなく発作型によって薬物を選択する(○図8-12)。発作をしず
めるのみならず，発作を予防することが治療の目的となるため，きちんと服
薬することが大切である。

2　抗てんかん薬の種類

　⬜1 **フェニトイン(アレビアチン)**　強直間代発作と部分発作には有効であ
るが，欠神発作には効果がない。てんかん治療に用いる用量では抗痙攣効果
だけがあらわれ，眠けをおこさない。

　⬛有害作用⬛　過量投与すると，運動失調・眼振などがあらわれることがある。

---

1) Gastaut, H.・WHO 国際てんかん用語委員会編，和田豊治訳：てんかん事典. 金原出版，1974.

長期連用では歯肉増殖をおこす。連用中に急に減量や投与を中止すると，てんかん重積状態がおこり危険である。徐々に減量することが大切である。

　②**カルバマゼピン(テグレトール)**　部分発作の第一選択薬となっている。三又神経痛や躁うつ病の治療にも使われる。

|有害作用| 高齢者では少量でもめまいやふらつきがあるため注意する。骨髄抑制による顆粒球の減少があれば投与を中止する。

　③**フェノバルビタール(フェノバール)**　長時間作用型のバルビツール酸誘導体で，鎮静作用と抗痙攣作用がある。

|注意| 薬物依存をおこす。また急な投与中止は，発作の誘発，興奮・不眠・幻覚などの禁断症状をおこすため，注意しなければならない。

　④**クロナゼパム(ランドセン，リボトリール)**　ベンゾジアゼピン系の薬物でGABAの作用を増大させる。ミオクロニー発作，欠神発作に使用されるほか，点頭てんかんなどの脱力発作にも有効である。

|有害作用| 過度の鎮静や薬物耐性・薬物依存が生じることがある。

　⑤**バルプロ酸ナトリウム(デパケン)**　部分発作・全般性発作の広範囲に有効である。ミオクロニー発作・欠神発作の第一選択薬である。

|禁忌| まれだが致死的な肝障害が生じることがある。催奇形性があるため，妊婦には禁忌である。

　⑥**エトスクシミド(ザロンチン)**　欠神発作に使用される。

　⑦**てんかん重積症に用いられる薬**　ジアゼパムをゆっくりと静脈内に注射する。また，フェノバルビタールの筋肉内注射が併用されるが，呼吸の抑制には十分注意しなければならない。

　⑧**その他の抗てんかん薬**　近年に開発された，ラモトリギン(ラミクタール)，レベチラセタム(イーケプラ)，トピラマート(トピナ)などは**新規抗てんかん薬**とよばれる。比較的に新しい薬物ではあるが，効果および有害作用の少なさが従来薬に比べて特段にすぐれているわけではないので，従来薬と同様に場合に応じて使用される。

|注意| ラモトリギンの過剰投与により中毒性表皮壊死症(TEN)やスティーブンス-ジョンソン症候群，薬剤性過敏症症候群などの全身症状を伴う重篤な皮膚障害があらわれることがあるため注意が必要である。

投与時の看護のポイント
①発作予防が目的であるため，きちんと服薬するよう説明する。
②服薬は通常数年以上必要であり，長期間発作がなくても服薬を中断すれば再発する危険性があるため，独断で減量や中止をしないように説明する。
③治療中にも痙攣発作が生じることがあるため，その際の適切な対応と処置が求められる。
④有害作用の発現にも注意する。血中濃度の測定は服薬状況の把握や有害作用の確認に有用である。

H 麻薬性鎮痛薬

1 麻薬性鎮痛薬の基礎知識

　炎症痛・筋肉痛・歯痛・頭痛などの体性痛は，アスピリンやインドメタシン，メフェナム酸などの非ステロイド性抗炎症薬（NSAIDs，◐138ページ）を投与することによって取り除くことができる。しかし，内臓痛や骨折痛，悪性腫瘍末期の激痛などに対して，NSAIDs はさほどの効果をあらわさない。

　このような場合，**麻薬性鎮痛薬** narcotic analgesics を使用すると，意識を消失することなく強力な鎮痛効果をもたらす（◐115ページ）。ただし，麻薬性鎮痛薬は，鎮痛効果と同時に陶酔感をもたらし，薬物依存をおこす薬物でもあるため，ほとんどは「麻薬及び向精神薬取締法」によって使用が規制されている。

1 麻薬性鎮痛薬の作用機序

● **痛みの伝達経路**　痛み刺激の伝達について，痛みを伝える神経（一次ニューロン）は脊髄に入り，脊髄の中を上行して（二次ニューロン），視床を経由し（三次ニューロン），大脳皮質の感覚中枢へ達する。たとえば，ある部位に炎症があると，プロスタグランジンがその場所で増え，痛覚過敏をおこす。ごくわずかの痛み刺激であっても，それが有効な刺激となれば，中枢に伝えられて痛みを感じるようになる（◐図 8-13）。

● **麻薬性鎮痛薬と NSAIDs の違い**　麻薬性鎮痛薬が NSAIDs に比べて強い疼痛に有効な理由の 1 つに，末梢のみならず，中枢神経系に作用して，情

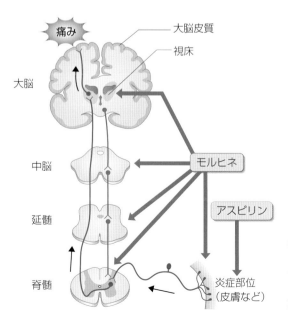

◐ **図 8-13　痛みの伝達経路と麻薬性鎮痛薬・NSAIDs の作用点**
アスピリンは炎症部位に対してのみ作用するが，モルヒネは痛みの信号が伝わる経路のすべてに作用するため，強力な鎮痛作用をもつ。

○**表 8-5 解熱性鎮痛薬と麻薬性鎮痛薬**

種類	鎮痛効力	作用部位	耐性形成	身体依存形成
解熱性鎮痛薬	弱い	末梢＝中枢	なし	なし
麻薬性鎮痛薬	強い	中枢＞末梢	あり	あり

動のもたらす痛覚への増感作用を遮断することがある（○表8-5）。

　①**NSAIDs**　アスピリンなどの NSAIDs は，炎症（または有痛）部位での局所的な作用が大きな役割を果たしており，炎症部位でプロスタグランジンの生成を抑えることによって，痛覚過敏を修復する（○図8-13）。

　②**麻薬性鎮痛薬**　痛みの伝達は，上行性経路のほかに下行性抑制経路によっても調節（抑制）を受ける。麻薬性鎮痛薬は，炎症部位に加えて下行性抑制経路にも直接作用するため，強力な鎮痛作用を発現する（○図8-13）。

2 オピオイドとオピオイド受容体

　オピオイドとは，モルヒネなどのケシ opium poppy から採取されるアルカロイドや，それをもとに合成された化合物，内因性モルヒネ様ペプチド❶の総称である。オピオイドは，鎮静や陶酔といった共通の作用をもち，中枢神経系において共通の受容体（**オピオイド受容体**）に結合して作用をもたらす。オピオイド受容体は，ミュー（μ），デルタ（δ），カッパー（κ）のサブタイプに分類され，麻薬性鎮痛薬はこれらの受容体に作用して効果を発現する。

2 麻薬性鎮痛薬の種類

1 アヘンアルカロイド

　アヘンはケシの未熟果皮の乳液（粘性褐色）を乾燥させたものである。アヘンには，主成分のモルヒネのほか，ノスカピン・パパベリン・コデイン・テバインなどの20種類以上のアルカロイドが含まれる。これらの成分は共通の構造をもち，**アヘンアルカロイド** opium alkaloids と総称される（○図8-14，表8-6）。

◆ モルヒネ

　少量（5〜10 mg）のモルヒネ塩酸塩水和物（アンペック）を皮下注射すると，20〜30分後には眠けや気分の変化とともに痛覚が麻痺しはじめる。モルヒネの鎮痛作用は，痛みに対する感受性を鈍くすることが特徴であり，間欠的におこる鋭い痛みよりも，持続性の内臓痛や鈍痛に対してより有効である。

　有害作用・中毒症状　痛みに対する不安・不快・緊張も消失させる。しばしば陶酔感（多幸感）を伴うため，麻薬としての依存性の原因となる。中等量（15〜20 mg）では吐きけ・嘔吐などをきたしやすくなり，大量（50〜200 mg）になると呼吸麻痺というモルヒネ特有の中毒症状があらわれる❷。そのほか，

NOTE

❶**内因性モルヒネ様ペプチド**

　中枢神経系には麻薬性鎮痛薬と同様のはたらきをする物質（エンドルフィン・エンケファリン・ダイノルフィンなどと名づけられたペプチド）が存在している。これらのペプチドは，オピオイド受容体に結合して作用をあらわすと考えられることから，オピオイドペプチドともよばれる。

❷これらの用量は一回投与量である。

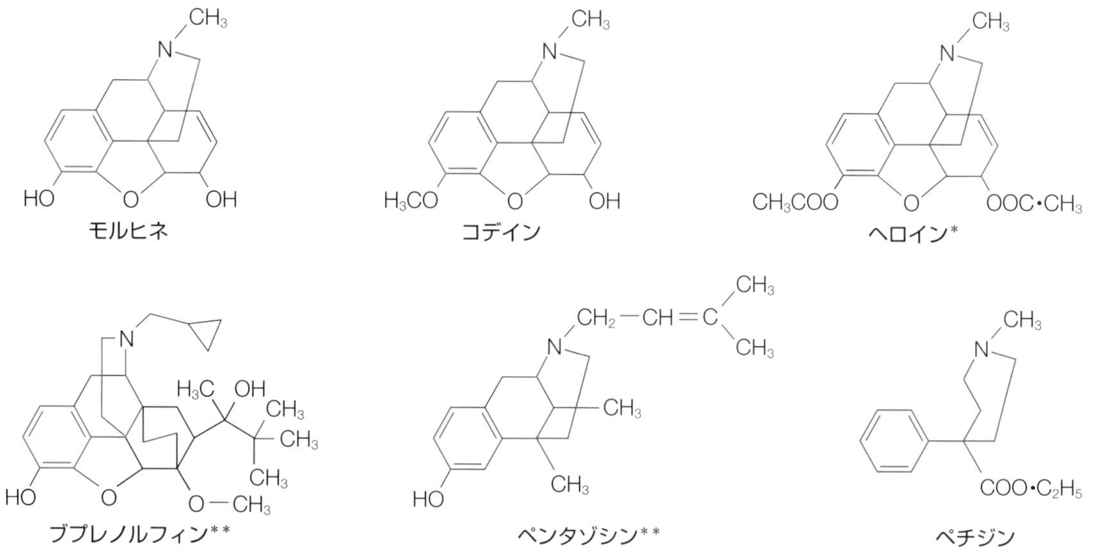

モルヒネ　　コデイン　　ヘロイン*

ブプレノルフィン**　　ペンタゾシン**　　ペチジン

いずれも [構造式] という分子構造をもっている共通点がある。

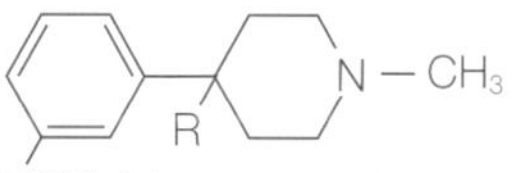

*製造および使用禁止
**麻薬から除外されている

▶図 8-14　麻薬性鎮痛薬の化学構造

▶表 8-6　麻薬性鎮痛薬の作用比較

薬物	鎮痛効果 (モルヒネ=1)	薬用量 (mg)	作用持続 (時間)	呼吸抑制	吐きけ・嘔吐・便秘	耐性の発現	依存性
モルヒネ	1	10	4〜5	強い	強い	早い	＋＋＋
ヘロイン*	5	2	2〜3	強い	中等度	早い	＋＋＋
ペチジン	1/10	100	2〜3	中等度	中等度	中等度	＋＋
コデイン	1/6	50	2〜3	弱い	弱い	遅い	±
ジヒドロコデイン	1/3	30	3〜4	弱い	弱い	遅い	±

＊ 使用が禁止されている。

中枢性の縮瞳をおこす。

● **臨床応用**　モルヒネのおもな臨床応用としては，①鎮痛，②麻酔前与薬，③下痢どめ，④鎮咳（依存性の少ないコデインのほうが，咳どめとしてはすぐれている），などがあげられる。また，急性心筋梗塞時には，胸痛に対する鎮痛効果のほか，左室負荷を減らす作用があるため，有益とされる。

　1 **がん性疼痛の除痛**　末期がんにおける鎮痛にモルヒネ硫酸塩水和物（MS コンチン）の徐放剤が広く使用されるようになった。初回は 10 mg が望ましく，痛みの強さによって増量する。疼痛がおこる前に与薬するように規則的に投与していくと，痛みが抑えられ，耐性や依存も生じにくいといわれており，その結果，患者の生活の質（QOL）を向上させることができる（▶115 ページ）。

②**下痢症への応用**　モルヒネは，末梢作用として胃や腸の緊張を高め，便秘をまねく。この作用を利用して，がんこな下痢症に使用することがある。また，尿路・膀胱括約筋を収縮させるため尿閉が生じる。

● **急性中毒への対応**　急性のモルヒネ中毒の場合には，酸素の供給と人工呼吸がまず必要である。モルヒネのために，昏睡や呼吸不整，強い縮瞳がおこった場合，それは中毒の徴候であり，前記の処置と同時に，モルヒネ拮抗薬のナロキソン塩酸塩もしくはレバロルファン酒石酸塩（ロルファン）を静脈内に注射し，必要に応じて追加注射を行うとよい。

◆ **モルヒネ以外のアヘンアルカロイド**

①**コデイン**　鎮痛作用はモルヒネの 1/6 であるが，依存性が少なく，呼吸麻痺や便秘をきたす傾向が少ないのが特徴である[1]。

おもに鎮咳薬として用いられる。コデインリン酸塩水和物（コデインリン酸塩水和物），またはジヒドロコデインリン酸塩（ジヒドロコデインリン酸塩）として内服する。

「麻薬及び向精神薬取締法」により，コデインは含有量が 1/100 以下であれば**家庭麻薬**として市販できる。薬局で入手できる咳どめには，1% 以下のコデインリン酸塩またはジヒドロコデインリン酸塩を配合したものが多い。

②**オキシコドン塩酸塩水和物（オキシコンチン）**　アヘンアルカロイドのテバインから合成される半合成麻薬である。WHO 方式がん疼痛治療法において強オピオイドとされており，モルヒネの代替薬である。

③**ノスカピン（ノスカピン）**　麻薬からは除外されているアヘンアルカロイドである。主として咳どめに用いられる。

④**パパベリン塩酸塩（パパベリン塩酸塩）**　麻薬から除外されているアヘンアルカロイドである。モルヒネとは対照的に，平滑筋を弛緩させるはたらきが強いため，平滑筋緊張による仙痛や気管支喘息などによくきく。

2 合成麻薬

合成麻薬 synthetic narcotics とは，オピオイド受容体との結合により作用を発現する合成鎮痛薬である。

①**ペチジン塩酸塩（ペチジン塩酸塩）**　鎮痛効果はモルヒネの 1/10 であるが，モルヒネと異なり，平滑筋弛緩作用があるため，胃腸・胆嚢・尿管などの仙痛に対して有効である。

モルヒネと同様に，骨折痛や激しい筋肉痛に対しても用いられ，また麻酔前与薬にも利用される。

有害作用　ペチジン塩酸塩はモルヒネに比べて依存性が低く，有害作用も軽微であるが，大量を与えると呼吸麻痺をきたすことがある。ナロキソン塩酸塩により呼吸抑制は解除される。ときには，中枢興奮によって痙攣をおこすことがあるため，注意が必要である。

②**フェンタニルクエン酸塩（フェンタニル）**　麻酔用鎮痛薬として開発されたモルヒネ代用薬である。モルヒネ塩酸塩やペチジン塩酸塩よりも鎮痛作

□ NOTE
[1] 別名をメチルモルヒネというプロドラッグであり，体内で薬物代謝酵素によって分解されてモルヒネになる（● 22 ページ）。

用が強く，呼吸抑制作用は短時間で消失するため，広く利用される。

　麻酔の導入には本剤をブドウ糖液に薄めて静脈内注射する。フェンタニルとドロペリドールは，麻酔の導入や検査・処置のための全身麻酔に用いられている。がんにおける疼痛に対してはフェンタニルの貼付剤（デュロテップMT）がよく使用されている（●115ページ）。

　③ ペチジン塩酸塩とレバロルファン酒石酸塩の合剤（ペチロルファン）ペチジン塩酸塩は呼吸麻痺をおこすため，それに対して拮抗的に作用するレバロルファン酒石酸塩を合わせた合剤である。各種の鎮痛に用いる。

③　非麻薬性合成鎮痛薬

　非麻薬性合成鎮痛薬 non-narcotic synthetic analgesics とは，依存性が低いため麻薬ではないが，鎮痛作用をもつ合成鎮痛薬である。

　① ペンタゾシン（ソセゴン）　麻薬性鎮痛薬の拮抗薬として開発された薬品であるが，ヒトでは強い鎮痛作用をあらわす。このため拮抗薬としてではなく，モルヒネ代用の鎮痛薬として使われている。麻薬性鎮痛薬と共通の基本的分子構造をもつ（●191ページ，図8-14）。この薬は濫用される危険性は少ないが，大量連用により，ときに薬物依存を生じることがある。ただし，麻薬の指定から外されている。

　② ブプレノルフィン塩酸塩（レペタン）　麻薬拮抗性鎮痛薬で強力な鎮痛作用をもつ。非麻薬である。

　[有害作用]　呼吸抑制があらわれることがある。その場合，呼吸促進薬のドキサプラム塩酸塩水和物が有効である。

④　麻薬拮抗性呼吸促進薬

　オピオイド受容体に結合し，モルヒネなどと拮抗的にはたらく薬物である。

　① ナロキソン塩酸塩（ナロキソン塩酸塩）　オピオイド受容体拮抗薬である。静脈内に注射し，麻薬による呼吸抑制の改善に用いる。麻薬以外の原因による呼吸麻痺には無効である。鎮痛・鎮咳作用などはもたない。

　② レバロルファン酒石酸塩（ロルファン）　分娩時，麻薬によっておこる新生児の呼吸抑制を予防する。皮下注射または静脈内注射で用いる。麻薬の拮抗薬であるが，弱い鎮痛作用も有する。

　投与時の看護のポイント
　①慢性の呼吸器疾患（気管支喘息・肺結核）に対して，モルヒネは禁忌である。呼吸麻痺のため生命がおびやかされる。また，高齢者・小児はモルヒネ類によって呼吸中枢がおかされやすいため，できるだけ少量にとどめる。
　②慢性の麻薬中毒者や薬物依存に対してナロキソン塩酸塩は無効であるだけでなく，かえって禁断症状を発現させることに留意する。
　③連続投与で薬物依存を生じる。
　④麻薬は鍵をかけた堅固な設備内に貯蔵する（●56ページ）。

I 片頭痛治療薬

1 片頭痛の基礎知識

　片頭痛とは，頭の片側にズキズキする痛み（拍動性頭痛）をきたす疾患で，吐きけ・嘔吐や「光がまぶしく見える」などの特有の前ぶれを伴うことがある。片頭痛の発作は繰り返しおこり，1回の発作は数時間から3日間続く。患者の数は筋緊張性頭痛についで多い。

　片頭痛の原因は不明である。大脳皮質の異常な興奮と抑制，脳血管の収縮とそれに引きつづいておきる拡張，拡張した血管による三又神経の圧迫，炎症関連物質やセロトニンの放出などにより症状がおきると推測されている。

2 片頭痛治療薬の種類

1 急性期治療薬

　急性期には，まず痛みや炎症を抑える薬物を使用し，無効な場合はトリプタン系薬物を使用する。

　[1] **アセトアミノフェン（カロナール）**　鎮痛薬として急性期に服用する。

　[2] **非ステロイド性抗炎症薬**　アスピリン，イブプロフェン（ブルフェン），ジクロフェナクナトリウム（ボルタレン）などがある。消炎鎮痛薬である。

　[3] **トリプタン系薬物**　スマトリプタン（イミグラン），ゾルミトリプタン（ゾーミッグ），エレトリプタン臭化水素酸塩（レルパックス）などがある。脳血管のセロトニン受容体（$5\text{-}HT_{1B/1D}$ 受容体）を刺激して脳血管を収縮させ，三又神経の炎症を抑える。発作初期の服用が効果的である。吸収を早めるため，注射薬や点鼻薬，口腔内崩壊錠などが工夫されている。

2 予防薬

　片頭痛発作の予防には次のような薬物が用いられている。

　[1] **バルプロ酸ナトリウム（デパケン）**　GABA 神経系の作用を高めることにより，脳の興奮を抑える。抗てんかん薬であるが，片頭痛にも有効である。

　[2] **β遮断薬**　プロプラノロール塩酸塩（インデラル）など。アドレナリンβ受容体を遮断することで交感神経の興奮を抑える。

　[3] **カルシウム拮抗薬**　ロメリジン塩酸塩（ミグシス）など。血管のカルシウムチャネルを抑制することで脳の血管の収縮を抑える。

　[4] **CGRP 関連薬**　近年，片頭痛の発作に関与するとされる神経ペプチドのカルシトニン遺伝子関連ペプチド（CGRP）や，その受容体を標的とする抗体医薬が開発されている。ガルカネズマブ（エムガルティ）やフレマネズマブ（アジョビ），エレヌマブ（アイモビーグ）などがある。

✎ work 復習と課題

❶ 全身麻酔薬とその特徴について対応するものを線で結びなさい。

亜酸化窒素　　・　　　　　・筋弛緩作用

イソフルラン　・　　　　　・低酸素症による低血圧

プロポフォール・　　　　　・バルビツール酸誘導体

チオペンタール・　　　　　・日帰り手術

❷ 次の〔A群〕の睡眠薬および抗不安薬の説明としてあてはまるものを〔B群〕より選びなさい。

〔A群〕

ａ．トリアゾラム　ｂ．ニトラゼパム　ｃ．ジアゼパム　ｄ．タンドスピロンクエン酸塩　ｅ．パロキセチン塩酸塩水和物

〔B群〕

１．セロトニン受容体に作用して抗不安作用を発現する。

２．半減期が数時間の超短時間作用型の催眠薬である。

３．セロトニンの再取り込みを阻害して，抗うつ作用を発現し，パニック発作にも有効である。

４．ベンゾジアゼピン系の中等時間作用型催眠薬で，抗てんかん薬でもある。

５．脊髄反射を抑制して筋弛緩作用をもつベンゾジアゼピン系薬物である。

❸ 次の〔A群〕の抗精神病薬の説明としてあてはまるものを〔B群〕より選びなさい。

〔A群〕

ａ．クロルプロマジン　ｂ．ハロペリドール　ｃ．リスペリドン　ｄ．アリピプラゾール

〔B群〕

１．鎮静とα受容体遮断作用が最も強い。

２．パーキンソン症候群の発症率が最も高い。

３．ドパミンおよびセロトニン受容体にも作用し，陰性症状にも有効である。

４．ドパミン神経系の活動を調整し，安定させる。

❹ 以下の薬物とその特徴について対応するものを線で結びなさい。

イミプラミン塩酸塩　　　　・　　　　　・躁状態を静穏化

ミアンセリン塩酸塩　　　　・　　　　　・SSRI

フルボキサミンマレイン酸塩・　　　　　・SNRI

ミルナシプラン塩酸塩　　　・　　　　　・四環構造

炭酸リチウム　　　　　　　・　　　　　・三環構造

❺ レボドパにカルビドパを併用する理由について簡単に述べなさい。

❻ 次のてんかん発作型に使用する抗てんかん薬を１つあげなさい。

ａ．強直間代発作　ｂ．部分発作　ｃ．欠神発作　ｄ．ミオクロニー発作

❼ モルヒネの作用について誤っているものを選びなさい。

ａ．呼吸抑制　ｂ．縮瞳　ｃ．下痢　ｄ．陶酔感と依存性　ｅ．左室負荷減少

❽ 片頭痛治療薬とその対応する特徴を線で結びなさい。

スマトリプタンコハク酸塩・　　　　　・片頭痛の予防に用いる抗体医薬である。

ロメリジン塩酸塩　　　　・　　　　　・脳の血管の収縮を抑える。

エレヌマブ　　　　　　　・　　　　　・急性の痛みを抑える。

第 **9** 章

循環器系に作用する薬物

A　降圧薬

1　高血圧の基礎知識

　高血圧は，わが国の主要な疾患の1つであり，推定患者数は4000万人ともいわれる。高血圧そのものは自覚症状が少ないが，慢性化すると血管に大きなダメージを与え，脳血管障害や虚血性心疾患などの死に直結する病気を引きおこす。そのため高血圧は「忍び寄る殺人者」ともよばれる。

　したがって，高血圧の治療では血圧を下げることだけではなく，心臓・脳・腎臓などの障害を予防することも重要な目的となる。

1　血圧の決定因子

　（動脈の）血管内を流れる血液の圧力である血圧は，「心拍出量×末梢血管抵抗」であらわされる。また，心拍出量は血液量・心拍数・心収縮力で，末梢血管抵抗は血管平滑筋の緊張度などの因子によって決定される（◎図9-1）。高血圧の治療薬（**降圧薬**）は，これらの因子に作用することで血圧を下げる。

● **血圧調節機構と代償反応**　生体には**動脈圧受容器反射**や**レニン-アンギ（ジ）オテンシン-アルドステロン系（RAAS）**などの血圧調節機構があり，生理的な血圧低下に対して血圧を上げるはたらきをもつ（◎図9-2）。これらの機構は，降圧薬による血圧低下に対してもはたらくため，治療効果を減弱したり，ときに有害作用をもたらしたりする。これを**代償反応**という。

2　高血圧の基準

　わが国では，日本高血圧学会により血圧値が分類されており，収縮期血圧140 mmHg以上または，拡張期血圧90 mmHg以上が**高血圧**とされている。高血圧は，血圧値によりさらにⅠ度高血圧とⅡ度高血圧，Ⅲ度高血圧，（孤立性）収縮期高血圧に分類される。

　収縮期血圧120 mmHg未満かつ拡張期血圧80 mmHg未満が正常血圧である。高血圧と正常血圧の間は，生涯に高血圧へ移行する確率の高い群として，正常高値血圧と高値血圧に分類されている。

　高血圧患者はリスクによって層別化され，これにより治療方針が決定される（◎表9-1）。高血圧患者の90%以上は，原因不明の本態性高血圧であり，

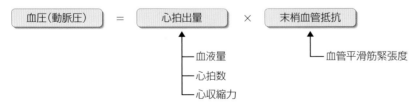

◎**図9-1　血圧の決定因子**

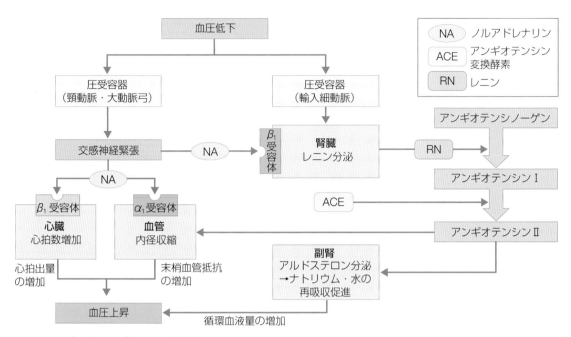

◎図 9-2　**血圧低下に対する調節機構**

◎表 9-1　**診察室血圧に基づいた脳心血管病リスク層別化**

リスク層 ＼ 血圧分類	高値血圧 130〜139/80〜89 mmHg	Ⅰ度高血圧 140〜159/90〜99 mmHg	Ⅱ度高血圧 160〜179/100〜109 mmHg	Ⅲ度高血圧 ≧180/≧110 mmHg
リスク第 1 層 予後影響因子がない	低リスク	低リスク	中等リスク	高リスク
リスク第 2 層 年齢(65 歳以上)，男性，脂質異常症，喫煙のいずれかがある	中等リスク	中等リスク	高リスク	高リスク
リスク第 3 層 脳心血管病既往，非弁膜症性心房細動，糖尿病，タンパク尿のある CKD のいずれか，または，リスク第 2 層の危険因子が 3 つ以上ある	高リスク	高リスク	高リスク	高リスク

JALS スコアと久山スコアより得られる絶対リスクを参考に，予後影響因子の組合せによる脳心血管病リスク層別化を行った。
層別化で用いられている予後影響因子は，血圧，年齢(65 歳以上)，男性，脂質異常症，喫煙，脳心血管病(脳出血，脳梗塞，心筋梗塞)の既往，非弁膜症性心房細動，糖尿病，タンパク尿のある CKD である。
(日本高血圧学会高血圧治療ガイドライン作成委員会編：高血圧治療ガイドライン 2019．p.50，日本高血圧学会，2019 による)

残りはほかの病気の進行によって二次的に発症したものである。

2　降圧薬の種類

　降圧薬には，利尿薬や交感神経抑制薬，血管拡張薬，レニン-アンギオテンシン-アルドステロン系抑制薬(RAAS 抑制薬)などの種類がある(◎図 9-3)。これらは患者の状態などに応じて使い分けられる(◎203 ページ)。

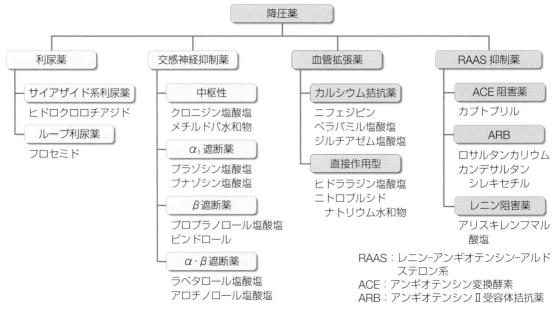

◎図 9-3　降圧薬の分類

◎表 9-2　降圧薬の代償反応と有害作用

分類	薬物の種類	代償反応	有害作用
利尿薬	ヒドロクロロチアジド	±[1]	低カリウム血症，高尿酸血症，高血糖，脂質異常症，疲労感，性機能障害
交感神経抑制薬	クロニジン塩酸塩 メチルドパ水和物 レセルピン プラゾシン塩酸塩 プロプラノロール塩酸塩	ナトリウム・水貯留 ナトリウム・水貯留 ±[1] ナトリウム・水貯留 ±[1]	口渇，投与中断によるリバウンド高血圧 鎮静，溶血性貧血 うつ状態 初回投与時の起立性低血圧 喘息，鎮静，心抑制，悪夢，性機能障害
血管拡張薬	ヒドララジン塩酸塩 カルシウム拮抗薬	反射性頻脈，ナトリウム・水貯留 ±[1]	エリテマトーデス 紅潮，便秘
RAAS 抑制薬	ACE 阻害薬 ARB レニン阻害薬	±[1] ±[1] ±[1]	空咳，腎機能障害[2]，催奇形性 腎機能障害[2]，催奇形性 高カリウム血症・血管浮腫

ACE：アンギオテンシン変換酵素，ARB：アンギオテンシンⅡ受容体拮抗薬
1) 代償反応の±は，代償反応がないか，あってもごくわずかなことをあらわす。
2) 腎疾患患者の場合。

● **代償反応・有害作用**　降圧薬は，種類によって代償反応や有害作用も異なる（◎表 9-2）。高血圧の治療にあたっては，これらの違いについても，薬物選択の際には検討しなければならない。

1　血管拡張薬

　血管拡張薬とは，交感神経系の抑制とは異なる作用機序によって血管を拡張する薬物である（◎図 9-4）。

　①**カルシウム拮抗薬**　血管平滑筋の収縮には，カルシウムイオン（Ca^{2+}）

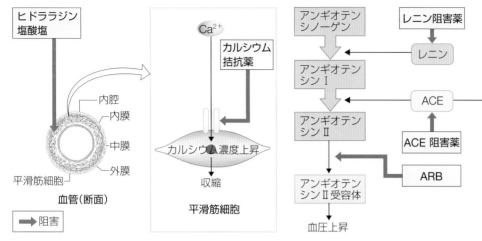

◯ 図 9-4 血管拡張薬による降圧 　　　　　◯ 図 9-5 RAAS 抑制薬による降圧

の平滑筋細胞への流入がかかわる。ニフェジピン(アダラート)やジルチアゼム塩酸塩(ヘルベッサー)などは，カルシウムイオンの流入にはたらくチャネルを阻害することにより，血管を拡張して血圧を低下させる。腎障害のある患者にも使いやすいなど，禁忌のケースが少ないことから，使用頻度が高い。

　②**直接作用型**　ヒドララジン塩酸塩(アプレゾリン)は，細動脈の血管平滑筋に直接作用して，血管を拡張させて血圧を下げる。

　有害作用　代償反応として頻拍やナトリウム・水の貯留をおこすため，利尿薬や β 遮断薬と併用することもあるが，臨床での使用頻度は減っている。

2 レニン–アンギオテンシン–アルドステロン系(RAAS) 抑制薬

　RAAS 抑制薬とは，レニン–アンギオテンシン–アルドステロン系のはたらきを抑制することによって血圧を下げる薬物である(◯図 9-5)。

　その他の作用　RAAS 抑制薬には，糸球体の輸出細動脈を拡張し，糸球体内圧を下げて腎臓を保護する作用がある。そのため糖尿病によって腎機能に障害をきたす糖尿病腎症に対して効果がある。

　①**アンギオテンシン変換酵素阻害薬(ACE 阻害薬)**　アンギオテンシン変換酵素 angiotensin converting enzyme(ACE，別名キニナーゼⅡ)は，①血管収縮作用のあるペプチド(**アンギオテンシンⅡ**)の産生および，②血管拡張作用のあるペプチド(**ブラジキニン**)の分解，という作用をもつ。カプトプリル(カプトリル)などの ACE 阻害薬は，この酵素を阻害することによってアンギオテンシンⅡの産生とブラジキニンの分解を抑制し，その結果，血管が拡張して血圧を下げる。

　有害作用　ブラジキニンは気道の感覚神経を刺激する作用をもつため，その蓄積によって空咳をおこし，服薬のアドヒアランスが低下することがある。

　②**アンギオテンシンⅡ受容体拮抗薬(ARB)**　アンギオテンシンⅡ受容体拮抗薬 angiotensinⅡ receptor blocker(ARB)は，アンギオテンシンⅡの受容体

への結合を阻害し，血圧を低下させる。ACE 阻害薬と比べて，空咳の発生頻度が低いという利点がある。ロサルタンカリウム（ニューロタン）やバルサルタン（ディオバン），カンデサルタン シレキセチル（ブロプレス）などがある。

　③**レニン阻害薬**　レニン阻害薬は，レニンの酵素活性を直接阻害することにより血圧を下げる。アリスキレンフマル酸塩（ラジレス）がある。

3 交感神経抑制薬

　交感神経抑制薬は，血圧を決める因子のなかでも重要な交感神経系の機能を抑制する（▶図9-6）。交感神経抑制薬は，その作用部位や標的の受容体によってさまざまな種類がある（▶200ページ，図9-3）。なかには代償反応および有害作用が著しいものもあるため，注意が必要である（▶表9-2）。

　①**中枢性交感神経抑制薬**　選択的 α_2 刺激薬のクロニジン塩酸塩（カタプレス）やメチルドパ水和物（アルドメット）は，中枢神経系の α_2 受容体を作動させて交感神経系の機能を弱め❶，心拍出量や血管抵抗を低下させることによって血圧を下げる。また，これらの薬物は鎮静作用も合わせもつ。

　有害作用　最も重要な代償反応はナトリウムの貯留である。また，クロニジン塩酸塩を突然中断すると，血圧の上昇，神経過敏，頻脈，不安感，頭痛などのリバウンド現象がおこる。

　②**α_1 遮断薬**　α_1 遮断薬は，α_1 受容体を遮断して血管を拡張させ，末梢血管抵抗を下げる。

　有害作用　投与初期には，起立性低血圧によるめまいがおこることがある。

　③**β 遮断薬**　β 遮断薬は，①心収縮力と心拍数を抑えて心拍出量を低下させる，②腎臓からのレニンの分泌を抑制する，③中枢での神経活動を抑制する，などの複数の機序によって血圧を下げると考えられている。プロプラノロール塩酸塩（インデラル），アテノロール（テノーミン），ビソプロロールフマル酸塩（メインテート）などがある。

　禁忌　気管支平滑筋を収縮するため，気管支喘息患者には投与しない。

　④**α・β 遮断薬**　α 受容体と β 受容体の両方を遮断する薬であるため，血管を拡張させると同時に心拍出量も低下させる。ラベタロール塩酸塩（トラ

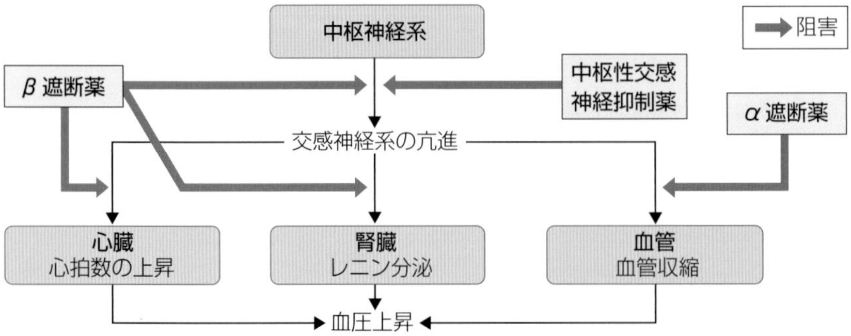

NOTE
❶中枢神経系でα受容体が作動すると，負のフィードバック機構によって交感神経系が抑制される。

▶**図 9-6　交感神経抑制薬による降圧**

ンデート)やカルベジロール(アーチスト)などがある。

　⑤その他　このほかに，末梢性の交感神経抑制薬であるレセルピンと利尿薬の合剤(ベハイド RA 配合錠)が降圧薬として用いられることがある。

4 利尿薬

　利尿薬は，尿の生成を早め，水分の体外への排出を促す薬物である。利尿作用による循環血液量の減少により血圧を下げる。ヒドロクロロチアジドなどのサイアザイド(チアジド)系利尿薬とフロセミドなどのループ利尿薬が降圧薬として用いられることが多い。詳しくは後述する(◉217 ページ)。

3 降圧薬の臨床的使用法

1 基本的な治療方針

● **非薬物療法**　高血圧は生活習慣病であるため，まず塩分摂取の制限，体重の抑制，禁煙，適当な運動，節酒など，患者のもつ危険因子を取り除く非薬物療法から始める。非薬物療法だけでは不十分な場合，薬物療法へと移る。
● **薬物療法**　薬物治療は，①カルシウム拮抗薬，②ACE 阻害薬，③ARB，④利尿薬の4種類からなる第一選択薬のうち，患者の病状に最も適切と思われる薬物を選んで始める(◉表9-3, 4)。そのほかにも，β 遮断薬は積極的適応がある場合や併用療法で使用する。

　中等度までの高血圧は，単剤の治療でよくコントロールされるが，血圧が適切にコントロールされない場合は，段階的に薬物を追加していく。追加する薬物は別のグループから選び，血圧が適正値になるまで続ける。
● **併用療法**　高血圧には，血圧を下げると代償反応が作動して治療継続に抵抗する特徴がある(◉200 ページ，表9-2)。したがって，降圧薬の選択では，

◉表9-3　**主要降圧薬の積極的適応**

	カルシウム拮抗薬	ARB/ACE 阻害薬	サイアザイド系利尿薬	β 遮断薬
左室肥大	○	○		
LVEF の低下した心不全		○[1]	○	○[1]
頻脈	○ (非ジヒドロピリジン系)			○
狭心症	○			○[2]
心筋梗塞後		○		○
タンパク尿/微量アルブミン尿を有する CKD		○ ACE 阻害薬		

※1 少量から開始し，注意深く漸増する。※2 冠れん縮性狭心症には注意。
(日本高血圧学会高血圧治療ガイドライン作成委員会編：高血圧治療ガイドライン 2019．p.77，日本高血圧学会，2019 による)

○表9-4　主要降圧薬の禁忌や慎重投与となる病態

	禁忌	慎重投与
カルシウム拮抗薬	徐脈 （非ジヒドロピリジン系）	心不全
ARB	妊娠	腎動脈狭窄症[※1] 高カリウム血症
ACE阻害薬	妊娠 血管神経性浮腫 特定の膜を用いるアフェレーシス/血液透析[※2]	腎動脈狭窄症[※1] 高カリウム血症
サイアザイド系利尿薬	体液中のナトリウム，カリウムが明らかに減少している病態	痛風 妊娠 耐糖能異常
β遮断薬	喘息 高度徐脈 未治療の褐色細胞腫	耐糖能異常 閉塞性肺疾患 末梢動脈疾患

※1 両側性腎動脈狭窄の場合は原則禁忌。※2 出典の5章5.「ACE阻害薬」を参照。
（日本高血圧学会高血圧治療ガイドライン作成委員会編：高血圧治療ガイドライン2019．p.77，日本高血圧学会，2019による）

各種の降圧薬の代償反応を減らすような組み合わせを考慮する。

　さらに，複数薬物の低用量での併用は，有害作用や代償反応を減らし，相加・相乗の治療効果を得られるため，重症高血圧患者に効果的である。

投与時の看護のポイント
①持続的な血圧の低下が目的であることを，患者に正確に理解させる。
②薬物療法の中断は高血圧のリバウンドをまねき，脳血管障害などを引きおこすおそれがあるため，飲み忘れがないように指導することが大切である。
③高血圧の治療による合併症の予防効果が証明されていることを説明し，患者を励まして長期治療を続けさせる。
④グレープフルーツの摂取によるカルシウム拮抗薬の作用増強を心配する患者が多い。服用する薬物の有害作用について説明し，必要以上の不安をいだかせないようにする。
⑤一過性の血圧低下や起立性低血圧による立ちくらみやふらつきに注意する。

2　高齢者の高血圧に対する薬物療法

● **高齢者への降圧薬の影響**　高齢者は，加齢によりさまざまな臓器の機能が低下しているほか，薬物治療の精神面への影響が成人に比べて異なる場合があるため，注意が必要である。

　①**循環調節能の低下**　さまざまな臓器での循環調節能が低下している場合が多い。脳循環・冠血流量・腎血流が低下しているため，急激に強く血圧を下げると，降圧の利益よりも不利益をもたらすことがある。したがって，作用のおだやかな薬物で少量から治療を開始し，徐々に用量を増やすようにしなければならない。とくに，起立性低血圧や食後の血圧低下によるめまいや

ふらつきなどの症状の出現に注意する。

　②代謝・排出機能の低下　薬物を代謝する肝臓の機能や，腎臓の排出機能が低下していることが多いため，薬物の有害作用をおこす頻度が高い。

　③精神面への影響　降圧薬のなかには，服用中に抑うつ傾向を示すものがある。また，高齢者では，薬物による精神的な効果が，通常の成人量であっても強くあらわれやすい。

● **高齢者への降圧薬の選択**　上述の特徴から，高齢者の患者に対しては，第一選択として，①カルシウム拮抗薬，②ARB あるいは ACE 阻害薬，③少量の利尿薬，のうち 1 つが選ばれる。単剤でコントロールできない場合は，これらの薬物が併用される。

　高齢者でなくとも，高血圧の治療は長期間続くため，患者の QOL を尊重して，精神的・肉体的・社会的活動がそこなわれないよう配慮することが大切である。

B　狭心症治療薬

1　狭心症の基礎知識

　心臓の周囲を走行する冠（状）動脈は，心筋に酸素や栄養を供給する血管である。冠動脈がなんらかの原因で狭くなると，①狭窄による血流の低下（心筋への酸素供給の低下）あるいは，②運動や精神的な興奮による心筋の仕事量の増加（心筋の酸素需要の増加）によって，心筋での需給バランスがくずれ，一時的に酸素が欠乏する。このとき，胸骨下や上腹部に圧迫感を伴う痛みを生じるようになったものを**狭心症**という。

● **狭心症の分類**　狭心症は発生誘因や発生機序，発作の経過によって分類される（◉表9-5）。これらのうち，労作性狭心症は，狭心症の約 90％を占める。

　近年では，不安定狭心症と急性心筋梗塞❶，虚血性の心臓突然死を合わせて**急性冠症候群** acute coronary syndrome（**ACS**）とよび，動脈内膜に生じた脂

◉**表9-5　狭心症の分類**

分類の視点	狭心症の種類・特徴
発生誘因	労作性狭心症：運動などの労作が発作を引きおこす。 安静狭心症：安静時にも発作がおこる。
発生機序	器質性狭心症：動脈硬化や粥腫形成などの器質的狭窄による。 冠攣縮性狭心症（異形狭心症）：冠動脈平滑筋の病的な過剰収縮による冠動脈の一時的な攣縮（スパズム）でおこる。 冠血栓性狭心症：冠動脈での一過的な血栓形成によりおこる。
発作の経過	安定狭心症：発作の発生誘因，持続時間のパターンが数か月同じもの。 不安定狭心症：最近 3 週間以内の症状の増悪や，新たに発生したもの。

質などの集積物である粥腫(アテローム)の破綻および血栓形成に基づいた一連の病態としてとらえられるようになっている。そのため，不安定狭心症の場合も，切迫した心筋梗塞の前兆とみなして緊急に入院治療を開始する。

● **治療の進め方**　狭心症の薬物治療では，心筋の酸素需要を調節している因子を変化させることによって，酸素の需要・供給バランスをとる。

　心筋の酸素需要は，心臓の仕事量によって増減する。仕事量を決定する要因としては，心臓へ供給される血液量(静脈還流量・拡張期充満圧〔**前負荷**〕)，心臓から血液を送り出すときの圧(血圧・血管抵抗〔**後負荷**〕)，心臓の収縮力，心拍数などがある。一方，酸素供給は冠血流量によって決まる。

　薬物療法では十分な症状の改善がみられない場合，カテーテルを用いたステント留置などによって冠動脈の狭窄部位を広げる経皮的冠動脈インターベンション percutaneous coronary intervention(PCI)を行う。なお，PCI後は，ステントに血栓ができることを予防するために抗血小板薬を併用する(▶228ページ)。

2　狭心症治療薬の種類

　狭心症の治療薬には，硝酸薬・カルシウム拮抗薬・β遮断薬がある(▶図9-7)。いずれも労作性狭心症において酸素需要を下げることができる。また硝酸薬とカルシウム拮抗薬は，冠攣縮性狭心症で冠攣縮を抑制し，酸素供給能を高める(▶図9-8)。

1　硝酸薬

　平滑筋細胞内で一酸化窒素(NO)を放出させ，血管平滑筋を弛緩させる。静脈を拡張して心臓に戻ってくる還流量(前負荷)を減らし，かつ，動脈を拡張して血管抵抗(後負荷)を減らすことによって酸素需要を下げる。また，冠動脈を拡張して冠血流量を増やすため，酸素供給も増やす。

$\boxed{\text{投与方法}}$　代表薬のニトログリセリン(ミリスロール，ニトロペン)は初回通過効果が約90%と高い。そのため，初回通過効果を回避するために舌下投与などの投与方法が用いられる。硝酸イソソルビド(フランドル)もよく使われる硝酸薬である。これらの硝酸薬には種々の剤形があり，用途に応じて使い分けられる(▶表9-6)。

$\boxed{\text{有害作用}}$　頭痛や動悸，低血圧などがみられることがある。

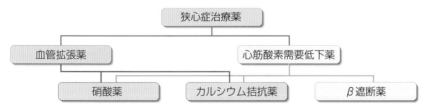

▶**図9-7　狭心症治療薬の分類**

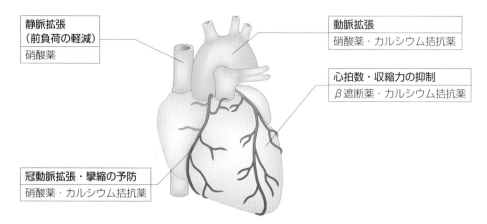

静脈拡張
（前負荷の軽減）

硝酸薬

動脈拡張

硝酸薬・カルシウム拮抗薬

心拍数・収縮力の抑制

β遮断薬・カルシウム拮抗薬

冠動脈拡張・攣縮の予防

硝酸薬・カルシウム拮抗薬

◎**図9-8　心筋酸素バランスと狭心症治療薬の作用点**

β遮断薬は心拍数・収縮力の抑制によって酸素需要を減らす。カルシウム拮抗薬は冠動脈を拡張して酸素供給を増やす。硝酸薬は，冠動脈拡張により酸素供給を増やす。また動静脈拡張により前負荷ならびに後負荷の減少を同時にもたらす。

◎**表9-6　ニトログリセリン・硝酸イソルビドの剤形と効果**

薬剤名	剤形	使用量	効果発現時間	作用持続時間	備考
ニトログリセリン					
ニトログリセリン 　ニトロペン	舌下錠	1〜2錠(0.3〜0.6mg)/回	1〜2分	20〜30分	
ミオコール	スプレー	1〜2噴霧/回	1〜2分	20〜30分	1回に約0.3mg噴射 含量25mg(10cm²)/枚
ニトロダームTTS	貼付剤	2枚/日　1日1回	1時間	24時間	
ミリスロール	注射剤	0.1〜0.2μg/kg/分 (冠動脈疾患) 0.05〜0.1μg/kg/分 (急性心不全) 0.5〜5μg/分(手術時)	速効	点滴静脈内	
硝酸イソルビド					
ニトロール	舌下錠 内服錠 スプレー	1〜2錠(5〜10mg)/回 1日3〜4回 1噴霧/回	2分前後 15〜30分 1〜2分	2〜4時間 3〜5時間 30〜120分	1回に約1.25mg噴射
フランドル	注射剤 徐放剤 テープ	1.5〜8mg/時間 1カプセルまたは1錠(20mg)/回 1枚/回を24〜48時間ごと取りかえ	速効 30〜60分 2時間	点滴静脈内 6〜12時間 24〜48時間	含量40mg/枚

診断的な応用　狭心症が疑われる発作に対して，ニトログリセリンを舌下投与すると，1〜2分で効果があらわれる。これが有効であれば，労作狭心症の診断率が高くなる。また，効果があらわれない場合は1〜2錠を追加するが，それでも効果のないときには心筋梗塞の疑いがある。

2 カルシウム拮抗薬

　降圧薬としての利用（◗200ページ）と同様に，血管平滑筋の収縮に関与するカルシウムイオンの細胞内流入を阻害し，とくに冠動脈を拡張させて酸素供給を高める。β遮断薬と比較すると作用は弱いが，心筋の収縮力を下げ，洞房結節のペースメーカ（調律）や房室結節の伝導を抑制するため，酸素需要が減少する。

　労作性狭心症および安静狭心症の両方に対して用いられるが，とくに冠攣縮性狭心症に有効であり，第一選択となる。ニフェジピン（アダラート）やジルチアゼム塩酸塩（ヘルベッサー），ニカルジピン塩酸塩（ペルジピン）など多くの薬がある。

　| 有害作用 | 血圧低下に伴ってめまい・ふらつきがあらわれることがある。

3 β遮断薬

　プロプラノロール塩酸塩（インデラル），メトプロロール酒石酸塩（セロケン，ロプレソール）などは，心拍数および心筋収縮力を抑えることにより，心筋の酸素消費量を減少させる（酸素需要を減らす）。労作狭心症の発作に対して予防的効果があるが，β_2受容体を介した血管拡張作用を阻害するため，冠攣縮性狭心症を増悪させることがある。

　| 併用による効果 | β遮断薬と硝酸薬の併用は，硝酸薬の有害な代償反応（頻拍，動悸）を減少させるのに有効である。

　| 禁忌 | 気管支平滑筋を収縮させるため，気管支喘息患者には禁忌である。

4 その他

　不安定狭心症では，血栓形成の抑制ならびに動脈硬化巣の安定化のため，抗血小板薬のアスピリンや抗血液凝固薬のヘパリン（◗225ページ）が使用される。

　ニコランジル（シグマート）はATP感受性カリウムチャネル開口薬と硝酸薬の性質を合わせもつ。虚血心筋保護作用と冠動脈拡張作用の両方を発揮するため，安定狭心症・不安定狭心症のどちらにも使用される。

C 心不全治療薬

1 心不全の基礎知識

　心不全とは，なんらかの原因によって心臓のポンプ機能が低下し，組織の需要にみあう血液を送り出せなくなった状態をいう。心不全の原因疾患としては心筋梗塞や心臓弁膜症，心筋症，高血圧，甲状腺機能亢進症などがある。

1　心不全の病態

●**うっ血性心不全**　ポンプ機能の低下によって血液を十分に送り出せなくなると，心臓の拡張期充満圧が上昇して末梢静脈圧が高まるため，血管内液が組織間隙にもれ出て，浮腫が生じる。このとき，血管内の循環血液量を維持しようとして，交感神経系やレニン–アンギオテンシン–アルドステロン系の活性化といった代償機構がはたらくが，これらはナトリウム・水の貯留および，前負荷・後負荷の増強を引きおこすため，さらに浮腫を増強する。

　このようにしておこる，全身性の浮腫を特徴とする病態を**うっ血性心不全** congestive heart failure という。

●**慢性心不全**　ポンプ機能の低下に伴う代償機構の活性化は，長期的には機能低下した心臓をさらに疲弊させる。その結果，心室筋細胞の肥大や間質の線維化（**心室リモデリング**）が生じて，慢性心不全へと移行する。

●**心機能曲線**　心不全の病態は，**心機能曲線（フランク–スターリングの曲線）**に示すことができる（●図9-9）。心室からの血液の駆出が減少すると，その状態は図中に示すＡ点からＢ点に移動する。代償反応が作動し，心室の拡張期充満圧が上昇するとＣ点に移動するが，心筋線維長がのびると心筋酸素需要は増加するため，Ｃ点における心筋のはたらきはＡ点よりも本質的に効率がわるい。

2　治療の進め方

　うっ血性心不全の薬物治療は，①利尿薬による貯留ナトリウムと水の排出，②強心薬による心臓ポンプ機能の直接的治療，③血管拡張薬による前負荷と後負荷の減少，④ACE阻害薬による後負荷の減少とナトリウム・水の排出がある。

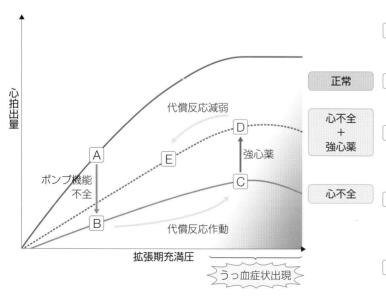

A	拡張期充満圧が増加すると収縮力が増強し，心拍出量が増加する（スターリングの法則）
B	ポンプ機能（収縮力）低下あるいはショックなどの循環血液量の低下による心不全状態
C	代償反応（交感神経興奮やRAASの作動）により，拡張期充満圧の上昇→呼吸困難，浮腫などのうっ血症状出現
D	強心薬投与による正常方向へのシフト（増強した収縮力により心拍出量が増加）
E	代償反応減弱により拡張期充満圧の低下→うっ血症状の改善

●**図9-9　心機能曲線（フランク–スターリングの曲線）**

慢性心不全では，とくに RAAS 抑制薬を使用して，心室リモデリングに伴う心不全の進行を抑える。また，カルベジロールなどの β 遮断薬を少量から開始し，漸増することで長期的な心機能の改善を期待する。

2 心不全治療薬の種類

1 強心薬

心不全などにより低下した心臓の機能不全を回復する薬物を**強心薬**といい，ジギタリス，カテコールアミン（選択的 β_1 作動薬），ホスホジエステラーゼ 3 phosphodiesterase 3（PDE3）阻害薬がある。

◆ ジギタリス

「ジギタリス」とは，元来は植物の名称であるが，近年はそこに含まれる有効成分（ジギトキシン・ジゴキシン）および，それらと共通する化学構造を有し強心作用をもつ化合物一般（**強心配糖体**）をさす言葉となっている。

作用　ジギタリスは，①心収縮を増強して心拍出量および腎血流を増加する（**強心作用**），②交感神経系の活動低下，③腎の代償反応の低下という作用をもつ。とくに，交感神経系の活動低下は有益であり，心拍数・前負荷・後負荷がともに減少することによって，心機能を効率的にする（●図9-9の D 点）。

ジギタリスの強心作用は，心筋細胞膜のナトリウム-カリウムポンプ（Na^+-K^+-ATPase）❶を阻害して細胞内の Na^+ 濃度を上昇させ，Na^+/Ca^{2+} 交換輸送系❷による Ca^{2+} 排出を抑制するというの機序によっておこる。

有害作用　細胞内カルシウムの過負荷が最も重要な有害作用である。カルシウム過負荷は，心臓の各部位での期外収縮としてあらわれる。

● **ジギタリス中毒**　ジギタリスは半減期が長いため（●表9-7），連用するとしだいに体内に蓄積して，不整脈，吐きけ・嘔吐，下痢などの中毒症状をおこす。そのほか，混乱や幻覚，視覚異常などの症状をおこすこともある。

とくに不整脈などの心臓症状は，発生頻度が高く危険である。そのため，徐脈性不整脈（40〜50/分）や，期外収縮，房室ブロックなどのジギタリス中毒が疑われる症状が出た場合，ただちに投与を中止する。

● **臨床適用**　ジギタリスは，臨床において以下の場合に用いられる。

[1]**うっ血性心不全**　うっ血性心不全には，ジギタリスが伝統的に強心薬として用いられてきた。しかし近年の臨床研究で，ジギタリスは心機能を改善して症状を緩和しても延命効果はないことがわかり，利尿薬・RAAS 阻

NOTE

❶ナトリウム-カリウムポンプとはエネルギー（ATP）を利用して細胞内のナトリウムイオン（Na^+）を細胞外へくみ出し，カリウムイオン（K^+）を細胞内へ取り込むポンプである。このポンプにより，細胞内は低 Na^+ 環境となっている。細胞外との細胞内の Na^+ 濃度勾配は，アミノ酸・グルコースなどさまざまな物質の膜移動のエネルギーとなっている。

❷細胞外に多い Na^+ の濃度勾配をエネルギーとして利用し，細胞内のカルシウムイオン（Ca^{2+}）を細胞外へ排出するタンパク質である。

●表9-7　ジゴキシンの薬物動態

消化管からの吸収	作用発現	最大効果	半減期	経口1日維持量
70〜80%	15〜30分	1.5〜5時間	約1.5日	約0.25〜0.5 mg

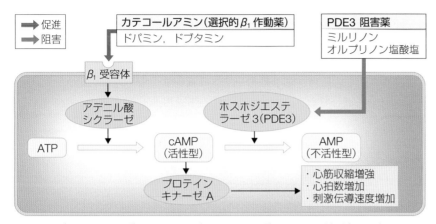

ATP：アデノシン三リン酸，AMP：アデノシン一リン酸，cAMP：サイクリック AMP

◦**図9-10　カテコールアミンとホスホジエステラーゼ3(PDE3)阻害薬の作用**

害薬・血管拡張薬などによる薬物治療が，心不全治療の中心になっている。

[2]**心房細動・心房粗動**　心拍数が多くなる不整脈で，動悸や胸部不快感を伴う。心房細動では心房の不規則なふるえが毎分400〜600ぐらいの頻度でおこり，心電図上，f波とよばれる不規則かつ細かいパターンを示す。心房粗動も心房の異常な興奮をきたす病態であるが，リズムは一定(毎分250〜350ぐらい)で心電図上，F波とよばれる鋸歯状のパターンを示す。

心室調律数を減少させるためには，房室結節の伝導速度を低下させる必要がある。ジギタリスの副交感神経刺激作用は，この治療目的を効果的に果たす。

◆ その他の強心薬

[1]**カテコールアミン(選択的β₁作動薬)**　ドブタミン塩酸塩(ドブトレックス)やドパミン塩酸塩(イノバン)は，収縮力が顕著に低下した急性心不全の患者に効果がある(◦図9-10)。

投与経路　経口投与不可のため，点滴で使用される。

[2]**ホスホジエステラーゼ3阻害薬(PDE3阻害薬)**　ミルリノン(ミルリーラ)が使われている。これらの薬は心筋のホスホジエステラーゼを阻害して，サイクリックAMP(cAMP)を増加させることで，心筋の収縮力を増強させる(◦図9-10)。

2 その他

心不全治療では，利尿薬，ACE阻害薬およびARB，β遮断薬，血管拡張薬も用いられる。

[1]**利尿薬**　利尿薬は強心薬を使う前に使われることが多い。フロセミド(ラシックス)は，急性肺うっ血や浮腫などをすみやかに治療する。トリクロルメチアジド(フルイトラン)などのサイアザイド系利尿薬は，軽症の慢性心不全の治療に使われることが多い。重症心不全に対しては従来の治療にスピ

ロノラクトン(●220ページ)を加えることによって，予後が改善することが報告されている。

　2 ACE阻害薬およびARB　直接的な心筋収縮の増強作用はないが，アルドステロン分泌によるナトリウムや水の貯留，血管抵抗をすべて減少させる。その結果，心室リモデリングを抑制して心不全の発症と慢性心不全の進行を抑え，死亡率を減少させる。そのため，現在ではACE阻害薬とARBが慢性心不全の第一選択薬とされている。

　3 β遮断薬　カルベジロール(アーチスト)，メトプロロール酒石酸塩(セロケン)などのβ遮断薬は慢性心不全の進行をとめるだけでなく，心機能を改善する。また，肥大型心筋症の患者にも有効である。

　禁忌│β遮断薬は急性心不全には無効であるばかりではなく，収縮機能低下の著しい患者にはきわめて危険で有害なため，注意が必要である。

　4 血管拡張薬　ニトロプルシドナトリウム水和物(ニトプロ)，ニトログリセリン，利尿作用を合わせもつα型ヒト心房性ナトリウム利尿ペプチド製剤のカルペリチド(ハンプ)などは，急性うっ血性心不全の治療に用いられる。

　5 HCNチャネル遮断薬　イバブラジン塩酸塩(コララン)は，後述する洞房結節の自発的興奮(●213ページ)を担うペースメーカチャネル(HCNチャネル❶)の電流を抑えることによって，心拍数を低下させる。β遮断薬を含む慢性心不全の標準的な治療を受けている心不全患者のうち，洞調律かつ安静時心拍数が75回/分以上の場合に限定して使用される。

　6 アンギオテンシン受容体ネプリライシン阻害薬(ARNI)　サクビトリルバルサルタンナトリウム水和物(エンレスト)は，ARNI(angiotensin receptor neprilysin inhibitor)とよばれ，ARBであるバルサルタンとサクビトリルの合剤である。サクビトリルは体内吸収後に活性体に変化して，ナトリウム利尿ペプチドを分解するネプリライシンを阻害するため，ARBの作用に加えて内因性利尿ペプチドの効果を高める。標準的な治療を受けている慢性心不全患者が適応となり，ACE阻害薬またはARBから切りかえて使用する。

　─NOTE
❶過分極活性化環状ヌクレオチド依存性チャネルhyperpolarization-activated cyclic nucleotide-gated channelの略称である。

D　抗不整脈薬

1　不整脈の基礎知識

　心臓は，規則正しく収縮して血液を全身に送り出す。この状態を**洞調律**といい，洞房結節からの自発的な興奮によって維持される。一方，**不整脈**とは，正常な洞調律でないものと定義され，脈拍のリズムに異常がある状態をいう。そのため，不整脈のほとんどは心電図によって診断することができる。

　不整脈は心臓疾患に伴って生じることが多い。とくに，心筋梗塞後におこる不整脈は，心不全とならんで主要な死亡原因の1つである。また，β_1刺激作用をもつカテコールアミンやジギタリス中毒は，不整脈を引きおこすこ

とがある。そのほか，麻酔や甲状腺機能亢進症，電解質異常も発生原因となることがある。

1 心臓の調律のしくみ

心臓の調律は，適切な自律神経系の調節のもとで電気的刺激が伝わることによって維持されている。

● **心筋細胞の種類**　心臓は，以下のような心筋細胞から構成される（⊙図9-11）。

(1) みずから規則的に興奮し，電気的刺激を発生するペースメーカ細胞（洞房結節）

(2) 刺激を伝導する細胞（房室結節・ヒス束・脚・プルキンエ線維）

(3) 伝達した刺激によって収縮する細胞（心房筋・心室筋）

(1)(2)を**刺激伝導系**といい，それらを構成する心筋細胞は，刺激がなくとも自発的に電気的興奮をおこす性質（**自動能**）をもつ。また心筋細胞には，興奮の直後はどれほど刺激を与えても反応しない期間（**不応期**）がある。

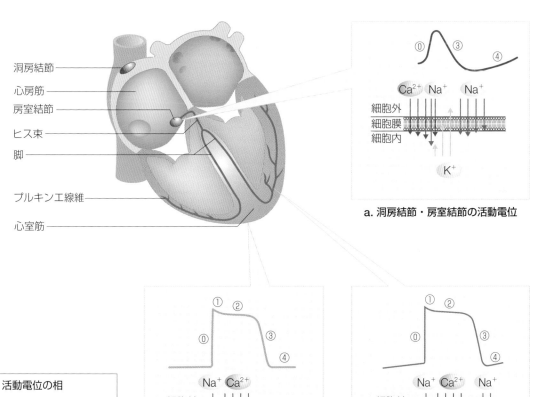

洞房結節
心房筋
房室結節
ヒス束
脚
プルキンエ線維
心室筋

a. 洞房結節・房室結節の活動電位

活動電位の相
⓪：最大立ち上がり相
①：初期再分極相
②：プラトー相
③：再分極相
④：拡張相（緩徐脱分極相と静止電位相）

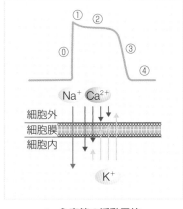

b. 心室筋の活動電位

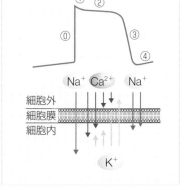

c. ヒス束・脚・プルキンエ細胞の活動電位

⊙**図9-11　刺激伝導系と活動電位**

● 心筋細胞の電気活動　心筋細胞の細胞膜には，ナトリウムイオン（Na^+）・カリウムイオン（K^+）・カルシウムイオン（Ca^{2+}）などのチャネルが存在する。

　心筋細胞が興奮すると，①これらのチャネルが開口してイオンが細胞膜を通過，②細胞膜内外での微小な電気的変化（膜電位の変化），③膜電位の変化による別のチャネルの開口，を連鎖的に引きおこす。この一連の反応は，一定の振幅をもつ電気信号（**活動電位**）を生み出す（◉213ページ，図9-11）。

　活動電位の持続時間を活動電位持続時間（APD）という。活動電位の経時的変化は0相〜4相の5つに分類され，各相は，各種イオンの動きを反映している。活動電位は①洞房結節・房室結節と，②心房・心室筋で，それぞれ特徴的なパターンをもつ。また，③ヒス束・脚・プルキンエ線維は心室筋に類似しているが，ゆっくりとした自動能を有する点が異なっている。

　①**洞房結節・房室結節の細胞**　0相ではゆっくりとしたCa^{2+}の流入に引きつづきNa^+の細胞内への流入がおこり，ついで3相でのK^+の流出が続き，4相で徐々にNa^+の流入がおこる（緩徐脱分極相，◉図9-11-a）。

　②**心房筋・心室筋の細胞**　0相でNa^+のすみやかな細胞内への流入で始まり，2相ではゆっくりしたCa^{2+}の流入，3相ではK^+の細胞からの流出がおこる（◉図9-11-b）。4相の拡張相では静止電位を維持している（静止電位相）。

　③**ヒス束・脚・プルキンエ線維の細胞**　0〜3相は心房筋・心室筋と同様であるが，4相で徐々にNa^+の流入がおこる（緩徐脱分極相，◉図9-11-c）。

2　不整脈の病態と治療

● 分類　不整脈は異常発生部位から，上室性不整脈（心房細動・心房粗動・発作性上室頻拍など）と心室性不整脈に大別される。また，心拍数から頻脈性不整脈（100回/分以上）と徐脈性不整脈（50回/分以下）にも分類される。

　臨床的に重要な不整脈としては，心房粗動や心房細動，房室結節リエントリー❶性頻拍・房室リエントリー性頻拍（発作性上室頻拍），心室期外収縮，心室頻拍，心室細動がある。そのほか，トルサード-ド-ポアンツ torsades de pointes（多形性心室頻拍の一種）はQT間隔を延長させる抗不整脈薬や低カリウム血症によってしばしば生じるため，薬理学的に重要な心室性不整脈である。

● 発生機序　徐脈性不整脈は，刺激伝導系のどこかに障害があるために刺激が心室内にうまく伝わらないことによっておこる（**心ブロック**）。

　一方，頻脈性不整脈はなんらかの原因により，①異常な刺激発生（異常自動能），②伝導の異常（**リエントリー**），が生じることによっておこる。またこれらの原因となる部位を**不整脈起源**という。

● 治療の進め方　徐脈性不整脈に対しては，基本的に人工ペースメーカの植込みが適用となる。一方，頻脈性不整脈に対しては，異常自動能あるいは伝導異常の是正を目的として抗不整脈薬が用いられるほか，人工ペースメーカや植込み型除細動器も適応される。また，カテーテルアブレーションによる不整脈起源の焼灼も行われる。

　なお，長期的な抗不整脈薬の投与は，不整脈を増悪・誘引する催不整脈作

□ NOTE

❶リエントリー
　本来は心房から心室へ一方向に流れる伝導刺激がなんらかの理由によって心房に戻ってしまい，いつまでも旋回すること。たとえば，正常な刺激伝導系とは別に，副伝導路という別の経路が存在することがあり，これはリエントリーの1つである。

用や心不全など心事故発生のおそれがあるため，使用場面が限定的になりつ
つある。

2 抗不整脈薬の種類

抗不整脈薬には，心筋細胞の電気活動を抑制し，その興奮性を著しく低下
させる薬物や，異常な伝導をブロックする薬物などがある。先述したように，
不整脈にはさまざまな種類があり，特徴に応じて適切な薬物が投与される。

1 ボーン=ウィリアムズ分類

抗不整脈薬は，心筋細胞の電気活動の抑制の仕方によってⅠ〜Ⅳの４群に
分類される。これを**ボーン=ウィリアムズ** Vaughan Williams **分類**という（●表
9-8）。

近年は，薬物のチャネル・受容体・ポンプに対する作用に基づく**シシリア
ン=ギャンビット** Sicilliam Gambit **分類**も提案されている。

◆ Ⅰ群(ナトリウムチャネル遮断薬)

Ⅰ群薬は，局所麻酔薬と同じように，細胞内への Na^+ の流入を抑制して，
細胞の興奮を低下させる。ほとんどのⅠ群薬は心臓の収縮力も抑制するため，
心機能が低下した患者への使用は注意が必要である。以下におもな薬物を示
す。

[1]**キニジン硫酸塩水和物(キニジン硫酸塩)**　心房性・心室性のいずれの
不整脈にも有効である。

有害作用 キニーネ中毒様の症状(頭痛・めまい・耳鳴り)や心機能抑制，消
化器症状，アレルギー反応(血小板減少性紫斑病など)を生じることがある。
またトルサード-ド-ポアンツ(●214ページ)をおこすことがある。

●表9-8　薬理作用からみた抗不整脈薬の分類(ボーン=ウィリアムズ分類)

クラス	おもな作用	薬物	留意事項
Ⅰ群 ナトリウムチャネル遮断薬	心臓の細胞への Na^+ の流入を抑制して，興奮性を低下させる。	キニジン硫酸塩水和物 プロカインアミド塩酸塩 リドカイン塩酸塩 ジソピラミドなど	①心筋収縮力低下に注意する。 ②血圧下降を監視する。 ③抗コリン作用による口渇・排尿困難に注意する。
Ⅱ群 β遮断薬	交感神経系の異常興奮を抑制する。	プロプラノロール塩酸塩など	①心筋収縮力低下に注意する。 ②過度の徐脈に注意する。 ③糖尿病治療中の患者の血糖値を監視する。
Ⅲ群 カリウムチャネル遮断薬	K^+ の流出を抑制して不応期を延長させる。	アミオダロン塩酸塩	致死的な有害作用(肺線維症，間質性肺炎)に注意する。
Ⅳ群 カルシウム拮抗薬	心臓の細胞への Ca^{2+} の流入を抑制する。洞房結節・房室結節細胞の異常興奮・伝導性を抑制する。	ベラパミル塩酸塩 ベプリジル塩酸塩水和物	①心筋収縮力低下に注意する。 ②カルシウム拮抗薬の一部が選択的に，不整脈に使用されている。 ③房室結節の伝導抑制作用が強い。

② **プロカインアミド塩酸塩（アミサリン）**　心房性および心室性不整脈による不整脈に有効である。急を要するときは静脈内注射で投与される。急性心筋梗塞に伴う不整脈にも使用される。

| 有害作用 |　静脈内注射時に低血圧を生じることがある。また，可逆性の全身性エリテマトーデス型薬疹をおこすことがある。

③ **ジソピラミド（リスモダン）**　心房性および心室性不整脈に使用される。

| 有害作用 |　抗コリン作用が強いため，心不全・血圧下降・口渇などを引きおこすことがある。

④ **リドカイン塩酸塩（キシロカイン）**　心室性不整脈に有効である。とくに心筋梗塞後のような心筋虚血がかかわる急性の心室性不整脈に使用する。上室性不整脈には奏効しない。

| 投与方法 |　静脈内注射または点滴静脈内注射で投与する。

| 注意 |　局所麻酔薬（●163ページ）としての用法と抗不整脈薬としての用法があり，製剤や投与方法が異なるため注意が必要である。

◆ Ⅱ群（β遮断薬）

　β受容体を遮断することで，交感神経系の興奮によって生じる不整脈を抑制する。抗不整脈効果がやや弱く，不確実という欠点がある。おもに上室性不整脈に対して用いられるが，心室性不整脈にもある程度有効である。

　狭心症や高血圧の治療薬でもあるため，これらと合併した不整脈に用いやすい。また，心筋梗塞後の不整脈を予防するためにも用いられる。

　おもな薬物に，プロプラノロール塩酸塩（インデラル）やメトプロロール酒石酸塩（セロケン），アテノロール（テノーミン），ビソプロロールフマル酸塩（メインテート），カルベジロール（アーチスト）などがある。静脈内注射薬では，ランジオロール塩酸塩（オノアクト）が使用される。

| 投与方法 |　通常は内服するが，急を要するときには静脈内注射で緩徐に投与する。

| 禁忌 |　心ブロック，気管支喘息，閉塞性肺疾患を増悪させるおそれがあるため，これらを有する患者への使用は禁忌である。

◆ Ⅲ群（カリウムチャネル遮断薬）

　カリウムの流出を抑えて，活動電位持続時間（APD）を延長させる。すなわち不応期を延長させるはたらきをもつ。

　アミオダロン塩酸塩（アンカロン）は，心室性および上室性不整脈に有効である。心臓の収縮力を抑制しないため，心機能が低下した患者には第一選択として使用される。注射薬もかつてはリドカイン塩酸塩が主であったが，心室性不整脈に対し，アミオダロン塩酸塩が広く使用されている。

| 有害作用 |　肺線維症・間質性肺炎・角膜色素沈着・甲状腺機能障害などの有害作用の出現に注意する。半減期が19〜53日と長いため，投与をやめても有害作用がすぐに消失しない。

◆ Ⅳ群（カルシウム拮抗薬）

　ベラパミル塩酸塩（ワソラン）は，洞房結節・房室結節の細胞への Ca^{2+} の流入を抑制することで異常興奮を抑制する。とくに房室結節を通過する上室性不整脈に有効である。また，発作性上室頻拍を正常な洞調律にかえ，再発を予防する。ベプリジル塩酸塩水和物（ベプリコール）は，カリウムチャネル遮断作用（Ⅲ群の作用）を合わせもつ。

| 投与経路 | 経口薬のほか，ベラパミル塩酸塩には静脈内注射薬もある。

| 有害作用 | ベラパミル塩酸塩の投与時は，とくに，徐脈・房室ブロックや心不全に注意が必要である。

2　その他の抗不整脈薬

　1 アデノシン三リン酸二ナトリウム水和物（アデホス）　生体内活性物質である ATP の製剤である。発作性上室頻拍に対して静脈内注射投与され，体内でアデノシンに代謝されて作用する。房室結節の伝導抑制がきわめて強いが，半減期が短く，効果は一過性（数秒程度）である。ただし，保険適用外使用である。

　2 ジギタリス　ジゴキシンの心臓に対する副交感神経刺激効果が，急性の上室性不整脈の治療に用いられる（◐210 ページ）。

E　利尿薬

　利尿薬は尿の生成を早め，水分の体外への排出を促す薬物である。利尿薬は応用範囲が広い薬物であるが，循環器疾患では，うっ血性心不全による浮腫の軽減や高血圧，狭心症などに用いられる。そのほか，脳卒中による頭蓋内圧上昇や，緑内障の寛解，メニエール症候群の治療などにも用いられる。

1　腎臓の利尿機構と利尿薬の作用

1　尿の生成と排出

　腎臓では，血液が糸球体で濾過されて原尿になったのち尿細管に送られる。原尿は近位尿細管から集合管へと移動する。その際，糖・アミノ酸・イオン・水などが**再吸収**されて，原尿から尿となり，最終的に体外へ排出される（◐図9-12）。

2　利尿薬の標的

　利尿薬は，尿細管から集合管までのどこかで作用して尿の排出を促進する。
●**近位尿細管**　アミノ酸やグルコースの再吸収を行う部位である。また，塩化物イオン（Cl^-）とナトリウムイオン（Na^+）や炭酸水素イオン（HCO_3^-，

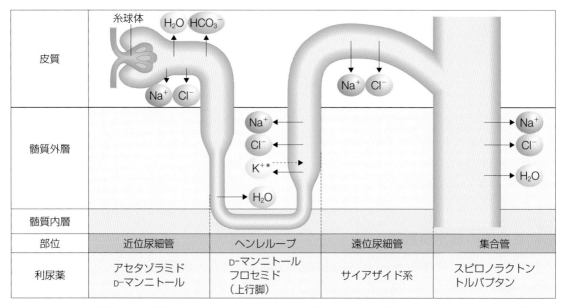

部位	近位尿細管	ヘンレループ	遠位尿細管	集合管
利尿薬	アセタゾラミド D-マンニトール	D-マンニトール フロセミド （上行脚）	サイアザイド系	スピロノラクトン トルバプタン

*ヘンレループ上行脚では，K⁺はトランスポーターによって再吸収されるが，同時にチャネルによるK⁺の分泌も存在している。結果的に，K⁺は喪失傾向にある。

◉**図9-12　尿細管各部位と集合管における電解質と水の動きと利尿薬の作用点**

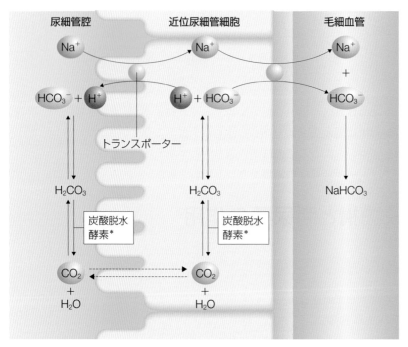

*炭酸脱水酵素がこの反応を触媒する。二酸化炭素（CO_2）は自由に拡散する。

◉**図9-13　炭酸水素ナトリウム（$NaHCO_3$）の再吸収機構**

重炭酸イオン）の再吸収も行う（◉図9-13）。HCO_3^-の再吸収には，炭酸脱水酵素が必要であり，炭酸脱水酵素阻害薬はこの酵素を抑制することで利尿効果を発現する。

● **ヘンレループ（太い上行脚）**　Na^+, Cl^-, およびカリウムイオン（K^+）の再吸収を行う部位である。ループ利尿薬はこれらの再吸収を担う輸送体（$Na^+/K^+/2Cl^-$共輸送体）を阻害することによって利尿効果を発現する。

● **遠位尿細管**　この部位では Na^+ と Cl^- が管腔より能動輸送（●31ページ）される。サイアザイド（チアジド）系利尿薬は、これを担う輸送体（Na^+/Cl^-共輸送体）❶を抑制することによって利尿効果を発現する。

● **集合管**　尿細管の最後の部位である。ここでの Na^+ 再吸収は、アルドステロンにより調節されている。カリウム保持性利尿薬は、アルドステロン受容体とナトリウムチャネルを標的として利尿効果を発現する。

　尿細管・集合管には**アクアポリン**とよばれる水チャネルが存在し、水の再吸収にはたらいている。このうち、集合管にある**アクアポリン2** aquaporin 2（**AQP2**）は、バソプレシンによって調節されている。バソプレシン拮抗薬は水の再吸収を阻害することによって利尿作用をもたらす。

□ NOTE
❶ この輸送体は、ヘンレループ上行脚の $Na^+/K^+/2Cl^-$共輸送体とは異なるものである。

2 利尿薬の種類

　利尿薬は、作用機序によって、炭酸脱水酵素阻害薬、ループ利尿薬、サイアザイド系利尿薬、カリウム保持性利尿薬、バソプレシン拮抗薬、浸透圧利尿薬に分類される（●表9-9）。

　□1 **炭酸脱水酵素阻害薬**　アセタゾラミド（ダイアモックス）は、近位尿細管において Na^+ と HCO_3^- の再吸収を抑える。現在は利尿薬としてよりも、抗緑内障薬（●283ページ）や、てんかん、メニエール症候群の治療薬として

● **表9-9　利尿薬の分類**

一般名	商品名	有害作用
ループ利尿薬 　フロセミド 　アゾセミド 　トラセミド	ラシックス ダイアート ルプラック	高尿酸血症・高血糖・低カリウム血症・低血圧 再生不良性貧血では使用禁止
サイアザイド系利尿薬 　ヒドロクロロチアジド 　トリクロルメチアジド	ヒドロクロロチアジド フルイトラン	低カリウム血症・高尿酸血症・高血糖・高カルシウム血症 再生不良性貧血や間質性肺炎がおこれば投薬中止
カリウム保持性利尿薬 　スピロノラクトン 　トリアムテレン 　カンレノ酸カリウム	アルダクトンA トリテレン ソルダクトン	電解質代謝異常・胃腸障害
バソプレシン拮抗薬 　トルバプタン	サムスカ	高ナトリウム血症、橋中心髄鞘崩壊症（急激なナトリウム上昇による）
その他の利尿薬 　アセタゾラミド 　グリセリン合剤 　D-マンニトール	ダイアモックス グリセオール マンニットール	電解質失調・頭痛 急速投与によりアシドーシス、再出血

使用されることが多い。

有害作用 HCO_3^- が尿中に排出されることによってアルカリ尿となるため，カルシウム塩の沈着を生じ，腎・尿路結石をおこすことがある。

2 **ループ利尿薬** おもにヘンレループに作用することが，名称の由来である。フロセミド（ラシックス）は強力な利尿薬で，作用の発現が早い。アゾセミド（ダイアート）は持続性があり，トラセミド（ルプラック）は遠位尿細管にも作用することから，低カリウム血症をおこしにくいという特徴がある。おもな適用はうっ血性心不全による浮腫や腹水の治療である。

降圧薬としても，サイアザイド系利尿薬の効果が不十分な場合にしばしば用いられる。ただし，作用時間が短いことが欠点である（◎203ページ）。

有害作用 低カリウム血症性代謝性アルカローシスや耳毒性（聴覚や平衡感覚への障害）が重要である。

3 **サイアザイド系利尿薬** 遠位尿細管における Na^+ と Cl^- の再吸収を抑える薬物である。おもな適用は高血圧であり，作用時間の長さとおだやかさが利点である（◎203ページ）。また，うっ血性心不全などによる慢性的な浮腫性症状の治療にもよく用いられる（◎211ページ）。おもな薬物としてヒドロクロロチアジドやトリクロルメチアジド（フルイトラン）がある。

サイアザイド系利尿薬は，尿中カルシウム濃度を低下させる効果があるため，腎・尿路結石を再発する患者にしばしば用いられる。

有害作用 さまざまな有害作用があるが，とくに高尿酸血症・高血糖に留意する。カリウムも強度に排出されるため，低カリウム血症をきたしやすく，塩化カリウムの補給を必要とすることが多い。

4 **カリウム保持性利尿薬** トリアムテレン（トリテレン）やスピロノラクトン（アルダクトン A）は，ナトリウムの尿中への排出を増やす一方，カリウムの排出を減少させる（あるいは無変化の）作用をもつ。この性質から，この群の薬物は，ループ利尿薬やサイアザイド系利尿薬の長期使用によっておこるカリウムの喪失を補正できる。臨床的には，ループ利尿薬と併用されることが多い。

また，肝硬変患者は，しばしば高アルドステロン血症とそれに伴う浮腫をきたす。スピロノラクトンはアルドステロンへの拮抗作用をもつため，このような浮腫は重要な適応であり，高い利尿効果をあげる。選択性の高い抗アルドステロン薬として，エプレレノン（セララ），エサキセレノン（ミネブロ）がある。

有害作用 最も重要なものは高カリウム血症である。また，スピロノラクトンの構造はステロイドホルモンと類似しているため，女性化乳房などの内分泌性異常を生じることがある。

5 **バソプレシン拮抗薬** トルバプタン（サムスカ）は，抗利尿ホルモンであるバソプレシンの受容体に拮抗的にはたらき，水の再吸収を抑制する。ループ利尿薬を服用しても体液貯留のコントロールが困難な場合に使用することが多い。

有害作用 急激な血清ナトリウム上昇が橋中心髄鞘崩壊症をきたすおそれが

ある。そのため，投与初期にはナトリウムやカリウムなどの電解質濃度の確認が必要である。

　⑥浸透圧利尿薬　D-マンニトール（マンニットール）は高張液である。点滴静脈内注射すると糸球体から容易に濾過されるが，尿細管からはほとんど再吸収されないため，管腔内にとどまる。このとき，水が浸透圧の効果によって管腔内に保持されるため，結果的に管腔内の尿量が増加して排尿を促す。

有害作用　細胞内の水が引かれ，血管内の水分が増えることにより低ナトリウム血症と肺水腫がおきることがある。水が排泄されると今度は高ナトリウム血症が生じ，頭痛や吐きけ・嘔吐がおきやすくなる。

> **投与時の看護のポイント**
> ①利尿薬の効果を高めるためには，心臓・腎臓に負担をかけないように安静にすることが必要である。ナトリウムの摂取を制限（6 g/日まで）して，浮腫の予防も心がける。
> ②急性の腎不全の場合には，救急処置として血液透析が採用される。
> ③サイアザイド系利尿薬およびフロセミドなどの利尿薬はナトリウムだけでなくカリウムの排出をも促すため，低カリウム血症をきたしやすい。脱力感などの症状がないか観察する。
> ④飲水量・尿量の変動や，電解質の排出量の動きを観察する。また，体重を測定してその変動をグラフに書き込むことも有用である。

F　脂質異常症治療薬

1　脂質異常症の基礎知識

1　血清中の脂質

　血清中には，おもにコレステロール（遊離型およびエステル），トリグリセリド（中性脂肪），リン脂質および，遊離脂肪酸の4種類の脂質が含まれる。また，トリグリセリドやコレステロールは水に親和性がないため，タンパク質が仲立ちした小さな粒子（**リポタンパク質**）のかたちで血液中に分散している。

● リポタンパク質の分類　リポタンパク質はその密度（比重）によって分類される。

　①**低比重リポタンパク質** low density lipoprotein（LDL）　コレステロールを多く含み，いわゆる悪玉コレステロールとよばれる。

　②**高比重リポタンパク質** high density lipoprotein（HDL）　リン脂質を多く含み，いわゆる善玉コレステロールとよばれる。

◖表 9-10　脂質異常症の診断基準（空腹時採血＊）

LDL コレステロール(LDL-C)	140 mg/dL 以上 120〜139 mg/dL	高 LDL-C 血症 境界域高 LDL-C 血症＊＊
HDL コレステロール(HDL-C)	40 mg/dL 未満	低 HDL-C 血症
トリグリセライド(TG)	150 mg/dL 以上	高 TG 血症
non-HDL コレステロール (non-HDL-C)	170 mg/dL 以上 150〜169 mg/dL	高 non-HDL-C 血症 境界域 non-HDL-C 血症＊＊

・LDL コレステロールは Friedewald 式または直接法で計算する。
・TG が 400 mg/dL 以上や食後採血の場合は non-HDL-C を使用する。ただしスクリーニング時に高 TG 血症を伴わない場合は LDL-C との差が＋30 mg/dL より小さくなる可能性を念頭に置いてリスクを評価する。
＊ 10 時間以上の絶食を「空腹時」とする。ただし水やお茶などカロリーのない水分の摂取は可能とする。
＊＊ スクリーニングで境界域 LDL-C 血症，境界域高 non-HDL-C 血症を示した場合は，高リスク病態がないか検討し，治療の必要性を考慮する。
（日本動脈硬化学会編：動脈硬化性疾患予防ガイドライン 2017 年版. p.14, 日本動脈硬化学会，2017 による）

　③カイロミクロン chylomicron（キロミクロン）　小腸で脂肪が吸収される際につくられる。LDL や HDL に比べて非常に大きく，中性脂肪に富んでいる。

2　脂質異常症の基準

　血清中の脂質が正常範囲外に増加あるいは低下した状態を**脂質異常症**という。脂質異常症は放置すると動脈硬化が進展し，脳梗塞や虚血性心疾患などをおこしやすくなる。わが国では，日本動脈硬化学会によって診断基準が示されている（◖表 9-10）。

● コレステロールと動脈硬化　高 LDL コレステロール血症になると，血管内皮細胞が活性化して血小板が内皮細胞の表面で凝集し，血栓を形成して血行を妨げる。また，血管内膜層にあるマクロファージが LDL コレステロールやその酸化物を取り込み，ついにはこの細胞を崩壊させ，粥腫（アテローム）とよばれる病変を形成する。これらの変化は血管壁の弾力を低下させてもろくするため，いわゆる動脈硬化の原因となる。

　一方，血中の HDL コレステロールの濃度が高くなることは，血管壁などから肝臓へのコレステロールの移動を示しているため，好ましいこととされている。

2　脂質異常症治療薬の種類

　脂質異常症治療薬は，血中の脂質をコントロールするはたらきをもち，動脈硬化の予防などのために用いられる（◖図 9-14）。

　1 HMG-CoA 還元酵素阻害薬　スタチン類とよばれる薬物で，プラバスタチンナトリウム（メバロチン）などがある。肝臓や小腸でのコレステロール生合成酵素（HMG-CoA 還元酵素❶）を阻害する作用をもつ。コレステロール生合成が低下すると不足分を血中から補充しようとするため，結果的に強力

□NOTE
❶ヒドロキシメチルグルタリル補酵素 A 還元酵素（3-hydroxy-3-methylglutaryl-Coenzyme A 還元酵素）の略称である。この酵素は，コレステロールの生合成経路においてメバロン酸の合成を触媒する。また，メバロン酸の合成は，この合成経路における律速段階である。

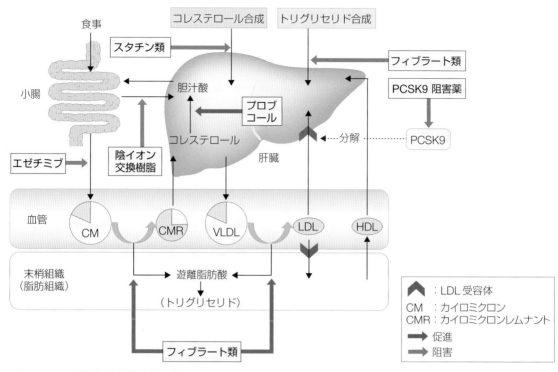

図中ラベル

○図 9-14　脂質異常症治療薬の作用点

に血中コレステロールを低下させる。

有害作用 | 有害作用は比較的少ないが，まれに横紋筋融解症❶をおこす。

②フィブラート類　ベザフィブラート(ベザトール SR)などは，コレステロールの生合成およびトリグリセリドの産生をともに阻止し，さらに HDL コレステロールを上昇させる。

有害作用 | 横紋筋融解症・腎障害・胆石・無顆粒球症に注意する。

禁忌 | 腎機能低下患者に対してスタチン類と併用すると，横紋筋融解症をおこしやすくなるため注意が必要である。また，ワルファリンカリウムや経口糖尿病治療薬の作用を増強するため，これらの薬物とはなるべく併用しないほうがよい。

③陰イオン交換樹脂　コレスチラミン(クエストラン)がある。腸管で吸収されず，胆汁酸と結合して排泄されるため，腸肝循環によるコレステロールの肝臓への再吸収を抑制する作用をもつ。結果的に，肝臓では胆汁酸を補うために血中コレステロールを消費することになる。

有害作用 | 1 日 8～16 g と服薬量が多く，味・においがよくないため，服薬率は低くなりがちである。また，有害作用として便秘をおこすことがある。

④エゼチミブ(ゼチーア)　小腸でのコレステロール吸収を担う輸送体(小腸コレステロールトランスポーター)を阻害し，コレステロールの吸収を抑える。

有害作用 | ワルファリンカリウムとシクロスポリンの作用増強に注意する。

⑤ニコチン酸類　ニコチン酸誘導体であり，ニコモール(コレキサミン)

NOTE

❶骨格筋の壊死によって筋肉の細胞成分が血液中へ流れ出す病態である。自覚症状として四肢の脱力(全身倦怠感)，腫脹，しびれ，筋肉痛，筋力低下などがみられる。

がある。脂肪組織から肝臓への遊離脂肪酸の動員を抑制し，中性脂肪の合成を抑える。また，HDL コレステロールを上昇させる。

⑥ **デキストラン硫酸エステルナトリウムイオウ 18(MDS)**　リポタンパク質の分解酵素を活性化する作用をもつ。とくに高トリグリセリド血症に使われる。

有害作用　抗血液凝固作用に注意が必要である。

⑦ **プロブコール(シンレスタール)**　コレステロールの胆汁酸への変換を促進して，血中の総コレステロールを低下させる。また，強い抗酸化作用をもち，LDL の酸化を抑制して血管壁へのコレステロール沈着および内腔の狭窄を防ぐ。抗動脈硬化作用を発現することが注目されている。

⑧ **PCSK9 阻害薬**　エボロクマブ(レパーサ)は，LDL 受容体の分解を促進する PCSK9 のはたらきを阻害することにより，肝臓の LDL 受容体を増加させる。その結果，肝臓での LDL コレステロールの分解が進み，LDL コレステロールが低下する。

投与経路　PCSK9 タンパク質に対するモノクローナル抗体製剤であり，皮下注射での投与が必要である。

投与時の看護のポイント
①動脈硬化性疾患，とくに冠動脈疾患の予防が目的であるため，食事療法や体重減少，アルコール摂取制限，減塩，禁煙，運動なども重要であることを理解させ，その実行を援助する。
②スタチン類やフィブラート類を内服中の患者に，筋肉痛や脱力感，褐色尿が出た場合には，薬の服用を一時中断するように指導するとともにすみやかに医師に報告する。

G　血液凝固系・線溶系に作用する薬物

1　抗血液凝固薬

　外科手術後の深部静脈血栓形成や心房細動による血栓塞栓症を予防するために，抗血液凝固薬の利用が増えている。また，抗血液凝固薬は，肺血栓塞栓症や心筋梗塞，播種性血管内凝固症候群 disseminated intravascular coagulation syndrome(DIC)の予防や治療にも用いられるほか，検査のための採血時に用いられることもある。

1　血液凝固のしくみ

● **血液凝固反応**　血液凝固反応とは，血中にあるフィブリノゲンを，血栓の形成に必須な成分であるフィブリンに変換させるための一連の反応のことをいう。血液凝固反応は，血小板やほかの細胞膜表面上で以下のように進行

し，多数の因子(**血液凝固因子❶**)が関与する(○図9-15)。

(1)血管が破れて血液が組織に触れたり，異物に接触したりすると一連の凝固反応が開始され，血中のプロトロンビンがカルシウムイオン(Ca^{2+})ならびにXa因子の存在によってトロンビンに転化する。

(2)トロンビンによって血中のフィブリノゲンがフィブリンになる。次にフィブリンが重合して，さらに血球にからみ合って凝血塊(フィブリン凝塊)が生成され，血液凝固が完了する。

NOTE
❶15種類の因子があり，ローマ数字をつけてよばれている。なかでも第Ⅷ因子は血友病Aで，第Ⅸ因子は血友病Bで欠乏しているため，出血傾向が強く，これらの因子を補充しなければならない。

2 抗血液凝固薬の種類

抗血液凝固薬は，血液凝固反応のいずれかの段階にかかわる因子を標的として，阻害する(○図9-15)。

1 ヘパリン(ヘパリンナトリウム・ヘパリンカルシウム)　ヘパリンは，肝臓・肺から抽出された多糖類の硫酸エステルである。トロンビンを阻害するタンパク質(アンチトロンビン)の1つを活性化することなどで抗凝固作用を発揮する。抗血液凝固薬として，ヘパリンは毒性が少なく，速効性をもつが，経口投与では無効であるため，作用に持続性がないなどの欠点がある。

薬物動態　ヘパリンを静脈内注射すると血液凝固時間はすぐ延長し，効果は2〜3時間続く。筋肉内注射の場合，作用が持続するのは6〜8時間程度である。

有害作用　ヘパリンは比較的安全な薬であるが，出血傾向のある血液疾患・胃潰瘍などの患者に与えると，出血傾向が強度になり，危険である。ヘパリンの過量投与によって血液凝固が極度に延長したときには拮抗薬としてプロタミン硫酸塩を静脈内に注射するとよい(○表9-11)。

DICの治療　播種性血管内凝固症候群(DIC)とは，血液の凝固性が異常に高まった状態であり，血管内に微細な血栓が多発する。一方，総量では血小板は減少して凝固因子が消費されるため，全身的な出血傾向があらわれる。

DICに対してはヘパリンを点滴静脈内注射することにより血液凝固を阻止する方法がとられる。ゆっくり静脈内注射することが大切であり，急速に投与すると出血傾向がさらに強まる。

2 ワルファリンカリウム(ワーファリン)　肝臓でのプロトロンビンの産

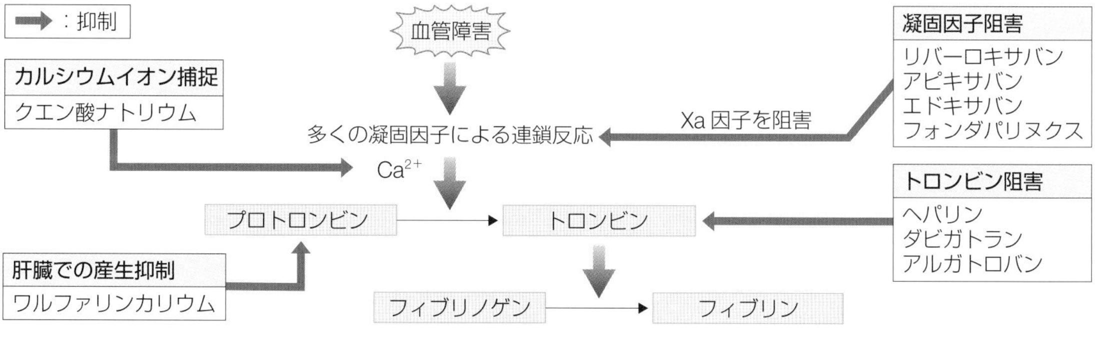

○図9-15　血液凝固のしくみと抗血液凝固薬の作用点

▷表 9-11　抗血液凝固薬の作用比較

特徴	ヘパリン	ワルファリンカリウム
抗凝固作用	試験管内・体内ともに有効	体内でのみ有効
作用機序	①トロンビン形成の防止 ②トロンビンの不活化の促進 ③フィブリン形成の防止	プロトロンビン産生の抑制
臨床効果の判定	活性化部分トロンボプラスチン時間(APTT)	プロトロンビン時間
投与方法	静脈内注射・筋肉内注射	経口投与
作用の発現	すぐに発現	12〜24 時間
作用持続	2〜3 時間(静脈内注射) 6〜8 時間(筋肉内注射)	48〜72 時間
拮抗薬	プロタミン硫酸塩	ビタミン K

生にはビタミン K が必要である。経口抗血液凝固薬のワルファリンカリウムは，ビタミン K を阻害することによって，プロトロンビン産生を抑制して血漿中のプロトロンビン濃度を低下させ，血液凝固時間を延長する。

　心房細動における血栓塞栓症の予防や血栓性静脈炎，手術および分娩後の血栓症などに用いられる。

　③ダビガトランエテキシラートメタンスルホン酸塩(プラザキサ)　ダビガトランは選択的かつ直接的にトロンビンを阻害する経口抗血液凝固薬である。ワルファリンカリウムと違って，薬物相互作用が少なく，ビタミン K を含む納豆などの食物の摂取も問題ない。

　④Xa 阻害薬　Xa 因子の活性を直接的に阻害する経口抗血液凝固薬であり，おもな薬物にリバーロキサバン(イグザレルト)，アピキサバン(エリキュース)，エドキサバントシル酸塩水和物(リクシアナ)がある。ダビガトランと同様に，薬物相互作用が少ない。これらは，**直接経口抗凝固薬** direct oral anticoagulant(**DOAC**)とよばれる。

　⑤クエン酸ナトリウム(チトラミン)　クエン酸ナトリウムは，血漿中のカルシウムと結合することによって血液凝固を阻害する。おもに輸血時に使用される。注射器内面をクエン酸ナトリウム液(10%)でうるおし，さらに注入血液量の約 4〜7%を追加したうえで，血液を注入・混和して輸血を開始する。診断用(赤血球沈降速度測定)として用いることもある。

　投与時の看護のポイント
①ワルファリンカリウムの使用中はプロトロンビン時間に注意する必要がある。これが過度に延長したときには投与を中止し，拮抗薬のビタミン K を与えることがある(▷表 9-11)。また，納豆などのビタミン K を多量に含むものは，摂取しないように説明する。
②ワルファリンカリウムを服用中の患者に消炎鎮痛薬・アスピリン・抗菌薬を併用すると，出血傾向があらわれることがある。ヘパリン使用中の患者

についても同様である。

③DOAC 使用時は，出血や貧血の徴候を十分に観察する。

④手術などの観血的処置前に必要な休薬期間は，薬剤によって異なるので注意する。

2 血栓溶解薬および抗血小板薬

わが国では，高齢化の進行に伴って心筋梗塞や脳卒中，動脈硬化，動脈・静脈血栓症などが増加しつつある。これらの疾患には，血栓形成が関連しており，治療や予防のために血栓溶解薬や抗血小板薬が用いられる。

1 線溶系のしくみ

血管が破損するとその場所に血小板が凝集し，これがきっかけで**血液凝固**がおこる（◯224 ページ）。このとき血小板からは同時に，トロンボキサン A$_2$，アデノシン二リン酸（ADP），セロトニンが遊離して，血管の収縮と血小板の凝塊形成を促進する。

これらは止血などの機構として生理的に重要であるが，一方で血管を閉塞してしまうことがある。ただし，生体には凝血塊をとかす機構（**線溶系**）もあり，破損した血管が修復されたのち，不必要な血栓を除去する（◯図 9-16）。

2 血栓溶解薬

血栓溶解薬 thrombolytic drugs とは，血液凝固により生じた血栓をまだ新鮮なうちに溶解させる薬物である。

①**組織型プラスミノゲンアクチベーター（t-PA）**　t-PA は，強いフィブリン親和性をもち，血栓のフィブリンに特異的に結合して血栓のプラスミノゲンを活性化し，プラスミンとする酵素である。さらにプラスミンのはたらきによってフィブリンが分解され，血栓は溶解する（◯図 9-16）。

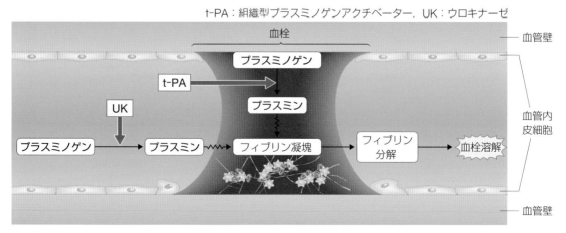

◯**図 9-16　線溶系と t-PA・ウロキナーゼの血栓溶解作用**

| 血栓溶解療法 | 急性心筋梗塞で，冠動脈内に詰まった血栓が陳旧化しないうちに（およそ6時間以内），t-PA を点滴静脈内投与する治療を**血栓溶解療法**という。冠動脈の再開通率は80％前後とされている。遺伝子組換え型 t-PA であるアルテプラーゼ（アクチバシン，グルトパ），モンテプラーゼ（クリアクター）が用いられる。

そのほか，脳梗塞に対しても同様の治療法があり，発症後4.5時間以内で出血がない場合に投与すると，機能障害の改善が期待できる。

| 有害作用 | 有害作用として，脳出血などの重篤な出血の危険がある。

　②ウロキナーゼ（UK）　UK は，血中でプラスミノゲンをプラスミンに転化させ，フィブリンの分解をおこして血栓を溶解させる。ただし t-PA のように血栓のフィブリンに特異性がないため，効力が低く，出血性の副作用がおこりやすい。

③　抗血小板薬

抗血小板薬 antiplatelet drugs とは血小板の凝集を妨げる薬物である。

　①**非ステロイド性抗炎症薬**　アスピリン（バイアスピリン）などは，アラキドン酸がトロンボキサン A_2 に転化する過程を阻止する（●135ページ，図6-2）。

　②**リマプロスト アルファデクス（オパルモン）**　リマプロスト アルファデクスは，プロスタグランジン E_1 誘導体である。内服すると血小板凝集が抑えられ，血管は拡張する。閉塞性血栓血管炎の治療に用いられる。

　③**シロスタゾール（プレタール）**　シロスタゾールはホスホジエステラーゼ3（PDE3）を阻害し，サイクリック AMP（cAMP）の濃度を上昇させることにより抗血小板作用を示す。また，血管拡張作用があるため動脈閉塞症による症状を改善する。

　④**クロピドグレル硫酸塩（プラビックス）**　クロピドグレル硫酸塩は，ADP 受容体を阻害して，血小板内のサイクリック AMP（cAMP）の産生を高め，その凝集能・放出能を抑制する。

PCI が適応となった急性冠症候群患者に用いられる（●206ページ）。プラスグレル塩酸塩（エフィエント）も同様の作用機序で血小板凝集を抑制する。効果の発現が早く，個人差が少ない。

　⑤**アルガトロバン水和物（スロンノン）**　アルガトロバン水和物は，抗トロンビン作用をもち，強力な血小板凝集阻止作用をもつ。脳血栓症急性期や慢性動脈閉塞症に使われる。

| 有害作用 | 脳出血や消化器出血がある。

　⑥**サルポグレラート塩酸塩（アンプラーグ）**　サルポグレラート塩酸塩は，血小板や血管平滑筋におけるセロトニン（5-HT_2）受容体に特異的な拮抗作用を示し，その結果，抗血小板作用・血管収縮抑制作用を示す。

投与時の看護のポイント
①規則正しく服用しないと効果がない。
②手術・内視鏡検査施行時には休薬の有無を確認する。
③歯科受診時は医師に相談する。

3 止血薬

出血傾向に対しては以下の薬物が用いられる。

1 アドレナリン・ノルアドレナリン　鼻出血の際には，アドレナリンを含ませたタンポンを鼻腔内に挿入し，鼻翼を圧迫する。胃・十二指腸からの出血の場合はノルアドレナリンを生理食塩液で溶解したものを胃内に注入する。

2 カルバゾクロムスルホン酸ナトリウム水和物(アドナ)　出血傾向のある患者，あるいは手術後の異常出血のある患者などに対して，内服あるいは注射する。

3 トラネキサム酸(トランサミンなど)　トラネキサム酸は抗プラスミン薬であり，線維素溶解酵素を抑制することによって出血を抑える。白血病・紫斑病などにみられる全身の出血傾向，または充血を伴う各種の疾患に対して，内服，静脈内注射または筋肉内注射する。

4 フィトナジオン(カチーフN，ビタミンK₁)　フィトナジオンはビタミンK製剤である。ワルファリンカリウムの服用や，広域スペクトル抗菌薬の連用によるプロトロンビンの減少などによって引きおこされる，ビタミンK欠乏症の予防と治療に用いる。

5 外用止血剤　アルギン酸ナトリウム(アルトなど)は，直接創面につけて細小血管の出血や，実質臓器からの出血を抑える。ゼラチン(スポンゼル)はスポンジとして，各種外科手術の際の止血に使われる。酸化セルロース(サージセル・アブソーバブル・ヘモスタット)も同様の目的で使われる。

H 血液に作用する薬物

1 貧血治療薬

貧血とは，赤血球数およびヘモグロビン量の減少した状態をいい❶，①鉄欠乏性貧血，②巨赤芽球性貧血(悪性貧血)，③溶血性貧血などがある。貧血は，確定診断がつく前に輸血や薬物治療を開始すると診断が遅れるため，原因疾患に対する根治療法の時機を失することになる。

NOTE
❶WHOの診断基準では，ヘモグロビン濃度が成人男性で13g/dL，成人女性で12g/dL以下としている。

1 鉄欠乏性貧血治療薬

酸素を運搬するヘモグロビンは，おもに鉄とタンパク質から構成されている。そのため，体内の鉄が不足すると，ヘモグロビンが合成できず，貧血が生じる。これが**鉄欠乏性貧血**であり，日常診療する貧血の過半数を占めるといわれる。おもな原因は，消化管からの慢性失血や，出産時の出血，生理的出血，外傷による出血などである。

鉄欠乏性貧血に対しては，鉄剤を投与するとすみやかに回復する。鉄欠乏性貧血の特徴は低血色素性・小球性の赤血球であるが，鉄剤の投与によって数週間以内に正常赤血球の出現率が高くなる。

鉄剤にはさまざまな種類・剤形がある。

1 注射薬 含糖酸化鉄（フェジン）などがある。

2 徐放性の薬物 徐放錠の乾燥硫酸鉄（フェロ・グラデュメット），徐放カプセルのフマル酸第一鉄（フェルム）などが市販されている。

> **投与時の看護のポイント**
> ①吐きけ・嘔吐，下痢などの消化器症状がおもな有害作用である。
> ②食後服用のほうが有害作用軽減の点で食前服用よりもすぐれている。
> ③経口投与が原則である。しかし，消化器系の有害作用が高度の場合には，
> 静脈内注射を行う（静脈内注射時は過剰投与を避けるため，必要量を計算
> して投与する）。
> ④吸収が低下するためテトラサイクリン系抗菌薬と併用しない。
> ⑤お茶や食事といっしょに服用しても効果に影響はない。
> ⑥鉄剤服用時は便が黒くなることがあるが，無害であることを説明する。

2 巨赤芽球性貧血治療薬

巨赤芽球性貧血とは，ビタミンB_{12}または葉酸の欠乏によっておこる貧血である。ビタミンB_{12}や葉酸はDNA合成に必要な因子であり，これらが欠乏すると造血細胞の細胞分裂に支障をきたす。患者の血液中には巨赤芽球が出現し，赤血球は大球性であるが，血球数がきわめて少なく，網状赤血球（未熟型）も多い。初期症状には貧血があり，しばしば舌炎を伴う。

また，消化管でビタミンB_{12}が吸収される際には，胃で分泌される内因子が必要である。内因子の欠乏による貧血を**悪性貧血**という。

1 ビタミンB_{12}製剤 シアノコバラミン（シアノコバラミン），ヒドロキソコバラミン酢酸塩（フレスミンS），メコバラミン（メチコバール）などには，錠剤・散剤・注射剤があり，ビタミンB_{12}欠乏の補充療法に用いられる。

注意 胃切除後の巨赤芽球性貧血の発症には，ビタミンB_{12}製剤を注射投与する。

2 葉酸製剤 葉酸は，肝臓や酵母，ホウレンソウの葉などから得られるビタミンであり，赤血球の成熟に関与している。葉酸製剤は，巨赤芽球性貧血の治療時にビタミンB_{12}の補助療法として用いられることが多い。

3 溶血性貧血治療薬

溶血性貧血とは，赤血球の寿命の短縮によっておこる貧血で，先天性・自己免疫性など成因は複雑である。治療では，一般に副腎皮質ステロイド薬や免疫抑制薬が用いられる。ステロイド抵抗性の場合には，脾臓の摘出も考慮される。

2 造血因子製剤および関連薬

造血因子とは，造血幹細胞が成熟血球へと分化する過程において，さまざまな段階にある血球の分化・増殖を刺激する物質の総称である。

● **サイトカインとその応用**　血液のなかの赤血球・白血球・リンパ球は，いずれも骨髄の造血細胞（多能性造血幹細胞）から分化したものである（◐図9-17）。

また，血球やリンパ球には，機能が異なるサブタイプがある。これらの造血細胞の増殖と分化は，細胞やその前駆細胞でつくられる生理活性を有するタンパク質（**サイトカイン**）によっておこる。

現在では，①抗腫瘍作用，②抗ウイルス作用，③造血作用，のあるサイト

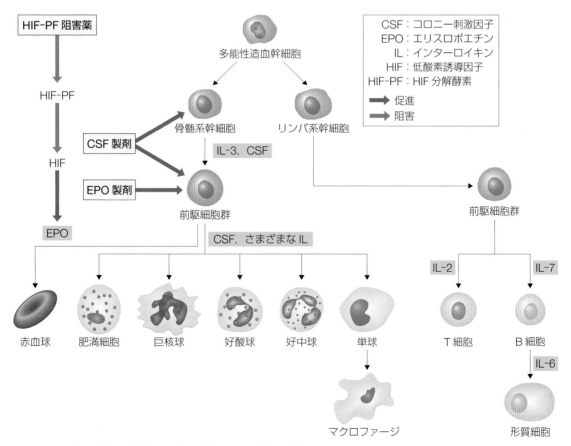

◐**図9-17　造血細胞の増殖・分化の関連因子と薬物の標的**

カインの製剤が遺伝子組換え技術を応用してつくられる。また，これらに関連する薬物が，疾患の治療に利用されている。

　1 エリスロポエチン製剤　エリスロポエチン erythropoietin（EPO）は，赤血球の前駆細胞に作用して赤血球への最終的な分化・増殖を促進させるサイトカインである。遺伝子組換え技術による製剤として，エポエチン アルファ（エスポー）とエポエチン ベータ（エポジン）がある。また，生物学的半減期を延長した製剤として，ダルベポエチン アルファ（ネスプ）やエポエチン ベータ ペゴル（ミルセラ）がある。

　エリスロポエチンは，生理的にはおもに腎臓で産生されるため，腎不全による貧血に対する使用はきわめて効果的である。また外科手術の際の自家輸血のために使用されるほか，種々の貧血の治療にも使用される。

　投与方法　静脈内注射か皮下注射で投与する。他剤との混注は避ける。

　有害作用　血圧上昇がおこることがある。

　2 HIF-PH 阻害薬　エリスロポエチンの産生を促進する低酸素誘導因子 hypoxia inducible factor（HIF）の分解酵素である HIF-PH（HIF-prolyl hydroxylase）を阻害する経口薬である。ロキサデュスタット（エベレンゾ），ダプロデュスタット（ダーブロック）などがあり，腎性貧血に対して用いられる。

　有害作用　血栓塞栓症・悪性腫瘍・網膜症の悪化を生じるおそれがある。

　3 コロニー刺激因子製剤　コロニー刺激因子 colony stimulating factor（CSF）は，顆粒球やマクロファージ系の前駆細胞の分化・増殖を促進するとともに，骨髄からの好中球の放出を促して末梢血の好中球数の増加をもたらすサイトカインである。遺伝子組換え技術による製剤として，レノグラスチム（ノイトロジン），フィルグラスチム（グラン）などがある。

　コロニー刺激因子は，①骨髄移植時の好中球の増加促進，②悪性腫瘍の化学療法による好中球減少症，③再生不良性貧血に伴う好中球減少症，などの治療に使用される。

　有害作用　ショックや筋肉痛，骨痛などをおこすことがある。

3　血液悪性腫瘍治療薬

　血液悪性腫瘍には，白血病・骨髄異形成症候群・悪性リンパ腫・多発性骨髄腫が含まれる。近年は，骨髄中の造血細胞の遺伝子異常が発症に寄与することや，腫瘍細胞が特異的な抗原を発現したり，免疫細胞による監視機構を回避したりするなどの機序がわかってきている。

　そのため，抗がん薬による多剤併用療法に加え，上記の機序に対する分子標的薬の発展によって治療成績が向上している。

1　白血病治療薬

　白血病 leukemia は，ウィルヒョー Virchow, R. によって発見され，血液が白く見えるほど白血病細胞が増えつづけたことから名づけられた。その原因は，骨髄中の造血細胞のがん化・増殖であり，末梢血での白血病細胞出現は病態

の本質ではない。

　おもな症状として，骨髄が白血病細胞に占拠されて正常な造血機能が障害されるためにおこる貧血や，正常白血球減少による感染症，血小板減少による出血症状がある。

　白血病には，急性に経過する**急性白血病**と未治療でも慢性に経過する**慢性白血病**がある。また，がん化している細胞系列の違いから**骨髄性白血病**と**リンパ性白血病**に分けられる。これらは，急性骨髄性白血病，慢性骨髄性白血病，急性リンパ性白血病，慢性リンパ性白血病の順に頻度が高い。

●**治療**　治療前に骨髄穿刺による白血病細胞の診断を行い，有効な治療法を選択する。治療では，多剤併用による化学療法（●104ページ）を行い，正常な白血球，赤血球，血小板の回復および多臓器への浸潤の消失など，完全寛解を目ざす。化学療法で治癒を期待できない症例に対しては，造血幹細胞移植を行う。

◆ 急性骨髄性白血病治療薬

　急性白血病のなかで骨髄性とリンパ性の割合は成人で4:1，小児では逆に1:4である。

　①**化学療法薬**　シタラビン（キロサイド）とアントラサイクリン系のダウノルビシン塩酸塩（ダウノマイシン）あるいはイダルビシン塩酸塩（イダマイシン）による寛解導入を目ざす。70〜80%が完全寛解に達する。

　②**抗体医薬**　再発・難治例では，がん細胞表面のタンパク質（CD33抗原）に対する抗体と抗がん性抗生物質（カリケアマイシン）を融合させたゲムツズマブオゾガマイシン（マイロターグ）も用いられる。再発・難治性の*FLT3*遺伝子❶変異陽性例には，FLT3阻害薬のギルテリチニブフマル酸塩（ゾスパタ）あるいはキザルチニブ塩酸塩（ヴァンフリタ）が使用できる。

　③**分化誘導療法**　急性骨髄性白血病の一種である，急性前骨髄球性白血病 acute promyelocytic leukemia（APL）に対しては，ビタミンA誘導体である**オールトランス型レチノイン酸** all-trans retinoic acid（**ATRA**）のトレチノイン（ベサノイド）を用いた分化誘導療法（ATRA療法）が行われる。APLでは，白血病細胞が成熟細胞への分化を停止している。トレチノインは，この分化停止を解除し，成熟細胞へ誘導する作用をもつ。さらに，**亜ヒ酸** arsenic trioxide（**ATO**）はATRA療法後の再発例に有効である。

◆ 急性リンパ性白血病治療薬

　フィラデルフィア Philadelphia（**Ph**）染色体❷の有無によって治療法が異なる。

　①**Ph染色体陽性例**　イマチニブメシル酸塩（グリベック），ダサチニブ水和物（スプリセル）といったチロシンキナーゼ阻害薬と，L-アスパラギナーゼ（ロイナーゼ），ドキソルビシン塩酸塩（アドリアシン）あるいはダウノルビシン塩酸塩（ダウノマイシン），ビンクリスチン硫酸塩（オンコビン），プレドニゾロン（プレドニン）からなる多剤併用療法（L-AdVP療法）を行う。

　②**Ph染色体陰性例**　L-AdVP療法にシクロホスファミド水和物（エンド

□NOTE

❶*FLT3*遺伝子
　チロシンキナーゼ連結受容体（●18ページ）の一種をコードする遺伝子であり，造血前駆細胞の増殖やBリンパ前駆細胞の分化に関与する。急性骨髄性白血病の患者で遺伝子変異がみられることが多い。

❷フィラデルフィア染色体
　9番染色体との相同組換えによって生じる異常な22番染色体をいう。急性リンパ性白血病の一部症例および慢性骨髄性白血病でみられる。

キサン）などを加えた小児プロトコールが推奨される。小児では95％，成人では70〜80％に完全寛解を得る。

◆ 慢性骨髄性白血病治療薬

多能性造血幹細胞の異常により発症する白血病で，Ph染色体を特徴とする。Ph染色体上の*BCR-ABL1*融合遺伝子にコードされて産生されるチロシンキナーゼが恒常的に活性化し，白血病細胞の増殖に関与する。初期には自覚症状は乏しく，脾臓の肥大による左上腹部の不快感や微熱などにより受診して，はじめて診断されることが多い。白血球のうち好中球と好塩基球の増加が特徴的である。

　①チロシンキナーゼ阻害薬　治療では，チロシンキナーゼ阻害薬であるイマチニブメシル酸塩（グリベック），ニロチニブ塩酸塩水和物（タシグナ），ダサチニブ水和物（スプリセル）が第一選択薬であり，高率に寛解導入できる（◐114ページ）。

　②治療抵抗性の場合　治療抵抗性であれば，薬物を下記のように変更する。

- イマチニブメシル酸塩は，ほかのチロシンキナーゼ阻害薬へ。
- ニロチニブ塩酸塩水和物は，ダサチニブ水和物または，ボスチニブ水和物（ボシュリフ）やポナチニブ塩酸塩（アイクルシグ）へ。
- ダサチニブ水和物は，ニロチニブ塩酸塩水和物またはボスチニブ水和物やポナチニブ塩酸塩へ。

◆ 慢性リンパ性白血病治療薬

わが国の患者数は欧米に比べて1/10程度であり，多くは緩徐に経過する。

　①標準治療　フルダラビンリン酸エステル（フルダラ），シクロホスファミド水和物（エンドキサン），抗CD20抗体であるリツキシマブ（リツキサン）の併用療法（FCR療法）やブルトン型チロシンキナーゼ Bruton tyrosine kinase（BTK）阻害薬であるイブルチニブ（イムブルビカ）が標準治療である。

　②再発または難治例　B細胞リンパ腫-2タンパク質阻害薬であるベネトクラクス（ベネクレクスタ）とリツキシマブの併用療法が考慮される。

2 悪性リンパ腫治療薬

悪性リンパ腫はリンパ系組織から生じる腫瘍で，リンパ節が病的にはれることが特徴的である。ただし，リンパ球は，リンパ節のほかにも骨髄や胃粘膜など，体内に広く存在しており，病像はその局在に依存する。病理学的に**ホジキンリンパ腫** Hodgkin lymphoma と**非ホジキンリンパ腫** non-Hodgkin lymphoma に大別され，非ホジキンリンパ腫はB細胞性，T細胞性に分かれる。わが国におけるホジキンリンパ腫の頻度は全悪性リンパ腫のうち5〜10％程度とされており，欧米の30％と比べると少ない。

●治療　ホジキンリンパ腫と非ホジキンリンパ腫では，治療薬が異なる。

　①**ホジキンリンパ腫治療薬**　ホジキンリンパ腫は病変が限局している場

合は化学療法単独または化学療法と放射線療法の併用が行われる。化学療法は，ドキソルビシン塩酸塩，ブレオマイシン塩酸塩（ブレオ），ビンブラスチン硫酸塩（エクザール），ダカルバジン（ダカルバジン）の4種類の抗がん薬によるABVD療法が標準である。

　進行症例ではABVD療法あるいはCD30を標的とする抗体複合体であるブレンツキシマブ ベドチン（アドセトリス）を加えたBV併用AVD療法（ドキソルビシン塩酸塩・ビンブラスチン硫酸塩・ダカルバジン）が推奨される。また，再発・難治症例に対しては，免疫チェックポイント阻害薬である抗PD-1抗体のニボルマブ（オプジーボ），ペムブロリズマブ（キイトルーダ）が使用されることがある。

　2 非ホジキンリンパ腫治療薬　非ホジキンリンパ腫の治療は病型により異なる。濾胞性リンパ腫には，抗CD20抗体（リツキシマブ〔リツキサン〕またはオビヌツズマブ〔ガザイバ〕）併用化学療法を行う。具体的には，下記のような薬物の組み合わせがある。

- R-CHOP療法（リツキシマブ・シクロホスファミド水和物・ドキソルビシン塩酸塩・ビンブラスチン硫酸塩・プレドニゾロン）
- R-CVP療法（リツキシマブ・シクロホスファミド水和物・ビンクリスチン硫酸塩・プレドニゾロン）
- BR療法（ベンダムスチン塩酸塩〔トレアキシン〕・リツキシマブ）

　びまん性大細胞型B細胞リンパ腫は，わが国の非ホジキンリンパ腫全体の30%以上を占める。腫瘍の大きさや進行度によってR-CHOP療法単独あるいは放射線療法を併用する場合がある。

3 多発性骨髄腫治療薬

　形質細胞は抗体を分泌する白血球の一種で，主として骨髄に存在する。**多発性骨髄腫**は，がん化した形質細胞（骨髄腫細胞）が骨髄の中で増える病気である。骨の脆弱化，免疫機能低下，貧血のほか，骨髄腫細胞が分泌するMタンパクと呼ばれる異常なタンパク質が原因で，腎機能障害をもたらす。

●治療　自家末梢血幹細胞移植の適応の有無によって治療薬が異なる。

　1 70歳未満で自家末梢血幹細胞移植の適応がある場合　プロテアソーム❶阻害薬であるボルテゾミブ（ベルケイド）とデキサメタゾン（デキサート）の併用（BD療法），あるいはBD療法に，シクロホスファミド水和物・ドキソルビシン塩酸塩・レナリドミド水和物（レブラミド）のうち1剤を加えた3剤併用（BCD・BAD・BLD療法）で寛解導入を目ざす。ボルテゾミブの副作用である間質性肺炎，末梢神経障害の懸念がある場合には，レナリドミド水和物とデキサメタゾンの併用（Ld療法）が考慮される。続いて自家末梢血幹細胞移植を併用した大量メルファラン（アルケラン）療法を行う。

　2 移植の適応がない場合　骨髄腫細胞に高発現しているCD38を標的とした抗体医薬のダラツムマブ（ダラザレックス）にメルファラン・プレドニゾロン・ボルテゾミブを併用したD-MPB療法，あるいはレナリドミド・デキサメタゾンを併用したD-Ld療法が推奨される。

■ NOTE

❶プロテアソーム

　生体内において，タンパク質を分解する経路の1つ（ユビキチン-プロテアソーム系）ではたらく酵素複合体。ボルテゾミブは，この複合体を阻害することによってがん細胞内に不要なタンパク質を蓄積させ，細胞死を誘導する。

✎ work　復習と課題

❶ 次の〔A群〕の降圧薬に関する作用機序としてあてはまるものを〔B群〕より1つ選びなさい。

〔A群〕

a．ヒドロクロロチアジド　b．クロニジン塩酸塩　c．レセルピン
d．プラゾシン塩酸塩　e．プロプラノロール塩酸塩　f．ニフェジピン
g．カプトプリル　h．ロサルタンカリウム

〔B群〕

1．アンギオテンシンⅡ受容体拮抗作用を有する。
2．アンギオテンシン変換酵素を阻害する。
3．カルシウム拮抗薬である。
4．α_1受容体遮断薬である。
5．腎臓からのレニン分泌を抑制する。
6．中枢神経系のα_2受容体に作用する。
7．Na^+とCl^-の尿細管での再吸収を抑制する。
8．交感神経終末のノルアドレナリンを枯渇させる。

❷ 狭心症治療薬の硝酸薬について誤った記述を選び，語句を訂正しなさい。

a．一酸化窒素（NO）を放出して，血管平滑筋を弛緩させる。
b．冠動脈を拡張させる。
c．経口投与による初回通過効果はほとんどない。
d．副作用として頭痛，動悸がある。

❸ 強心薬ジギタリスについて誤った記述を選び，語句を訂正しなさい。

a．心筋細胞のナトリウム-カリウムポンプを阻害する。
b．半減期が数時間と短い。
c．房室結節の伝導を抑制する。
d．中毒症状に期外収縮などの不整脈がある。

❹ 次の〔A群〕の抗不整脈に関する記述としてあてはまるものを〔B群〕より1つ選びなさい。

〔A群〕

a．プロカインアミド塩酸塩　b．プロプラノロール塩酸塩
c．アミオダロン塩酸塩　d．ベラパミル塩酸塩

〔B群〕

1．全身性エリテマトーデス型薬疹を生じることがある。
2．交感神経系の興奮によって生じる不整脈を抑制する。
3．心筋のペースメーカ細胞へのCa^{2+}流入を抑制する。
4．心筋からのK^+の流出を抑制して，不応期を延長させる。

❺ 次の〔A群〕の利尿薬に関する記述としてあてはまるものを〔B群〕より1つ選びなさい。

〔A群〕

a．アセタゾラミド　b．ヒドロクロロチアジド　c．スピロノラクトン
d．ᴅ-マンニトール

〔B群〕

1．浸透圧効果で利尿作用が生じる。

   2．近位尿細管で Na$^+$，HCO$_3$$^-$の再吸収を抑制する。

   3．高カリウム血症を生じることがある。

   4．遠位尿細管での Na$^+$，Cl$^-$の再吸収を抑制する。

❻ 脂質異常症治療薬のスタチン類の記述で正しいものはどれか。

   ａ．HMG-CoA 還元酵素を阻害して，コレステロールの産生を抑制する。

   ｂ．陰イオン交換樹脂で，コレステロールの吸収を抑制する。

   ｃ．強い抗酸化作用で動脈硬化を抑制する。

   ｄ．ニコチン酸誘導体で，消化管からの中性脂肪の吸収を抑制する。

❼ 次の記述でヘパリンに関するものに A，ワルファリンカリウムに関するものに
　B を（　　　）に入れなさい。

   ａ．試験管内・生体内で抗凝固作用を発現する。（　　　）

   ｂ．プロトロンビンの産生を抑制する。（　　　）

   ｃ．DIC（播種性血管内凝固症候群）に使用される。（　　　）

   ｄ．経口投与可能である。（　　　）

   ｅ．拮抗薬はビタミン K である。（　　　）

   ｆ．拮抗薬はプロタミン硫酸塩である。（　　　）

❽ 止血薬についてそれぞれの適切な作用機序を線で結びなさい。

   アドレナリン　・　　　　　　　　・外用止血剤

   トラネキサム酸・　　　　　　　　・ビタミン K 効果

   フィトナジオン・　　　　　　　　・抗プラスミン作用

   ゼラチン　　　・　　　　　　　　・血管収縮作用

❾ 造血因子のエリスロポエチンについて誤った記述を選び，語句を訂正しなさい。

   ａ．腎不全による貧血に効果的である。

   ｂ．赤血球への分化・増殖を促進させる。

   ｃ．リンパ球を刺激する。

   ｄ．外科手術の際の自家輸血のために用いられる。

第 **10** 章

呼吸器・消化器・生殖器・
泌尿器系に作用する薬物

A 呼吸器系に作用する薬物

1 気管支喘息治療薬

1 気管支喘息の基礎知識

　気管支喘息とは，遺伝要因や感染，アレルギーなどによって気管支に慢性の炎症が生じ，かつ気管支が刺激に対して過敏になった状態である。

　気管支喘息患者は，ストレスや寒冷刺激などのさまざまな刺激をきっかけに喘息発作を繰り返す。発作時には，気管支の収縮に伴って，咳や痰，喘鳴（息がヒューヒューする），呼吸困難などの症状をきたす（◯図10-1）。

● **分類**　小児の喘息ではアトピー性皮膚炎を伴う**アトピー型**が多く，ダニなどのハウスダストに対するアレルギーが原因として重要とされる。成人後に発症する喘息は，アトピー性皮膚炎を伴わない**非アトピー型**が多い。

● **治療**　気管支喘息の治療は，発作の予防と発症時の治療に分けられる。

　①**発作の予防**　アレルギーの原因物質を生活環境から除くとともに，気管支の慢性炎症を改善し，収縮した気管支を拡張させるための薬物療法を行う。予防薬を**長期管理薬**（**コントローラー**）といい，副腎皮質ステロイド薬の吸入薬を中心として，長時間作用型 β_2 刺激薬の吸入薬や，抗アレルギー薬であるロイコトリエン受容体拮抗薬を併用する。重症例には，ほかの薬剤を併用する。

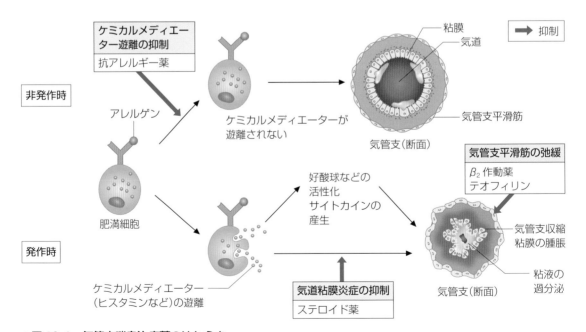

◯図10-1　気管支喘息治療薬のはたらき
ステロイド薬（吸入），抗コリン薬（吸入），β_2刺激薬（経口・吸入）などが用いられる。

②**発症時の治療**　発作がおきた場合には，**発作治療薬（リリーバー）**を用いる。具体的には，気管支を拡張するために短時間作用型 β_2 刺激薬を吸入投与し，無効な場合には，副腎皮質ステロイド薬やキサンチン誘導体を点滴静脈内注射で投与する。

　喘息が慢性化すると，気管支の壁が厚く，かたくなって拡張しにくくなる（リモデリング）。リモデリングを防ぐために，早期に喘息を診断して，副腎皮質ステロイド薬の吸入を中心とした治療を開始することが重要である。

2 副腎皮質ステロイド薬

　副腎皮質ステロイド薬は，血管や白血球の刺激への反応を阻害してサイトカインなどの炎症関連物質の産生を低下させ，気道の慢性炎症を抑える（◯136ページ）。

　①**吸入薬**　喘息発作の予防には，フルチカゾンプロピオン酸エステル（フルタイド）やブデソニド（パルミコート）などの吸入薬を用いる。吸入薬は気管支に局所的に作用して血中への吸収がほとんどないため，全身性の有害作用がおこりにくい。

　発作の予防には，毎日一定量を規則正しく使用することが大切であるため，患者が自分で吸入できるようにさまざまな吸入器具が工夫されている（◯図10-2）。

　②**内服薬**　重症例には，プレドニゾロン（プレドニン）などを内服する。

　③**注射薬**　喘息の発作時には，ヒドロコルチゾンコハク酸エステルナトリウム（ソル・コーテフ）やデキサメタゾンリン酸エステルナトリウム（デカドロン）などが点滴静脈内注射で投与される。

3 気管支拡張薬

　①**β_2 刺激薬**　気管支平滑筋のアドレナリン β_2 受容体に作用し，平滑筋の緊張を低下させて気管支を拡張する（◯153ページ）。長時間作用型のサルメテロールキシナホ酸塩（セレベント）の吸入が発作の予防に使用される。近年は，副腎皮質ステロイド薬のフルチカゾンプロピオン酸エステルとサルメテロールキシナホ酸塩を合わせた合剤の吸入薬（アドエア）なども，発作の予防に使用される。短時間作用型のサルブタモール硫酸塩（ベネトリン）やプロカテロール塩酸塩（メプチン）の吸入薬は発作の治療に使用される。

　有害作用　動悸や不整脈をきたす場合がある。

　②**ロイコトリエン受容体拮抗薬**　気管支を拡張し，気道の炎症を抑制する（◯132ページ）。発作の予防のために副腎皮質ステロイド薬と併用されることが多いが，軽症の患者に単独で使用される場合もある。

　③**抗コリン薬**　アセチルコリン受容体（ムスカリン受容体）の遮断薬は気管支平滑筋を弛緩させ，気道分泌を抑える（◯159ページ）。長時間作用型のイプラトロピウム臭化物水和物（アトロベントエロゾル）の吸入薬が発作の予防に使用されている。

　④**キサンチン誘導体**　平滑筋細胞の弛緩にはたらくサイクリック AMP

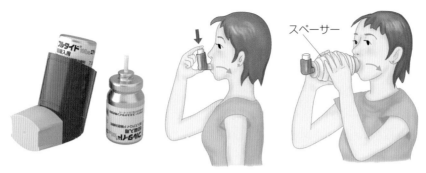

a. 定量噴霧式吸入器 metered dose inhaler（MDI）

一定量の薬液をエアロゾル粒子にして吸入させる。噴霧と吸息のタイミングを合わせる必要がある。吸入の仕方によって薬物の効果が左右されるので，吸入補助具としてスペーサーが用いられることもある。

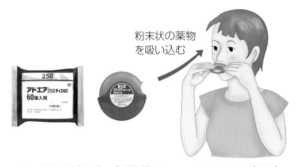

b. ドライパウダー式吸入器 dry powder inhaler（DPI）

粉末にした薬物が充填されている。吸入速度が極端に低下している患者には適さない。スペーサーが不要であり，吸入薬の主流になりつつある。

◎図 10-2　吸入器具
（写真提供：グラクソ・スミスクライン株式会社，a：フルタイド 100 μg エアゾール 60 吸入用，b：アドエア 250 ディスカス 60 吸入用）

（cAMP）の分解酵素を阻害する作用をもつ。その結果，cAMP が増加して気管支平滑筋は弛緩する。プリン受容体を遮断する作用もあり，この作用も気管支平滑筋を弛緩させる方向にはたらく。テオフィリン（テオドール）の徐放剤が発作の予防に使用される。発作時にはアミノフィリン水和物（ネオフィリン）が点滴静脈内注射で投与される。

有害作用　頭痛や頻脈，不整脈をおこすことがあるため，薬物血中濃度測定（TDM）が必要である。

4 抗アレルギー薬

　気管支喘息にはアレルギー反応がかかわっている（◎130 ページ）。なんらかの抗原と免疫グロブリン E（IgE）で抗原抗体反応がおき，炎症関連物質が産生されて気管支の収縮がおこる。

　抗アレルギー薬は炎症関連物質の産生・遊離の抑制や，受容体の遮断によって喘息発作を予防する（◎132 ページ）。抗 IgE 抗体，抗インターロイキン 5（IL-5）抗体，抗 IL-5 受容体 α 鎖抗体，抗トロンボキサン A$_2$ 薬，Th2 サイトカイン阻害薬などが副腎皮質ステロイド薬の吸入に追加して用いられる。

投与時の看護のポイント

①β_2刺激薬の使用は，心疾患や高血圧，甲状腺機能亢進症，糖尿病の患者では注意が必要である。

②吸入β_2刺激薬の常時使用は，気道過敏性を亢進させる可能性があるため，発作時の頓用にとどめる。

③テオフィリンは，ほかの薬物などとの相互作用（ニューキノロン系抗菌薬やH$_2$遮断薬の併用で血中濃度上昇，喫煙で低下）があるため，併用時は注意が必要である。また，過剰投与になると重篤な有害作用（痙攣，せん妄，昏睡など）が出現しやすいため，服用量を間違えないように注意する。そのためTDMが必要となる（◯39ページ）。

④副腎皮質ステロイド薬を吸入した場合，有害作用として口腔咽頭カンジダ症の発生には，最も注意を要する。薬物の使用後，うがいの実行を忘れないことが大切である。

2　鎮咳薬・去痰薬・呼吸促進薬

1 鎮咳薬

　咳は，気道に入った異物や化学物質，痰などを取り除くための生理的な反射である。しかし，咳が続くことで不眠や呼吸障害をきたす場合には，咳をとめる必要がある。**鎮咳薬**は，延髄の咳中枢に存在するオピオイド（麻薬）受容体に作用して咳をとめると考えられている。

　①**麻薬性鎮咳薬**　コデインリン酸塩水和物（コデインリン酸塩），ジヒドロコデインリン酸塩（ジヒドロコデインリン酸塩）はモルヒネなどと同様にアヘンに含まれる麻薬性アルカロイドである。鎮痛作用や依存性はモルヒネよりも低いが，鎮咳作用が強い。市販の感冒薬（かぜ薬）や咳どめにも含まれている場合もある。ただし，「麻薬及び向精神薬取締法」において，含有量が1％以下の場合は**家庭麻薬**という区分になり，麻薬とは別の扱いになる。

　[有害作用] 呼吸抑制があるため，肺気腫や気管支喘息には使用しない。

　②**非麻薬性鎮咳薬**　麻薬性鎮咳薬と同様に咳中枢に作用するが，鎮痛作用や依存性はない。デキストロメトルファン臭化水素酸塩水和物（メジコン），クロペラスチンフェンジゾ酸塩（フスタゾール）などがある。

2 去痰薬

　気道の細胞は，粘液を分泌して気道を湿った状態に保つ。また，異物や感染によって破壊された細胞の成分などは，痰として粘液と一緒に排出される。**去痰薬**は，気道粘液の分泌促進や痰の粘性低下によって痰を排出しやすくする。感冒薬に配合されるほか，気管支炎や気管支拡張症の治療に用いられる。

　①**気道粘液の分泌を促進する薬物**　ブロムヘキシン塩酸塩（ビソルボン）やアンブロキソール塩酸塩（ムコソルバン）などがある。

　②**痰の粘性を低下させる薬物**　フドステイン（クリアナール）やL-エチル

システイン塩酸塩(チスタニン),L-カルボシステイン(ムコダイン)などがある。

3 呼吸促進薬

慢性肺疾患の増悪時や,新生児仮死,薬物中毒,ショック,麻酔薬による呼吸抑制などに対しては,呼吸を促進する薬物が使用される。

□1 **ドキサプラム塩酸塩水和物(ドプラム)** 末梢化学受容器を介して,延髄の呼吸中枢を刺激することで呼吸を促進する。

有害作用 心筋でアドレナリンを放出するため,吸入麻酔薬との併用で不整脈をおこしやすい。

□2 **ジモルホラミン(テラプチク)** 延髄の呼吸中枢を直接刺激することで,呼吸を促進する。

有害作用 過量投与で痙攣をおこす場合があるため,点滴静脈内注射では希釈して投与する。

□3 **ナロキソン塩酸塩(ナロキソン塩酸塩),レバロルファン酒石酸塩(ロルファン)** オピオイド(麻薬)受容体拮抗薬である。麻薬中毒や麻薬性鎮痛薬による呼吸抑制に対して拮抗する作用をもつ。

□4 **フルマゼニル(アネキセート)** ベンゾジアゼピン受容体拮抗薬である。ベンゾジアゼピン系薬物(●174ページ)による呼吸抑制に対して拮抗する作用をもつ。

□5 **肺サーファクタント(サーファクテン)** 肺サーファクタントは,肺から分泌される界面活性物質で,表面張力を低下させて肺胞がふくらんだ状態を保つ。出生時に肺サーファクタントが欠乏すると新生児呼吸窮迫症候群となるため,ウシ抽出物からつくった人工的な肺サーファクタントの製剤を気道内へ投与する。

□6 **シベレスタットナトリウム水和物(エラスポール)** 感染や外傷などによって肺に好中球が大量に集まると,好中球が分泌するエラスターゼという酵素が急性肺障害(急性呼吸促迫症候群)を引きおこす。これに対してエラスターゼ阻害薬であるシベレスタットナトリウム水和物が使用される。

B 消化器系に作用する薬物

1 消化性潰瘍治療薬

1 消化性潰瘍の基礎知識

胃液中の胃酸(塩酸〔HCl〕)やペプシンなどにより,胃や十二指腸の粘膜が傷害された状態を**消化性潰瘍(胃・十二指腸潰瘍)**という。正常な状態では,胃酸やペプシンなどの粘膜を傷害する**攻撃因子**と,粘液や胃の血流などの粘

膜を保護する**防御因子**がバランスを保っている。しかし，このバランスがくずれて，攻撃因子が強すぎたり防御因子が弱すぎたりすると，消化性潰瘍が発生すると考えられている。

　両者のバランスをくずす要因として，最も有力なものは**ヘリコバクター-ピロリ**の感染である。ヘリコバクター-ピロリの感染は，消化性潰瘍の主要な原因であり，さらに胃がんの発生率を高める。そのほかの要因として，非ステロイド性抗炎症薬（NSAIDs）の服用や，ストレス，生活習慣などがあげられる。

● **治療**　消化性潰瘍の薬物療法では，①攻撃因子である胃酸の作用を低下させ，②防御因子を増強して胃粘膜を保護することが目的となる。さらに，ヘリコバクター-ピロリに感染している場合には，除菌治療も重要である（◐図 10-3）。

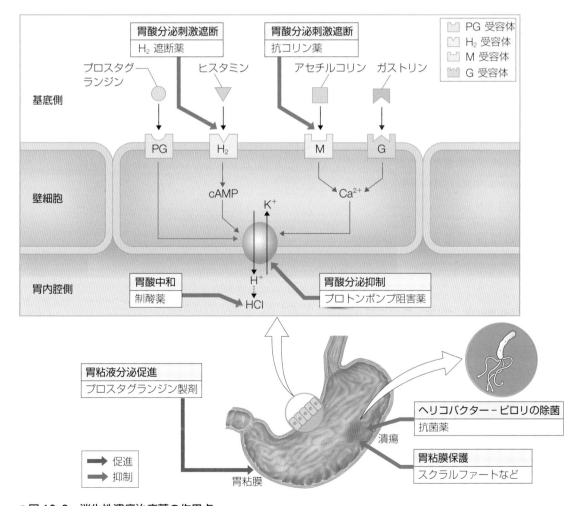

◐ **図 10-3　消化性潰瘍治療薬の作用点**
壁細胞内でのセカンドメッセンジャーは，受容体の種類によって Ca^{2+} と cAMP の 2 通りがある。プロスタグランジンは，胃粘膜の防御因子としてはたらいているほか，プロトンポンプに抑制的に作用する。

2 胃酸の作用を抑える薬物

[1] **制酸薬** 胃酸を中和する薬物である。炭酸水素ナトリウム，炭酸カルシウム，炭酸マグネシウムなどが古くから使用されてきた。水酸化マグネシウムと水酸化アルミニウムの合剤(マーロックス)がよく使用されている。制酸薬は市販の胃薬の配合成分としても広く使用されている。

[2] **H_2遮断薬** 胃・十二指腸にはヒスタミン分泌細胞があり，そこから分泌されたヒスタミンは胃の壁細胞のH_2受容体を刺激して，胃酸を分泌させる。H_2遮断薬は，この受容体を遮断することによって胃酸の分泌を抑える作用をもつ。おもな薬物にシメチジン(カイロック)，ファモチジン(ガスター)などがある。

[3] **プロトンポンプ阻害薬** 胃酸は，胃の壁細胞で合成・分泌されたのち，細胞膜に存在するプロトンポンプ(H^+，K^+-ATPase)というタンパク質を介して，細胞外へ分泌される。プロトンポンプ阻害薬は，プロトンポンプを阻害することで胃酸の分泌を強力に抑える。おもな薬物にオメプラゾール(オメプラゾン)やランソプラゾール(タケプロン)などがある。

[4] **カリウムイオン競合型酸ブロッカー(PCAB)** プロトンポンプ阻害薬と同様にH^+，K^+-ATPaseを阻害するが，異なる機序(カリウム競合的な可逆的阻害)による。酸に対する安定性が高く，効果発現が速い，薬物代謝の個人差が少ないなどの特徴がある。おもな薬物に，ボノプラザンフマル酸塩(タケキャブ)がある。

[5] **その他** アセチルコリンやガストリン[1]も胃酸を分泌させる作用をもつ。そのため，抗コリン薬であるピレンゼピン塩酸塩水和物(ピレンゼピン塩酸塩)や，ガストリンの分泌を抑えるはたらきをもつオキセサゼイン(ストロカイン)が使用される。

NOTE
[1]胃粘膜に存在し，胃酸分泌を促進する消化管ホルモンの一種。

3 胃粘膜保護作用をもつ薬物

[1] **胃粘液を増加する薬物** アルギン酸ナトリウム(アルロイドG)，L-グルタミン(L-グルタミン)，メチルメチオニンスルホニウムクロリド(キャベジンU)などは，胃の粘液を増加させて粘膜を保護する。市販の胃薬の配合成分として広く使用されている。

[2] **アズレンスルホン酸ナトリウム水和物(アズノール)** 抗炎症作用と胃粘膜の修復作用をもつ。アズレンスルホン酸ナトリウムとL-グルタミンの合剤(マーズレンS)もある。

[3] **スクラルファート水和物(アルサルミン)** 潰瘍部でタンパク質と結合して保護層を形成し，胃液から粘膜を保護する。また，攻撃因子である胃液中のペプシンと結合して不活性化する。

禁忌 アルミニウムを含む化合物であるため，透析患者への投与はアルミニウム脳症などを引きおこす危険性があり禁忌である。

[4] **テプレノン(セルベックス)，セトラキサート塩酸塩(ノイエル)** 胃粘膜の血流を増加させて胃粘膜を保護する。

[5] **プロスタグランジン製剤**　プロスタグランジン(PG)は胃酸の分泌を抑え，胃粘膜の血流を増加させて保護する。PGE_1製剤であるミソプロストール(サイトテック)は，非ステロイド性抗炎症薬(NSAIDs)による胃粘膜傷害に拮抗的に作用する。

[6] **プロスタグランジン関連薬**　NSAIDs はプロスタグランジンを減少させるため，胃粘膜を傷害する(●139ページ)。レバミピド(ムコスタ)は，PGE_2を増加させて胃粘膜を保護する。

4 ヘリコバクター-ピロリの除菌治療薬

胃でのヘリコバクター-ピロリの感染が明らかになった場合には，積極的に除菌治療を行う。除菌には抗菌薬を用いるが，胃の酸性環境では抗菌薬の効果が低下するため，プロトンポンプ阻害薬または PCAB を併用して胃酸の分泌を抑える。

[1] **初回の治療薬**　まず，プロトンポンプ阻害薬または PCAB + 抗菌薬2種類(アモキシシリン水和物とクラリスロマイシン)の組み合わせを使用する。

[2] **効果が不十分な場合の治療薬**　効果が不十分な場合は，プロトンポンプ阻害薬または PCAB + アモキシシリン水和物 + メトロニダゾールの組み合わせにかえる。除菌の成功率は約90%である。

投与時の看護のポイント
①症状が消失しても，必ずしも潰瘍の病変が治癒していないことを説明し，一定期間の服用をまもらせる。
②ヘリコバクター-ピロリの除菌治療に際して，逆に胃腸症状が出現することをあらかじめ説明しておく。
③薬物治療だけでなく，誘因や増悪因子を取り除くように生活指導を行う。

2 健胃・消化薬と消化管運動促進薬

1 健胃・消化薬

[1] **苦味薬・芳香薬**　味覚や嗅覚を刺激して胃液の分泌を高め，胃の運動を盛んにする。ゲンチアナ，センブリ，ホミカエキスなどが苦味薬として，またケイヒ(桂皮)やトウヒ(橙皮)，ハッカ油などが芳香薬として，胃薬の配合成分に用いられている。

[2] **消化酵素薬**　食欲不振や消化不良に対して，ジアスターゼ(ジアスターゼ)などの消化作用をもつ酵素の製剤が用いられる。

2 消化管運動促進薬

胃腸の運動は自律神経系によって調節されている。ドパミンは副交感神経節後線維のドパミン D_2 受容体を介して胃腸の運動を抑制し，セロトニン(5-ハイドロキシトリプタミン[5-HT])は副交感神経節後線維のセロトニン

4(5-HT$_4$)受容体を介して胃腸の運動を促す。

□1 **メトクロプラミド(プリンペラン)，ドンペリドン(ナウゼリン)**　ドパミン D$_2$ 受容体の拮抗薬である。胃腸の運動促進作用のほかに，吐きけをとめる作用も強い。消化管疾患による腹部膨満感，吐きけ・嘔吐に用いられる。

有害作用　メトクロプラミドは血液脳関門を通過して脳に作用し，パーキンソン症候群を引きおこすことがある。

□2 **モサプリドクエン酸塩水和物(ガスモチン)**　5-HT$_4$ 受容体の作動薬である。胃腸の運動促進作用をもち，慢性胃炎による胸やけ，腹部膨満感，吐きけ・嘔吐に用いられる。

3 制吐薬

1 嘔吐の基礎知識

　嘔吐とは，化学物質などによる刺激が延髄にある**嘔吐中枢**まで伝わることによっておこる反射(**嘔吐反射**)である。

　①**中枢性の嘔吐**　腐敗した食物や有毒物質などを摂取したとき，消化管で感知された**化学刺激**が感覚神経を伝わり，嘔吐反射を引きおこす。この経路では，第四脳室底の**化学受容器引き金帯** chemoreceptor trigger zone(**CTZ**)が嘔吐中枢への刺激を中継している。CTZ では，ドパミン D$_2$ 受容体やセロトニン 3(5-HT$_3$)受容体，ニューロキニン 1(NK$_1$)受容体が，刺激の伝達にかかわっている(●図 10-4)。

　また，視覚刺激や嗅覚刺激，乗り物酔いなどによる内耳への動揺刺激が嘔吐中枢まで伝わって嘔吐反射がおこる場合もある。動揺刺激による嘔吐反射には，ヒスタミン受容体がかかわると考えられている。

　②**末梢性の嘔吐**　5-HT$_3$ 受容体は消化管から嘔吐中枢へ向かう感覚神経

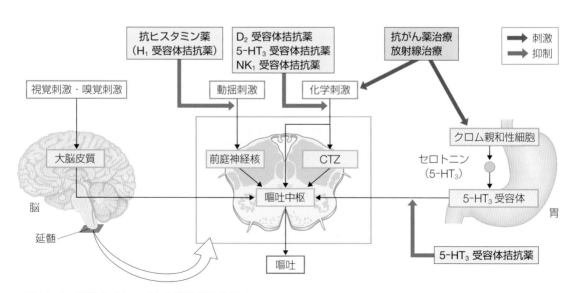

●**図10-4　嘔吐のメカニズムと制吐薬の作用点**

の接合部にも存在する。抗がん薬や放射線治療は，中枢性の刺激だけでなく，消化管細胞からのセロトニン分泌を亢進するため，消化管の 5-HT$_3$ 受容体を介した嘔吐中枢の刺激が吐きけをもたらす。（◯図 10-4）。

● **制吐薬の適用**　吐きけをとめる薬物（**制吐薬**）の多くは受容体拮抗薬であり，嘔吐中枢への刺激伝達を遮断することによって嘔吐を抑える。そのため，吐きけの要因に応じた薬物を用いる。

　抗がん治療では，吐きけの程度に応じて，ドパミン D$_2$ 受容体拮抗薬，5-HT$_3$ 受容体拮抗薬，NK$_1$ 受容体拮抗薬および，副腎皮質ステロイド薬を組み合わせて用いる。

2　化学刺激を抑制する薬物

　1 **ドパミン D$_2$ 受容体拮抗薬**　メトクロプラミド（プリンペラン），ドンペリドン（ナウゼリン）などがある。

　2 **5-HT$_3$ 受容体拮抗薬**　オンダンセトロン塩酸塩水和物（オンダンセトロン），グラニセトロン塩酸塩（カイトリル）などがある。これらの薬物は，消化管からの感覚神経接合部にある 5-HT$_3$ 受容体にも作用するため，末梢性の嘔吐に対しても効果を発揮する。

　3 **NK$_1$ 受容体拮抗薬**　アプレピタント（イメンド）などがある。

3　その他の薬物

　1 **H$_1$ 受容体拮抗薬**　ジフェンヒドラミンサリチル酸塩とジプロフィリンの合剤（トラベルミン），ジメンヒドリナート（ドラマミン）などがある。動揺刺激を遮断する作用をもつため，乗り物酔いの予防に使用される。

　2 **副腎皮質ステロイド薬**　デキサメタゾン（デカドロン）が抗がん薬治療による吐きけに対して使用される。作用機序はよくわかっていない。

4　下剤と止痢薬

1　下剤

　下剤は，便秘の処置や消化管内視鏡検査の前処置に用いられる。**緩下剤**と**刺激性下剤**に大別される。そのほかに，**腸管作動薬**がある。

● **緩下剤**　常用量では中程度の作用をもつ下剤である。

　1 **塩類下剤**　酸化マグネシウム（カマと略される），クエン酸マグネシウム（マグコロール）などがある。消化管から吸収されにくいため，腸管内腔にとどまりやすい。そのため，腸管内の塩濃度が高まり，腸管壁から腸管内に向かって水分を移行させようとする力（浸透圧）がはたらく。

　その結果，腸管内腔は水分を保持して容積を増し，腸管が収縮して排便が促される。内視鏡検査の前処置には，塩類下剤を配合した経口腸管洗浄剤が用いられる。

　2 **糖類下剤**　ラクツロース（モニラック）は腸で吸収されない二糖類であ

る。便の浸透圧を増加させるほか，アンモニアの吸収を抑制する作用をもつため，肝性脳症にも使用される。

● **刺激性下剤**　腸の粘膜を刺激することによって蠕動運動を亢進させる薬物である。

　① **アントラキノン誘導体**　センノシド（プルゼニド）などがある。センナやダイオウなどの植物に由来する成分である。大腸の腸内細菌によってレインアンスロンという物質に代謝され，これが腸管を刺激して排便を促す。

　② **ビサコジル（テレミンソフト），ピコスルファートナトリウム水和物（ラキソベロン）**　腸管を刺激し，さらに腸での水分の吸収を阻害することによって排便を促す。

● **その他の下剤**　次のような薬物も使用される。

　① **グリセリン（グリセリン）**　浣腸剤として用いる。腸管を刺激し，便をやわらかくして排便を促す。

　② **ルビプロストン（アミティーザ）**　腸管内への腸液の分泌を増加させて便をやわらかくし，排便を促す。

● **腸管作動薬**　イレウスや手術後の腸管麻痺に対して，腸管作動作用の強いビタミンB_5（パントテン酸）製剤であるパンテチン（パントシン）や，プロスタグランジン$F_{2\alpha}$製剤のジノプロスト（プロスタルモン・F），アセチルコリンの分解酵素阻害薬であるネオスチグミン（ワゴスチグミン）などが用いられる。

２　止痢薬・過敏性腸症候群治療薬

● **止痢薬**　止痢薬とは，腸管運動を抑制したり，腸管粘膜からの分泌を抑制したりすることによって下痢をとめる薬物である。

　① **タンニン酸アルブミン（タンニン酸アルブミン）**　腸粘膜のタンパク質と結合して被膜をつくること（収斂作用）によって，下痢をとめる。

　② **天然ケイ酸アルミニウム（アドソルビン）**　有害物質を吸着することによって下痢をとめる。

　③ **ロペラミド塩酸塩（ロペミン），トリメブチンマレイン酸塩（セレキノン）**　腸管のオピオイド（麻薬）受容体（●190ページ）に結合し，アセチルコリンの遊離を抑えることによって腸管の運動を抑制する。脳に移行しないため麻薬としての作用はない。

● **過敏性腸症候群治療薬**　胃腸に器質的な異常がないのに，ストレスや生活習慣に関係して腹痛や下痢を繰り返す病態を**過敏性腸症候群** irritable bowel syndrome（**IBS**）といい，これに対する治療薬も開発されている。

　① **ポリカルボフィルカルシウム（コロネル）**　腸管で水分を吸収してゲル化することによって下痢をとめる。

　② **ラモセトロン塩酸塩（イリボー）**　腸管の遠心性および求心性神経終末の$5\text{-}HT_3$受容体を遮断することによって，下痢・腹痛を抑える。

服薬指導・看護のポイント
①便秘治療では，あまり頻繁に下剤を使用すると習慣性になり，栄養吸収の妨げにもなる。また，下剤の過剰投与は電解質異常をおこす可能性がある。
②排便習慣の確立，運動，高繊維食・水分の摂取が重要なことを説明する。
③下痢の治療では，やみくもに下痢をとめないで，その原因に応じて適切な対応をとるべきである。感染症による下痢では抗菌薬が有効であり，食中毒では原因物質の吸着をはかり，水分・電解質などの補給を行う保存的な治療がよい。

5 潰瘍性大腸炎・クローン病治療薬

　潰瘍性大腸炎は大腸にびらんや潰瘍を形成し，**クローン病**は消化管全体に肉芽腫性炎症を形成する慢性の炎症性腸疾患である。いずれも原因は不明である。

● **おもな薬物**　治療では，抗炎症作用のある薬物が用いられる。

　1 **サラゾスルファピリジン（サラゾピリン）**　大腸で細菌によって5-アミノサリチル酸とスルファピリジンに分かれる。5-アミノサリチル酸は消化管粘膜での炎症関連物質の産生を抑える。

　2 **メサラジン（アサコール，ペンタサ）**　5-アミノサリチル酸のみを製剤としたものである。

　3 **副腎皮質ステロイド薬**　プレドニゾロン（プレドニン），メチルプレドニゾロン（メドロール）などが使用される。内服薬のほか，点滴や坐薬も用いられる（● 137ページ）。

　4 **免疫抑制薬**　タクロリムス水和物（プログラフ），アザチオプリン（イムラン）などが用いられる（● 122ページ）。

　5 **生物学的製剤**　インフリキシマブ（レミケード），アダリムマブ（ヒュミラ）などが用いられる（● 142ページ）。

C 生殖器・泌尿器系に作用する薬物

1 女性生殖器に作用する薬物

● **女性ホルモンのはたらき**　女性は思春期になると，**性腺刺激ホルモン放出ホルモン（GnRH** または **LHRH）**が下垂体に作用して**卵胞刺激ホルモン（FSH）**や**黄体形成（化）ホルモン（LH）**を放出させる。FSH と LH は卵巣の発育を促し，発育した卵巣からは**エストロゲン（卵胞ホルモン）**と**プロゲステロン（黄体ホルモン）**が産生される。

　これらはいずれもステロイドホルモンであり，協調しながら作用すること

によって性周期や排卵をコントロールしている。

①**エストロゲン** 女性の第2次性徴を発現させる。また，性周期の卵胞期（低温相）に卵胞を発育させ，排卵へ向けて子宮内膜を増殖させる。さらに，骨吸収抑制作用と血中脂質低下作用も有する。

②**プロゲステロン** 性周期の黄体期（高温相）に子宮内膜を変化させて受精に適した状態とし，基礎体温を上昇させる。また，妊娠を維持する作用をもつ。

1 女性ホルモン関連製剤

1 **卵胞ホルモン（エストロゲン）製剤** エストロゲンは単一の物質ではなく，**エストロン**(E_1)，**エストラジオール**(E_2)，**エストリオール**(E_3)に分けられる。E_2は卵巣から分泌される成分で効果が強いが，E_2そのものは経口投与で吸収されにくいため，注射や皮膚貼付剤（エストラーナ）で使用される。経口投与可能なE_2系の薬物も使用されており，結合型エストロゲン（プレマリン），エチニルエストラジオール（プロセキソール）などがある。

無月経，機能性子宮出血，月経困難症のほか，閉経後の骨粗鬆症，アンドロゲン依存性前立腺がんに使用される。

2 **黄体ホルモン製剤** プロゲステロンとその誘導体であるプレグナン系のメドロキシプロゲステロン酢酸エステル（プロベラ），クロルマジノン酢酸エステル（ルトラール）などと，テストステロンの誘導体であるエストラン系のノルエチステロン（ノアルテン）などに分けられる。エストラン系はプレグナン系に比べ黄体ホルモン作用が強い。機能性子宮出血や月経困難症のほか，不妊症や切迫流産，習慣性流産の防止にも使用される。

3 **選択的エストロゲン受容体修飾薬** selective estrogen receptor modulator（**SERM**） エストロゲン受容体に結合し，組織によって作動薬あるいは阻害薬として作用する。乳がんはエストロゲンの作用によって増殖するが，タモキシフェンクエン酸塩（ノルバデックス），トレミフェンクエン酸塩（フェアストン）は乳がん細胞で阻害薬として作用し，乳がんを縮小させる。

ラロキシフェン塩酸塩（エビスタ）は骨や血中脂質代謝において作動薬として作用し，骨密度を増加させ，血中脂質を下げる。骨粗鬆症に使用される。

4 **アロマターゼ阻害薬** 閉経によって卵巣からのエストロゲン分泌は停止するが，副腎で産生されるアンドロゲンが**アロマターゼ**という酵素によってエストロゲンにかえられる。これによって乳がんが増殖するため，閉経後の乳がんにはアロマターゼの阻害薬が使用される。おもな薬物にレトロゾール（フェマーラ），アナストロゾール（アリミデックス）などがある。

2 更年期障害治療薬

● **閉経と更年期障害** 女性は閉経によって卵巣の機能が低下し，エストロゲンとプロゲステロンの分泌が低下する。エストロゲンには骨吸収抑制作用と血中脂質低下作用があるため，閉経によって，骨粗鬆症と動脈硬化のリスクが高まる。また，ホルモンバランスがくずれることによって，のぼせや発

汗, 動悸, イライラ, 不眠, 抑うつなどさまざまな精神・身体症状(**更年期障害**)が出現する。

● 治療　更年期障害に対してはエストロゲン製剤の投与が有効であるが, 吐きけや腹痛, 不正性器出血, 乳房のはりなどの有害作用が出現する場合がある。また, エストロゲン製剤を投与した場合には, 子宮体がんと乳がんのリスクが高まるとされている。これに対し, プロゲステロンはこれらのがんのリスクを下げるとされている。

そのため, 更年期障害の治療では, エストロゲンとプロゲステロンを同時に投与する**ホルモン補充療法** hormone replacement therapy(**HRT**)を行う。

3 経口避妊薬

経口避妊薬(ピル)は, エストロゲンとプロゲステロンの合剤である。視床下部および下垂体前葉で性腺刺激ホルモンの分泌を低下させる作用をもち, 排卵や卵胞発育を抑制する。さらにプロゲステロンは子宮内膜増殖を抑制する作用をもち, 着床を妨げる。

[1] **低用量ピル**　経口避妊薬は月経周期にあわせて規則的に服薬する。従来はエストロゲン含有量の多い高・中用量ピルが用いられていたが, 有害作用の問題からエストロゲン含有量が少ない低用量ピルが開発された。マーベロン21やシンフェーズT28, トリキュラー21などがあり, 正しく服用すれば, 避妊の成功率は90%以上である。

[2] **緊急避妊薬**　経口避妊薬はあくまでも妊娠を予防するものであるが, 避妊に失敗した場合などに望まない妊娠を避けるため, **緊急避妊薬(モーニングアフターピル)**として, 合成プロゲステロン製剤であるレボノルゲストレル(ノルレボ)が使用可能である。性交渉後72時間以内の服用で, 避妊の成功率は80%以上である。

4 排卵誘発薬

排卵誘発薬は卵巣からの排卵を促して妊娠しやすくする薬物であり, 不妊治療に使用される。

有害作用　有害作用として卵巣過剰刺激症候群(卵巣肥大)や多胎妊娠がある。

[1] **クロミフェンクエン酸塩(クロミッド), シクロフェニル(セキソビット)**　視床下部(間脳)または下垂体前葉に対してエストロゲン受容体阻害薬として作用し, エストロゲンによる下垂体への抑制を解除して性腺刺激ホルモンを上昇させ, 排卵を誘発する。

[2] **性腺刺激ホルモン製剤**　生体由来の製剤と遺伝子組換え技術による製剤がある。

①**下垂体性性腺刺激ホルモン(hMG)製剤**　閉経した婦人尿から抽出した製剤で, おもにFSHを含むもの(フォリルモンP)があり, 無月経や排卵誘発に使用される。

②**ヒト絨毛性性腺刺激ホルモン(hCG)製剤**　妊娠婦人尿から抽出した製剤で, LHと同様の作用をもつhCGを多量に含むもの(ゴナトロピン)があ

り，排卵誘発や切迫流産，習慣性流産に使用される。不妊症治療の場合，hMG 製剤と hCG 製剤を併用することにより排卵を促す。

　　③遺伝子組換え FSH 製剤　遺伝子組換え技術によって合成された純粋な FSH 製剤である。ホリトロピン　アルファ（ゴナールエフ）が排卵誘発や不妊治療に用いられている。

5 子宮収縮薬

　陣痛誘発や分娩促進の目的で，子宮収縮作用のある薬物が使用される。下垂体後葉ホルモン製剤であるオキシトシン（オキシトシン）や，ジノプロストン（プロスタグランジン E_2），ジノプロスト（プロスタルモン・F）などが使用される。

2 男性生殖器に作用する薬物

1 男性ホルモン関連製剤

● **男性ホルモンのはたらき**　男性ホルモン（**アンドロゲン**）は，精巣で産生されるが，副腎皮質や卵巣でも少量産生される。主要な成分は**テストステロン**である。男性ホルモンは男性の第2次性徴の発現や，精子形成に作用するほか，タンパク質の合成を増加させ，筋肥大と骨成長促進によって男性的な体格を形成し，骨髄造血機能を亢進させる（タンパク質同化作用）。

● **おもな薬物**　アンドロゲンの作用を増強する薬物と阻害する薬物がある。

　　[1]**男性ホルモン製剤**　メチルテストステロン（エナルモン）などがある。男性性腺機能不全，男性不妊症に用いられる。

　　[2]**抗アンドロゲン薬**　クロルマジノン酢酸エステル（プロスタール）などがある。アンドロゲン受容体の前立腺肥大症や前立腺がんに用いられる。

　　[3]**タンパク質同化ステロイド**　男性ホルモンの性ホルモン作用を弱め，タンパク質同化作用を増強した合成ステロイド製剤である。再生不良性貧血や腎性貧血に用いられる。おもな薬物にメテノロン酢酸エステル（プリモボラン）がある[1]。

2 勃起不全改善薬

● **勃起不全とは**　勃起は陰茎の海綿体に血液がたまることによっておきる。神経や血管から放出される一酸化窒素（NO）が環状グアノシン一リン酸（cGMP）という物質になり，これが陰茎海綿体の血管平滑筋を弛緩させることで血流が増加して勃起がおきる。勃起が不十分なため性交がうまくできない状態を**勃起不全** erectile dysfunction（**ED**）という。

● **おもな薬物**　ホスホジエステラーゼ5（PDE5）は cGMP の分解酵素である。**PDE5 阻害薬**はこの酵素を阻害することで cGMP を増加させ，陰茎海綿体の血管を拡張して勃起を促す。シルデナフィルクエン酸塩（バイアグラ），バルデナフィル塩酸塩水和物（レビトラ）などがある。

NOTE
[1]スポーツ選手が筋肉増強目的で濫用する場合はドーピングとして問題になっている。

禁忌 狭心症の治療薬である硝酸薬は，PDE5阻害薬と作用が共通しており，併用すると血圧が下がりすぎて危険であるため，併用禁忌である。

3 泌尿器に作用する薬物

膀胱・尿道は，脳，脊髄，自律神経によって支配されている。交感神経のアドレナリン受容体が刺激されると排尿が抑制され，副交感神経のアセチルコリン（ムスカリン）受容体が刺激されると排尿がおきる。

● **排尿障害**　なんらかの原因によって，排尿に困難をきたすことを**排尿障害**という。排尿障害には，排尿がおきにくい**尿閉**，排尿回数の多い**頻尿**，不意に排尿したくなる**尿意切迫**，尿をもらしてしまう**尿失禁**，排尿しきれずに尿が膀胱に残ってしまう**残尿**などがある。

● **排尿障害の原因**　排尿障害の原因はさまざまである。神経の障害によって膀胱の調節ができない状態が**神経因性膀胱**であり，前立腺の肥大によって尿道が圧迫され，排尿が困難な状態が**前立腺肥大症**である。また，尿意切迫感と頻尿が組み合わさった状態を**過活動膀胱**といい，高齢者における尿失禁の原因の1つである。

1 排尿を促す薬物

神経因性膀胱や前立腺肥大症に伴う尿閉に対して，交感神経系の活動抑制あるいは副交感神経系の活動促進の作用をもつ薬物により，排尿を促す（◉図 10-5-a）。

①α_1遮断薬　交感神経の活動を抑制する薬物である。尿道のアドレナリンα_1受容体を遮断することによって尿道を弛緩させ，排尿を促す。また，前立腺のα_1受容体を遮断して前立腺による尿道の圧迫を解除する。タムスロシン塩酸塩（ハルナールD），シロドシン（ユリーフ），ナフトピジル（フリバス）などがある。

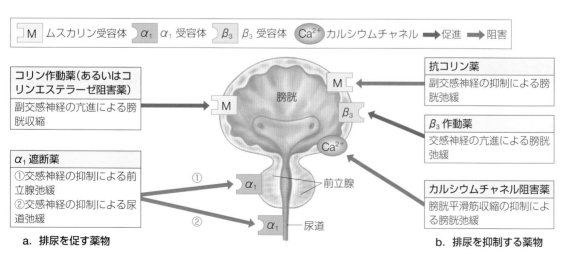

a. 排尿を促す薬物

b. 排尿を抑制する薬物

◉**図 10-5　排尿を促す薬物と抑制する薬物**

　　②コリン作動薬(ムスカリン受容体作動薬)　副交感神経の活動を促進する薬物である。膀胱のムスカリン受容体を刺激することによって膀胱を収縮させ，排尿を促す。ベタネコール塩化物(ベサコリン)などがある。

　　③コリンエステラーゼ阻害薬　アセチルコリン分解酵素を阻害することで，副交感神経の活動を促進する薬物である。膀胱を収縮させて排尿を促す。ジスチグミン臭化物(ウブレチド)などがある。

2　排尿を抑制する薬物

　　尿失禁・頻尿・過活動膀胱に対し，交感神経の活動促進や，副交感神経の活動抑制，その他の機序によって膀胱を弛緩させ，排尿を抑制する薬物が使用される(◎図10-5-b)。

　　①β₃作動薬　交感神経の活動を促進する薬物であり，膀胱のアドレナリンβ₃受容体を刺激し，膀胱を弛緩させて排尿を抑制する。ミラベグロン(ベタニス)が使用されている。

　　②抗コリン薬(ムスカリン受容体拮抗薬)　副交感神経の活動を抑制する薬物である。膀胱のムスカリン受容体を遮断し，膀胱を弛緩させて排尿を抑制する。トルテロジン酒石酸塩(デトルシトール)，コハク酸ソリフェナシン(ベシケア)，オキシブチニン塩酸塩(ポラキス)などがある。

　　③カルシウムチャネル阻害薬　膀胱平滑筋のカルシウムチャネルを阻害して，筋収縮を抑えることで排尿を抑制する。フラボキサート塩酸塩(ブラダロン)，プロピベリン塩酸塩(バップフォー)などがある。プロピベリン塩酸塩は抗コリン作用も有する。

3　前立腺肥大症治療薬

　　前立腺の中で尿道周囲を取り巻く移行領域の肥大を抑制することによって，尿道の圧迫を軽減し，排尿しやすくする(◎図10-6)。

　　①α₁遮断薬　「排尿を促す薬物」で述べた作用と同様である。

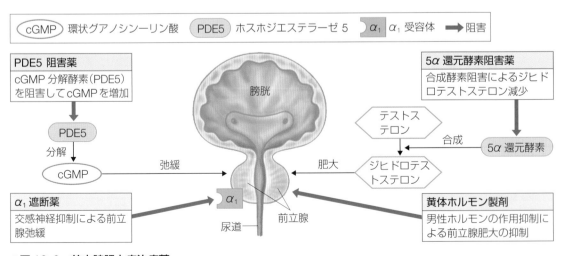

◎図10-6　前立腺肥大症治療薬

2 **黄体ホルモン製剤**　前立腺は男性ホルモンの作用で肥大するため，男性ホルモンの作用を抑える黄体ホルモン製剤（●252ページ）が使用される。ゲストノロンカプロン酸エステル（デポスタット），クロルマジノン酢酸エステル（プロスタール）などがある。

3 **5α還元酵素阻害薬**　男性ホルモンの主要な成分であるテストステロンは，5α還元酵素の作用によって，より男性ホルモン作用の強いジヒドロテストステロンになり，前立腺を肥大させる。デュタステリド（アボルブ）は，5α還元酵素を阻害することで前立腺の肥大をおさえる。

4 **PDE5阻害薬**　PDE5阻害薬は，cGMPを増加させることで前立腺と膀胱を弛緩させ，前立腺肥大症による排尿障害を改善する。タダラフィル（ザルティア）が使用されている。

---

work 復習と課題

❶ 次のa～dの気管支喘息治療薬は，A・Bどちらの目的で使用されることが多いか分けなさい。

A．長期管理薬　　B．発作治療薬

a．吸入ステロイド薬　　b．内服もしくは注射用ステロイド薬　　c．長時間作用型気管支拡張薬　　d．短時間作用型気管支拡張薬

❷ 次の文章の空欄に適切な語句を入れなさい。

胃・十二指腸には，（　①　）分泌細胞があり，（　①　）は胃の壁細胞の（　②　）受容体を刺激して，胃酸を分泌させる。シメチジンやファモチジンなどの（　②　）遮断薬は，この受容体を遮断することにより胃酸の分泌を抑える。

（　③　）は，胃の壁細胞で合成・分泌される。胃の壁細胞は，細胞膜に存在する（　④　）という分子を介して，（　③　）を細胞外へ分泌する。オメプラゾールやボノプラザンフマル酸塩は，（　④　）を阻害することで（　③　）の分泌を強力に抑える。

胃での（　⑤　）の感染は，消化性潰瘍の主要な原因である。さらに，感染によって（　⑥　）の発生率が高まることも知られているため，積極的に除菌治療を行う。（　⑤　）の除菌には抗菌薬を用いるが，酸性の環境では抗菌薬の効果が低下するため，（　④　）の阻害薬を併用して（　③　）の分泌を抑える。具体的には，（　④　）の阻害薬＋抗菌薬2種類（⑦＋⑧）の組み合わせを使用し，効果が不十分な場合は，（　⑧　）をメトロニダゾールにかえる。

❸ 次の薬物のなかから，気管支拡張薬を選びなさい。

a．フルチカゾンプロピオン酸エステル　b．サルブタモール硫酸塩　c．イプラトロピウム臭化物水和物　d．ブロムヘキシン塩酸塩　e．デキストロメトルファン臭化水素酸塩水和物　f．テオフィリン

❹ 次の文章のうち正しいものには○をつけ，間違っているものでは字句を訂正しなさい。

a．ジヒドロコデインは麻薬である。

b．吸入麻酔時にドキサプラムを使用すると，不整脈をおこしやすい。

c．ジモルホラミンを静注するときは，ブドウ糖液や生理食塩水で希釈して使う。

d．セロトニンは5-HT$_4$受容体を介して，胃腸の運動を促進する。

e．β遮断薬は気管支喘息患者でも安心して使える。

　　f．プロスタグランジン製剤を妊娠期の妊婦へ投与することは禁忌である。

　　g．硫酸マグネシウム・酸化マグネシウムは腸管から吸収されにくい。

　　h．がんの化学療法薬や放射線治療による吐きけ・嘔吐にセロトニン受容体
　　　　遮断薬が有効である。

❺ 次の文章の空欄に適切な語句を入れなさい。

　　閉経によって卵巣の機能が低下すると，ホルモンバランスがくずれることに
　よって，のぼせ，発汗，動悸，イライラ，不眠，抑うつなどさまざまな精神・
　身体症状が出現する。これを（　①　）障害という。（　①　）障害に対しては
　（　②　）の投与が有効であるが，吐きけ，腹痛，不正性器出血，乳房のはりな
　どの有害作用が出現する場合がある。

　　また，（　②　）を薬物として投与した場合に，（　③　）がんと（　④　）がん
　のリスクが高まるとされている。一方，（　⑤　）はこれらのがんのリスクを下
　げるとされているため，（　②　）と（　⑤　）を同時に投与するホルモン補充療
　法(HRT)が望ましいとされている。

❻ 薬物名に対応する説明文を線で結びなさい。

　クエン酸マグネシウム　　　　・　　　　・肝性脳症に使用される。

　ラクツロース　　　　　　　　・　　　　・麻痺性腸閉塞(イレウス)に使用され
　　　　　　　　　　　　　　　　　　　　　る。

　ジノプロスト　　　　　　　　・　　　　・腸管の5-HT$_3$受容体を遮断するこ
　　　　　　　　　　　　　　　　　　　　　とにより，下痢・腹痛を抑える。

　ポリカルボフィルカルシウム・　　　　　・腸管で水分を吸収してゲル化するこ
　　　　　　　　　　　　　　　　　　　　　とにより下痢をとめる。

　ラモセトロン塩酸塩　　　　　・　　　　・内視鏡検査の前処置に使用される。

第 **11** 章

物質代謝に作用する薬物

A　ホルモンとホルモン拮抗薬

1　糖尿病治療薬

1　糖尿病の基礎知識

● **生体での血糖コントロール**　グルコース（ブドウ糖）は，人体の活動のエネルギー源となる物質の1つであり，正常な状態では，血中濃度（血糖値）が一定範囲に調節されている。膵臓の**β細胞**から分泌されるホルモンの**インスリン**は，血糖値を下げるはたらきをもち，血糖値のコントロールにおいて重要な役割をもつ。

　インスリンの分泌には，通常の**基礎分泌** basal secretion と，食事により血糖値が上がった場合におこる**追加分泌** bolus secretion があり，両者により血糖値は一定に保たれている（●図11-1-a）。

● **糖尿病とは**　インスリンの産生や機能が異常になり，血糖値が上昇した状態が**糖尿病**である（●図11-1-b）。空腹時血糖126 mg/dL以上および，1か月の血糖値の平均を反映するヘモグロビンA1c（HbA1c）6.5％以上の場合に糖尿病と診断される。

　糖尿病は，その原因によって2つに大別される。

　①**1型糖尿病**　膵臓のβ細胞がなんらかの原因により破壊されて，インスリンが分泌できなくなった状態が**1型糖尿病**である。

　②**2型糖尿病**　インスリンは分泌されているが，分泌量が低下したり，からだがインスリンに反応しにくくなっている（**インスリン抵抗性**）ものは**2型糖尿病**である。2型糖尿病は，肥満などの生活習慣がその発症に関与している。

　わが国では，人口の12％に糖尿病の疑いがあるとされ，そのうち90％以上が2型糖尿病である。

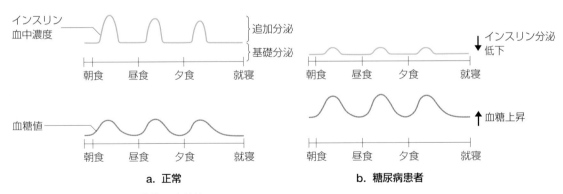

◎図11-1　インスリンの分泌と血糖値
糖尿病によりインスリンの分泌が低下すると，血糖値が上昇する。

● **症状・合併症**　糖尿病では，高血糖によって倦怠感や口渇，多尿などの症状がおきるほか，突然，重症の意識障害（糖尿病性昏睡）をおこす場合がある。また，高血糖が長く続くと，微小な血管に障害がおこることによって，①糖尿病網膜症，②糖尿病腎症，③糖尿病神経障害がおきてくる（**糖尿病の3大合併症**）。

そのほか，太い血管で動脈硬化が進むため，狭心症・心筋梗塞などの虚血性心疾患や，脳梗塞，閉塞性動脈硬化症がおきやすくなる。

● **治療**　1型糖尿病の場合，インスリンが分泌されていないため，最初からインスリン注射が不可欠である（**インスリン依存状態**）。2型糖尿病の場合，まず食事療法と運動療法で血糖値のコントロールを試みる。それらでコントロールできない場合には，**経口血糖降下薬**や**インスリン製剤**の投与を行う。

2　経口血糖降下薬および注射薬

2型糖尿病で食事療法のみでは血糖値がコントロールできない場合，各種の経口血糖降下薬が用いられる（◎図11-2）。

● **インスリン分泌促進薬**　インスリンの分泌を促す薬物には次のようなものがある。

①スルホニル尿素薬（SU薬）　膵臓のβ細胞にあるSU受容体を刺激し，分泌顆粒からインスリンを放出させる作用をもつ。グリベンクラミド（オイグルコン），グリクラジド（グリミクロン）などがある。グリメピリド（アマリール）はインスリン抵抗性を改善する作用も合わせもつ。

有害作用　インスリンの基礎分泌を増やすが，低血糖をおこしやすい。

②速効型インスリン分泌促進薬　SU薬と作用は同じであるが，服用後す

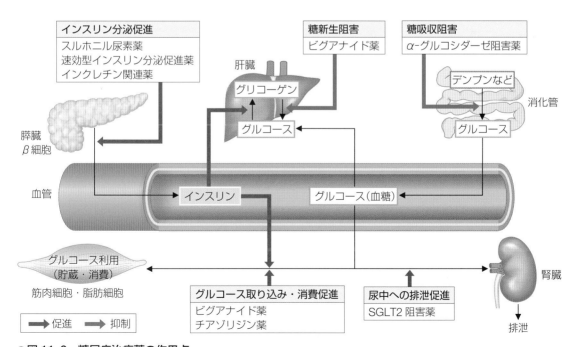

◎**図11-2　糖尿病治療薬の作用点**

ぐに効果が出て，すみやかに効果が切れる。食後の高血糖を予防するために，食事の直前に服用する。ナテグリニド（スターシス），ミチグリニドカルシウム水和物（グルファスト）などがある。

③ **インクレチン関連薬**　消化管から分泌される**インクレチン**は，インスリンの分泌を高めるはたらきをもつホルモンの一種である。インクレチンのはたらく経路に作用する薬物には **GLP-1 作動薬**と **DPP-4 阻害薬**がある。

①**GLP-1 作動薬**　インクレチンの1種の**グルカゴン様ペプチド-1** glucagon-like peptide-1（**GLP-1**）の受容体作動薬（注射薬）である。インスリン分泌促進作用があり，食事療法，経口血糖降下薬，あるいはインスリン注射だけでは十分に血糖値をコントロールできない2型糖尿病に用いられる。リラグルチド（ビクトーザ），エキセナチド（バイエッタ），リキシセナチド（リキスミア）などがある。

②**DPP-4 阻害薬**　GLP-1 の分解酵素である**ジペプチジルペプチダーゼ-4** dipeptidyl peptidase-4（**DPP-4**）の阻害薬である。GLP-1 を増加させることでインスリン分泌を促進する。シタグリプチンリン酸塩水和物（グラクティブ），ビルダグリプチン（エクア）などがある。

● **インスリン抵抗性改善薬**　インスリンの各種の作用に対する抵抗性を改善する薬物である。

① **ビグアナイド薬**　肝臓での糖新生を抑制し，筋でのグルコースの消費を増やすほか，消化管でのグルコースの吸収を抑える。メトホルミン塩酸塩（グリコラン）などがある。

有害作用　乳酸からの糖新生を抑制するため，乳酸がたまって血液が正常よりも酸性側にかたむき，乳酸アシドーシスによって腹痛・嘔吐・過呼吸・意識障害をおこす場合があるので注意する。

② **チアゾリジン薬**　脂肪組織に存在する核内受容体（●18ページ）である，ペルオキシソーム増殖活性化受容体γ peroxisome proliferator-activated receptor γ（PPARγ）に作動薬としてはたらく。肝臓での糖産生を抑え，筋肉・脂肪組織でのグルコースの取り込みと消費を高める作用をもつ。ピオグリタゾン塩酸塩（アクトス）などがある。

● **糖吸収・排泄調節薬**　糖の吸収や排泄に作用し，インスリンを介さない機序をもつ薬物である。

① **α-グルコシダーゼ阻害薬**　食物中のデンプンやスクロースなどは，腸管でα-グルコシダーゼによってグルコースなどの単糖類に分解されたのち，吸収される。α-グルコシダーゼ阻害薬はこの酵素を阻害することにより，糖類の吸収を低下させる。アカルボース（グルコバイ），ボグリボース（ベイスン），ミグリトール（セイブル）などがある。

② **SGLT2 阻害薬**　腎臓の糸球体で血液から尿中に排泄されたグルコースは，近位尿細管に存在する**ナトリウム・グルコース共輸送体2** sodium-glucose cotransporter 2（**SGLT2**）によって再吸収され，血液中に戻る。SGLT2 阻害薬は，再吸収を阻害することで，尿中へのグルコース排泄を増加させて，血糖値を低下させる。イプラグリフロジン L-プロリン（スーグラ），ダパグリフ

ロジンプロピレングリコール水和物（フォシーガ），ルセオグリフロジン水和物（ルセフィ）などがある。

有害作用 尿糖が著しく上昇するため，尿路および性器の感染症に罹患しやすくなる。また，尿を薄めようとして過剰な水分が尿中に排泄されて（浸透圧利尿），脱水になる場合がある。

> **投与時の看護のポイント**
> ①α-グルコシダーゼ阻害薬は食直前の摂取が必須であり，副作用としてガスがたまる（鼓腸），下痢，腹痛などがあるが，使用するうちに軽快する。
> ②α-グルコシダーゼ阻害薬を摂取している患者が低血糖を生じたときは，二糖類のスクロースでは効果がなく，単糖のグルコースを与えなければならない。患者にはあらかじめこれらの注意を伝えておくことが大切である。

3　インスリン製剤

● **インスリン療法**　インスリン療法は，糖尿病によって不足しているインスリンを注射で補い，血糖値の変動を正常範囲に保つ。1型糖尿病や糖尿病性昏睡の場合に不可欠であり，食事療法や経口血糖降下薬で改善しない2型糖尿病にも行われる。

有害作用 インスリン投与時に最も注意すべき有害作用は低血糖である。

◆ インスリン製剤の種類

インスリンの注射投与は通常，皮下投与で行う。患者が自己注射できるようにカートリッジ交換式のものや，インスリン製剤・注射器が一体となったペン型の使い捨てのものなどが工夫されている。

インスリン製剤は，作用時間から以下に分類される（◐表11-1, 図11-3）。

[1] **超速効型**　短時間で吸収され，すぐに作用する。血中濃度は1時間でピークとなり，作用は3～5時間持続する。

[2] **速効型**　30分以内に作用発現して2時間でピークとなり，8時間持続する。

[3] **中間型**　1～2時間で作用発現して6・8時間でピークとなり，24時間持続する。

[4] **混合型**　速効型と中間型の混合製剤である。

[5] **持効型**　ピークはなく，24時間以上，一定の血中濃度が持続する。

◆ インスリン製剤の投与法

種類の異なるインスリン製剤は，組み合わせて使用されることが多い。中間型と持効型はインスリンの基礎分泌を補うために用いられる一方，超速効型と速効型はインスリンの追加分泌を補う目的で用いられる（◐図11-4）。

[1] **BOT（basal supported oral）療法**　経口血糖降下薬（◐261ページ）と持効型インスリン製剤の1日1回注射を併用する。おもに基礎分泌を補う。

[2] **混合型・中間型インスリン製剤による治療**　混合型または中間型イン

◦**表 11-1　おもなインスリン製剤の特徴**

作用タイプ	一般名	おもな販売名	投与法, 作用発現時間, 作用持続時間
超速効型	インスリン リスプロ インスリン アスパルト インスリン グルリジン	ヒューマログ ノボラピッド アピドラ	皮下注射で吸収は従来の速効型の 3 倍の速さ
速効型	インスリン ヒト	ノボリン R ヒューマリン R	皮下注射(食前 30 分) 発現:0.5 時間程度 持続:5〜8 時間 最大作用発現:1〜3 時間
中間型	インスリン ヒト インスリン リスプロ	ヒューマリン N ノボリン N ヒューマログ N	皮下注射 発現:0.5〜3 時間 持続:18〜24 時間 最大作用発現:2〜12 時間
混合型 〔速効型 ＋ 中間型〕	インスリン ヒト インスリン アスパルト インスリン リスプロ	ノボリン 30 R ヒューマリン 3/7 イノレット 30 R ノボラピッド 30/50/70 ミックス ヒューマログミックス 25/50	皮下注射 発現:0.5 時間程度 持続:18〜24 時間
持効型溶解 インスリン	インスリン グラルギン インスリン デテミル インスリン デグルデク	ランタス レベミル トレシーバ	皮下注射(毎日一定時刻) 24 時間にわたりほぼ一定濃度が得られる

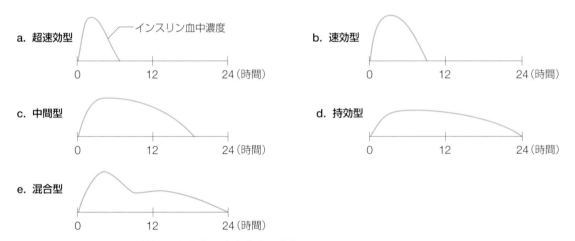

◦**図 11-3　インスリン製剤 1 回投与後の血中濃度の変化**
a→b→c→d の順に作用の立ち上がりが早いが, 効果が切れるのも早い。e は早い立ち上がりと持続を合わせもつ。

スリン製剤を 1 日 1〜2 回注射する。これによりインスリンの基礎分泌と追加分泌を補う(◦図 11-4-a)。

　③ **強化インスリン療法(3 回法)**　超速効型または速効型インスリン製剤を 1 日 3 回毎食前に注射する。インスリンの追加分泌を補う(◦図 11-4-b)。

　④ **強化インスリン療法(4 回法)**　Basal-bolus 療法ともいう。超速効型または速効型インスリン製剤の 1 日 3 回毎食前の注射と, 持効型または中間型インスリン製剤の 1 日 1 回注射を併用する。これにより, インスリンの基礎分泌と追加分泌のパターンを正常な人のパターンに近づける(◦図 11-4-c)。

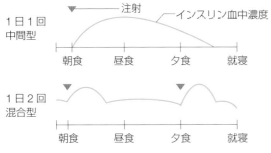

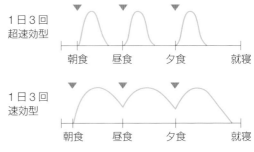

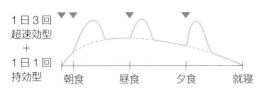

a. 混合型・中間型による治療
混合型または中間型インスリン製剤を，1日1〜2回注射する。

b. 強化インスリン療法（3回法）
超速効型または速効型インスリン製剤を毎食前に注射する。

c. 強化インスリン療法（4回法）
（超）速効型インスリン製剤の毎食前の注射と，1日1回の持効型か中間型インスリン製剤の注射を組み合わせる。

◉**図 11-4　各種インスリン投与法におけるインスリン血中濃度の変化**

⑤**持続皮下インスリン注入療法（CSII）**　体外式の小型ポンプと注入装置を用いて，インスリン製剤を持続的に皮下投与する。針の交換は1日1回でよく，安定したインスリンの血中濃度が得られる。

　このほか，糖尿病性昏睡や手術時には速効型インスリンの点滴静脈内注射が行われる。また，合併症で入院している患者の血糖管理には，毎食前の血糖値に応じたインスリン投与（**スライディングスケール法**）が行われる。

投与時の看護のポイント

①インスリン治療で最も注意すべきは，インスリンによる低血糖発作である。急速な血糖降下がおこると，自律神経症状（動悸や発汗，顔面蒼白など）があらわれ，中枢神経系の症状（頭痛，目のかすみ，空腹感など）に移行し，さらに持続・進行すれば昏睡となる。このため血糖降下治療を受けている患者は，そのことを第三者に知らせるものをつねに身につけていることが必要である。高齢者では，自律神経症状があまり出現せず，むしろ混乱や昏迷，奇怪な行動といった中枢神経系症状を示すことがある。

　低血糖発作時の治療は，意識があって飲み込める状態ならば，ジュースや砂糖水を与える。意識を喪失した重い低血糖発作では，50％グルコース溶液を静脈内注射する。静脈内注射できないときには，グルカゴン1 mgを筋肉内注射する。

　高血圧症・不整脈などでβ遮断薬を使用している患者では，交感神経系の警告反応が隠されてしまうため危険である（◉表 11-2）。

②インスリンでは同じ製剤でも注射器具が新しく更新されることがある。まず使い方に習熟して，患者の能力や環境に合わせて選択し，指導する。

⊙表11-2　インスリン製剤の薬物相互作用

インスリンの効果	影響を与えるおもな薬物
インスリンの血糖降下作用を増強	経口血糖降下薬(スルホニル尿素系・ビグアナイド系),α-グルコシダーゼ阻害薬,β遮断薬(プロプラノロールなど),ワルファリン,シクロホスファミド水和物などの抗がん薬,アスピリン,アルコール(飲酒)
インスリンの血糖降下作用を減弱	サイアザイド系利尿薬,副腎皮質ステロイド薬,ACTH,アドレナリン,グルカゴン,甲状腺ホルモン,卵胞ホルモン,ニコチン酸,イソニアジド
インスリンの血糖降下作用を増強または減弱	タンパク同化ステロイド薬

4 糖尿病合併症治療薬

● **糖尿病神経障害治療薬**　糖尿病で高血糖が続くと,過剰なグルコースがアルドース還元酵素によってソルビトール❶に変換される。これが末梢神経に蓄積すると,しびれ,疼痛,自律神経の異常などの障害を引きおこすため,ソルビトールの蓄積や疼痛を抑える薬物が用いられる。

　[1] **エパルレスタット(キネダック)**　アルドース還元酵素を阻害し,神経でのソルビトールの蓄積を抑える。

　[2] **メキシレチン塩酸塩(メキシチール)**　ナトリウムチャネルを抑制することで神経細胞の興奮を抑え,末梢神経の疼痛をやわらげる。

　[3] **デュロキセチン塩酸塩(サインバルタ)**　抗うつ薬であるが,末梢神経の疼痛をやわらげる作用がある。

　[4] **プレガバリン(リリカ)**　カルシウムチャネルを抑制することで神経細胞の興奮を抑え,末梢神経の疼痛をやわらげる。

● **糖尿病腎症治療薬**　ACE阻害薬のイミダプリル塩酸塩(タナトリル)やARBのロサルタンカリウム(ニューロタン)は降圧薬であるが(◉201ページ),腎臓の血管と糸球体の圧力を低下させて糖尿病腎症を改善する作用も合わせもつ。

2　甲状腺疾患治療薬

1 甲状腺疾患に関する基礎知識

● **甲状腺と甲状腺ホルモン**　甲状腺では,ヨウ素(I)を含む甲状腺ホルモンが合成される。甲状腺ホルモンは,含まれるヨウ素の数によって,サイロキシン(T_4)とトリヨードサイロニン(T_3)に分けられ,血液中ではT_4が多いが,T_3のほうが作用は強い(◉図11-5)。また,T_4は作用する部位で,脱ヨウ素酵素によってT_3に変換される。甲状腺ホルモンは組織・臓器での酸素消費を高めて体温を保持し,タンパク質合成,糖・脂肪の分解などの基礎代謝を担う。またノルアドレナリン神経系の作用を高めることにより,心拍数と心収縮を増加させる。

━ NOTE

❶アルドースやケトースの一部(カルボニル基)が還元されてできる糖アルコールの一種である。詳細は「系統看護学講座　生化学」などを参照のこと。

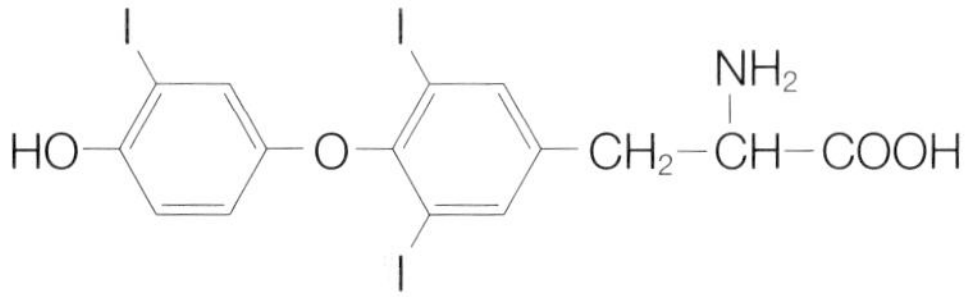

a. トリヨードサイロニン(T_3) 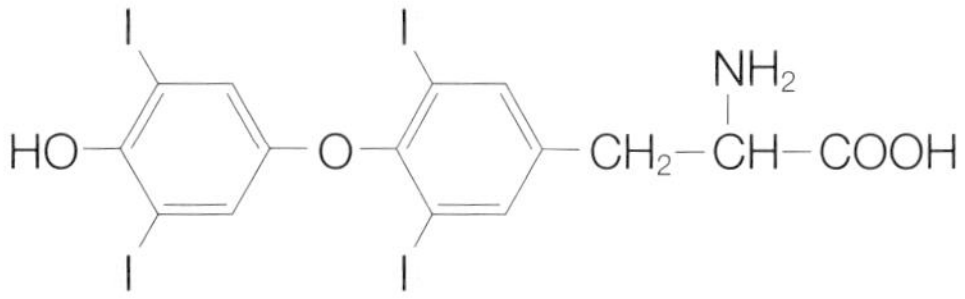　　　　　b. サイロキシン(T_4)

◎図 11-5　トリヨードサイロニン(T_3)とサイロキシン(T_4)
サイロキシン(T_4)は末梢組織の脱ヨウ素酵素のはたらきでヨウ素（Ⅰ）を１個失い，トリヨードサイロニン(T_3)になって作用を発揮する。

● **甲状腺機能障害**　なんらかの原因により，甲状腺の機能が異常になることを**甲状腺機能障害**といい，**甲状腺機能低下症**と，**甲状腺機能亢進症**がある。

2 甲状腺機能低下症治療薬

　甲状腺機能が低下し，甲状腺ホルモンの量が減少すると，脱力感や体温低下，浮腫，徐脈などの症状をきたす。最も多い原因は，自己免疫によって甲状腺組織が傷害される**橋本病**である。また，小児の先天性の甲状腺機能低下症(**クレチン症**)では，発育障害，精神遅滞をきたす。

　これらの疾患に対しては，不足したホルモンの補充療法が行われる(◎8ページ)。おもな薬物に，T_3 製剤のリオチロニンナトリウム(チロナミン)や，T_4 製剤のレボチロキシンナトリウム水和物(チラーヂン S)などがある。

3 甲状腺機能亢進症治療薬

　甲状腺機能が亢進し，甲状腺ホルモンの量が増加すると，イライラや発汗，動悸，頻脈などの症状をきたす。また，視覚障害や眼球突出をきたす場合もある。最も多い原因は，甲状腺刺激ホルモン受容体に対する抗体が産生されるためにおこる**バセドウ病**である。

　これらの疾患に対しては，抗甲状腺薬によって甲状腺ホルモンの合成を阻害することで症状を改善させる。おもな薬物に，チアマゾール(メルカゾール)，プロピルチオウラシル(プロパジール)などがある。

投与時の注意点　これらの抗甲状腺薬は，効果が出るまで数週間から数か月かかるため，その間は，β 遮断薬などを対症的に使用する。

投与時の看護のポイント
　治療が長期間にわたるため，以下の説明が必要である。
・有害作用が発現するとそれも長期にわたる。
・過剰なヨウ素は摂取しない(通常の日本人の食生活では日常的に十分な量を摂取しているため)。
・妊娠については計画的であることが必要。
・有害作用が確認されたらすぐに連絡する必要があり，減量・変更がありうる。

3 視床下部・下垂体ホルモン製剤

　脳の底部にある視床下部からは下垂体を刺激するホルモンが分泌され，下垂体からはほかの内分泌器官を刺激するホルモンが分泌される。これらの視床下部・下垂体ホルモンの製剤や，その類似物質は，内分泌負荷検査や治療に用いられる。

1 視床下部ホルモン製剤

　①成長ホルモン抑制ホルモン製剤　ソマトスタチンともよばれ，下垂体に作用して成長ホルモン growth hormone（GH）の放出を抑制する。成長ホルモン分泌過剰による巨人症および末端肥大症に使用され，おもな薬物にソマトスタチン誘導体のオクトレオチド酢酸塩（サンドスタチン）がある。

　②甲状腺刺激ホルモン放出ホルモン（TRH）製剤　甲状腺刺激ホルモン放出ホルモン thyrotropin-releasing hormone（TRH）は，下垂体に作用して甲状腺刺激ホルモン thyroid-stimulating hormone（TSH）を放出させる。TRH 製剤は，脳の TRH 受容体に作用して神経伝達物質を放出させる。脊髄小脳変性症に使用され，おもな薬物にタルチレリン水和物（セレジスト）などがある。

　③性腺刺激ホルモン放出ホルモン（GnRH）製剤　下垂体に作用して，卵胞刺激ホルモンと黄体化ホルモンからなる性腺刺激ホルモン gonadotropin（Gn）を放出させ，さらにエストロゲンの分泌を促す。

　性腺刺激ホルモン放出ホルモン Gn-releasing hormone（GnRH）受容体作動薬は，下垂体を強力に刺激するが，一方で下垂体の GnRH 受容体を減らすため，結果としてエストロゲンの分泌を低下させる。

　おもな薬物に，ブセレリン酢酸塩（スプレキュア），リュープロレリン酢酸塩（リュープリン）などがあり，子宮内膜症や乳がんに使用される。また，GnRH 受容体阻害薬のセトロレリクス酢酸塩（セトロタイド）は，不妊治療時の排卵の調節に使用される。

---

column 　**放射性障害予防のための安定ヨウ素剤の使用**

　自然界に存在するほぼすべてのヨウ素は，安定ヨウ素の ^{127}I である。原子力災害時などに放出される ^{131}I などの放射性ヨウ素は，体内に取り込まれると甲状腺に蓄積する。さらに，放射線による内部被曝をおこして，甲状腺がんなどのリスクを上昇させることが知られている。

　このような事態に対しては，安定ヨウ素剤であるヨウ化カリウムをあらかじめ服用することで内部被曝を予防できる。服用によって甲状腺を安定ヨウ素で満たしておけば，放射性ヨウ素が体内に取り込まれても甲状腺に蓄積せずに体外へ排出される。

2 下垂体前葉ホルモン製剤

1 **成長ホルモン(GH)製剤**　遺伝子組換え製剤のソマトロピン(グロウジェクト)などが，成長ホルモン分泌不全による低身長に使用される。

2 **副腎皮質刺激ホルモン(ACTH)製剤**　副腎皮質刺激ホルモンadrenocorticotropic hormone(ACTH)は，副腎に作用して，副腎皮質ホルモンを放出させる。合成 ACTH 製剤のテトラコサクチド酢酸塩(コートロシンZ)が，小児てんかんの一種であるウェスト症候群に使用される。作用機序は不明である。

3 **性腺刺激ホルモン(Gn)製剤**　排卵誘発などに用いられる(●253 ページ)。

3 下垂体後葉ホルモン製剤および関連薬

1 **オキシトシン(アトニン-O)**　子宮収縮作用および乳汁分泌促進作用がある。陣痛誘発や分娩促進の目的で分娩時に投与される。

2 **バソプレシン**　抗利尿ホルモン antidiuretic hormone(**ADH**)ともいう。集合管での水分の再吸収を促進し，尿を濃縮する。バソプレシンが分泌できない下垂体性尿崩症では，水分を保持できないため，多飲・多尿となる。治療には，合成バソプレシン(ピトレシン)が投与される。

代替薬 バソプレシンの誘導体であるデスモプレシン酢酸塩水和物(ミニリンメルト)が，下垂体性尿崩症と夜尿症に使用可能である。

その他の作用 バソプレシンは腹部の大血管である門脈の圧を下げるため，食道静脈瘤破裂の止血にも使用される。

3 **バソプレシン受容体拮抗薬**　バソプレシンの分泌が増加する抗利尿ホルモン不適合分泌症候群 syndrome of inappropriate secretion of antidiuretic hormone(SIADH)では，体内の水分が増加して低ナトリウム血症となる。SIADH の治療薬として，バソプレシン受容体拮抗薬のモザバプタン塩酸塩(フィズリン)が使用される。

4 骨粗鬆症治療薬

1 骨粗鬆症の基礎知識

骨では，**骨芽細胞**による骨形成と，**破骨細胞**による骨吸収(骨破壊)がつねにおきており，両者がバランスをとることによって骨が維持されている。このバランスがくずれて骨密度が低下し，骨がもろくなった状態が**骨粗鬆症**であり，骨の変形，痛み，骨折しやすい状態などの症状をきたす。

副甲状腺から分泌される**副甲状腺ホルモン** parathyroid hormone(**PTH**)は骨吸収を促進し，甲状腺から分泌される**カルシトニン**は骨吸収を抑制する。ビタミン D は血中カルシウム濃度を増加させることで骨形成を促進する。また，**エストロゲン**は骨吸収を抑制するため，閉経でエストロゲン分泌が減ると骨粗鬆症がおきやすくなる(●図 11-6)。

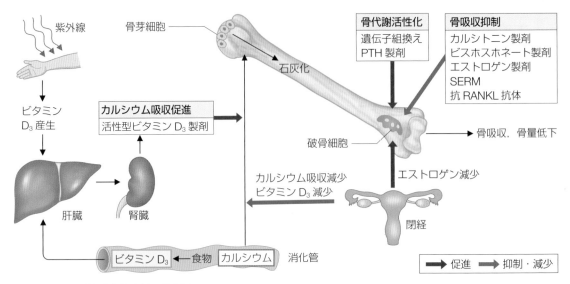

● 図11-6 骨粗鬆症治療薬の作用点

2 骨形成を促進する薬物

　① 遺伝子組換えPTH製剤　ヒトのPTHのアミノ酸配列の一部を遺伝子組換えによって作製したものである。PTH製剤は，間欠的な投与によって骨吸収を促進することで骨代謝を活発にし，結果として骨形成を促進する。おもな薬物に，テリパラチド（フォルテオ）がある。

　② 活性型ビタミンD_3製剤　ビタミンD_3は食物から摂取されるほか，コレステロールが皮膚で日光中の紫外線によって変化することによりつくられる。そして肝臓・腎臓で代謝されることにより，活性型ビタミンD_3となる。おもな薬物に，アルファカルシドール（アルファロール），カルシトリオール（ロカルトロール）などがある。

　③ ビタミンK_2製剤　ビタミンKは，血液凝固に関与する各種のタンパク質を活性化する作用をもつ。このうち，ビタミンK_2（メナキノン）は，骨にカルシウムを沈着させる作用のあるオステオカルシンを活性化する。おもな薬物に，メナテトレノン（グラケー，ケイツー）がある。

3 骨吸収を抑制する薬物

　① エストロゲン製剤　エストラジオールの皮膚貼付剤（エストラーナ）が使用可能である。ただし，エストロゲン製剤単独の投与は，子宮体がんと乳がんのリスクを高めるため，プロゲステロン製剤と併用される。あるいは，効果のおだやかなエストリオール（エストリール）が使用される（●252ページ）。

　② 選択的エストロゲン受容体修飾薬　選択的エストロゲン受容体修飾薬（SERM）は，骨ではエストロゲン受容体に作動薬として作用し，骨密度を増加させる。一方，乳腺では作用しないため，乳がんのリスクを上げない。おもな薬物に，ラロキシフェン塩酸塩（エビスタ）がある（●252ページ）。

③ **抗 RANKL 抗体**　骨吸収ではたらく破骨細胞の活性化には，骨芽細胞が産生する RANKL（receptor activator of NF-κB ligand）とよばれる因子がかかわっている。デノスマブ（プラリア）は，RANKL に対する抗体医薬であり，破骨細胞のはたらきを抑制する。皮下注射で投与される。

④ **ビスホスホネート製剤**　リン酸と炭素が結合した構造をもち，骨組織に吸収されやすい。破骨細胞に取り込まれて，破骨細胞の機能を抑えることによって骨吸収を阻害する。がんの骨転移にも有効である。おもな薬物に，アレンドロン酸ナトリウム水和物（フォサマック），リセドロン酸ナトリウム水和物（アクトネル）などがある。

⑤ **カルシトニン製剤**　ヒトのカルシトニンよりも効果の強いウナギのエルカトニン（エルシトニン）の合成製剤が用いられている。

⑥ **イプリフラボン（オステン）**　骨に直接作用して骨吸収を抑制するほか，エストロゲンによるカルシトニン分泌を高める作用もある。

B　治療薬としてのビタミン

● **ビタミンとは**　ビタミンとは，生体内の物質代謝に必要不可欠な微量の有機物質である。ほとんどは体外から食物として取り入れる必要がある。ビタミンは 13 種類あり，**脂溶性ビタミン**と**水溶性ビタミン**に分けられる。

　かつては，脚気（ビタミン B_1 欠乏症）や壊血病（ビタミン C 欠乏症）など，食事中のビタミン不足による病気がみとめられた。しかしながら，社会的・経済的状況の改善によって，現在の先進国では食事中のビタミン不足はほとんど問題にならない。しかし，高齢者，妊娠・授乳中の女性，摂食障害やアルコール依存症患者などでは，ビタミン不足による症状をきたす場合があり，注意が必要である。

1　脂溶性ビタミン製剤

① **ビタミン A**　レチノイドともいう。緑黄色野菜に含まれる β カロテンなどのプロビタミン A から体内で変換される。視覚の情報伝達や，皮膚・粘膜などの細胞増殖に関与しており，欠乏すると夜盲症や発育不良をきたす。

　製剤として，レチノールパルミチン酸エステル（チョコラ A）がある。ビタミン A 誘導体では，皮膚角化疾患である乾癬の治療薬としてエトレチナート（チガソン）があるほか，急性骨髄性白血病の治療薬としてトレチノイン（ベサノイド）が使用されている（●233 ページ）。また，ビタミン A 類似の作用をもつアダパレンの外用薬（ディフェリン）が，尋常性痤瘡（にきび）の治療薬として用いられている。

② **ビタミン D**　エルゴカルシフェロール（ビタミン D_2）と，コレカルシフェロール（ビタミン D_3）がおもなものである。食物から摂取されるほか，皮膚で紫外線の作用によって合成される。肝臓・腎臓で代謝されて活性型と

なる。ビタミンDは，小腸でのカルシウム吸収と腎臓でのカルシウム再吸収を増加させることにより，血中カルシウム濃度を高め，骨形成を促進する。欠乏すると骨軟化症やくる病となる。ビタミンD製剤のアルファカルシドール（アルファロール）やカルシトリオール（ロカルトロール）などが，副甲状腺機能低下症や慢性腎不全による低カルシウム血症，骨粗鬆症に使用される（◉270ページ）。

③ **ビタミンE**　トコフェロールともいい植物油に多く含まれる。生殖機能に関与するほか，脂質の酸化を防止することで動脈硬化を予防し，末梢の血液循環を改善する作用があるとされる。製剤として，トコフェロール酢酸エステル（ユベラ）などがある。

④ **ビタミンK**　ビタミンK_1（フィロキノン）とビタミンK_2（メナキノン）がおもなものである。ビタミンK_1は食物から摂取され，ビタミンK_2は腸内細菌によって産生される。ビタミンKは，血液凝固因子や骨形成を促進するオステオカルシンなど，さまざまなタンパク質を活性化する。

相互作用　活性型ビタミンK（還元型）は，補酵素として血液凝固因子であるプロトロンビンを活性化し，それ自身は酸化型となる。酸化型ビタミンKは，肝臓で還元型に戻り再び利用される。抗凝固薬であるワルファリンカリウム（ワーファリン）は，この過程を阻害することにより，血液を凝固しにくくする。また，納豆にはビタミンKが多く含まれるため，ワルファリンカリウムを服用している人が納豆を食べると薬物の効果が弱くなる（◉226ページ）。

新生児への投与　ビタミンKは欠乏すると出血しやすくなる。新生児では，母乳中のビタミンKが少ないことによって，頭蓋内出血をきたすことが知られている。ビタミンK_1製剤のフィトナジオン（ケーワン，カチーフN）や，ビタミンK_2製剤のメナテトレノン（ケイツー，グラケー）が，各種の原因による低プロトロンビン血症，新生児の頭蓋内出血予防，骨粗鬆症に使用される。

② 水溶性ビタミン製剤

① **ビタミンB_1**　チアミンともいい，胚芽（米ぬか）や肉，マメ類に多く含まれる。糖類の代謝，細胞呼吸など，生体内の重要な反応に補酵素として関与している。欠乏すると脚気（心不全，神経炎）や，ウェルニッケ脳症（意識障害，眼振），コルサコフ症候群（記憶障害，認知症）などの中枢神経症状をきたす。

現在では脚気はほとんどみられないが，アルコール依存症患者や，食事のできない高齢者・妊産婦に，ビタミンB_1の入っていない点滴を長期間行った場合に，中枢神経症状をきたすことがある。ビタミンB_1誘導体の製剤として，フルスルチアミン（アリナミンF），オクトチアミン（ノイビタ）などがある。ウェルニッケ脳症に対しては，ビタミンB_1を大量に点滴静脈内注射する。

[2] ビタミン B₂　リボフラビンともいい，糖・脂質の代謝や細胞呼吸に補酵素として作用する。欠乏によって口角炎，舌炎，結膜炎をきたす。製剤として，経口薬のリボフラビン酪酸エステル（ハイボン）や注射薬のリボフラビンリン酸エステルナトリウム（ホスフラン）がある。

[3] ビタミン B₃　ナイアシンともいう。ニコチン酸とニコチン酸アミドがあり，魚介類や肉類に多く含まれる。体内では，組織での酸化還元反応の補酵素として作用する。欠乏により，皮膚炎や下痢がおきる。

アルコール依存症やトウモロコシを主食としている場合には，ペラグラ（日光過敏症，意識障害）を発症しやすい。製剤として，ニコチン酸（ナイクリン），ニコチン酸アミド（ニコチン酸アミド）などがある。

[4] ビタミン B₅　パントテン酸ともいう。さまざまな代謝反応にかかわる重要な補酵素である，コエンザイム A coenzyme A（CoA）の構成成分である。腸管作動作用が強いため，弛緩性便秘や手術後の腸管麻痺に使用される。製剤として，パンテノール（パントール），パンテチン（パントシン）などがある。

[5] ビタミン B₆　ピリドキシンとピリドキサール，ピリドキサミンからなる。アミノ酸代謝や神経伝達に関係する。抗結核薬のイソニアジド（イスコチン）は，ビタミン B₆ の効果を阻害することにより，痙攣をおこすことがある。製剤として，ピリドキシン塩酸塩（ビタミン B₆ 散 10%）などがある。

[6] ビタミン B₇　ビオチンともいう。腸内細菌によって産生され，糖・脂質代謝に関与する。抗炎症作用があり，皮膚疾患に用いられる。製剤として，ビオチン（ビオチン）などがある。

[7] ビタミン B₉　葉酸ともいう。緑黄色野菜やマメ類，レバーに多く含まれる。体内でテトラヒドロ葉酸に変換されたあと，遺伝子の本体である核酸の合成に関与する。欠乏により，巨赤芽球性貧血となる。製剤として，葉酸（フォリアミン）がある。妊娠初期に欠乏すると，胎児の神経発生に異常をきたし，二分脊椎や無脳症をきたす危険が高まる。

抗がん薬とビタミン B₉　抗がん薬のメトトレキサートは，ビタミン B₉ を阻害することにより，がん細胞の増殖を抑える（⊙110 ページ）。

[8] ビタミン B₁₂　コバラミンともいう。コバルトを含む物質であり，補酵素としてアミノ酸や脂質の代謝にかかわる。また，ビタミン B₉ の代謝に関与しているため，ビタミン B₁₂ が欠乏すると，活性型のビタミン B₉ が減少して核酸合成能が低下し，巨赤芽球性貧血となる。

肉類，魚介類，乳製品に多く含まれ，胃粘膜から分泌される内因子と結合することにより吸収される。そのため，萎縮性胃炎や胃切除後などで内因子が分泌されない場合には，ビタミン B₁₂ は吸収されない。ビタミン B₁₂ は巨赤芽球性貧血（悪性貧血）に対して投与されるほか，神経修復作用があるため末梢神経障害へも投与される。製剤として，シアノコバラミン（シアノコバラミン），メコバラミン（メチコバール）などがある。

[9] ビタミン C　アスコルビン酸ともいい，柑橘類，緑色野菜に含まれる。強い還元性をもつ物質であり，酸化防止剤として食品などに添加される。生体内では，コラーゲンや軟骨の生成を促進し，創傷や骨折の治癒に関与する。

また，メラニンの合成を抑制するため，皮膚への色素沈着を防ぐ作用がある。

　欠乏により壊血病（皮膚・粘膜・歯肉からの出血，貧血）となり，かつては船員などに多く発症した。皮膚への色素沈着（肝斑・雀卵斑），光線過敏性皮膚炎などに使用される。製剤として，アスコルビン酸（ハイシー）などがある。

▶ work　復習と課題

❶ インスリンの治療において最も注意すべきことはなにか述べなさい。また，その危険に対して，平素どのような注意が必要になるか述べなさい。

❷ 次の文章のうち正しいものには○をつけ，間違っているものでは字句を訂正しなさい。

　　a．スルホニル尿素薬は，インスリン抵抗性糖尿病に有効である。

　　b．ナテグリニドは少なくとも食前30分までに投与する。

　　c．ビグアナイド系薬物は，膵臓のβ細胞からインスリンの分泌を促進する。

　　d．α-グルコシダーゼ阻害薬を使用中の患者でおきた低血糖は，スクロースの摂取で治癒する。

❸ 以下にあげた薬物のうち，インスリンの血糖降下作用を増強するものに○，減弱させるものに×をつけなさい。

　　a．アルコール（飲酒）　b．β遮断薬　c．イソニアジド　d．チアジド系利尿薬　e．副腎皮質ステロイド薬　f．アドレナリン　g．スルホニル尿素薬　h．グルカゴン　i．卵胞ホルモン　j．甲状腺ホルモン

❹ 次の文章のうち正しいものには○をつけ，間違っているものでは字句を訂正しなさい。

　　a．ビタミンDは，皮膚で紫外線によってつくられ，肝臓と腎臓によって活性型にかわる。

　　b．母乳保育の乳児は，ビタミンEの欠乏症になりやすい。

　　c．ビタミンB_{12}の消化管からの吸収にはビタミンB_9が必要である。

　　d．甲状腺ホルモンは，T_3よりもT_4のほうが作用が強い。

第 12 章

皮膚科用薬・眼科用薬

A 皮膚に使用する薬物

1 皮膚の構造と皮膚科用薬の特徴

1 皮膚の構造と薬物の吸収

皮膚は外側から順に, **表皮・真皮・皮下組織**からなる（◯図12-1）。表皮は4層の細胞層からなり, 新しくできた細胞が底のほうから表面へ押し上げられるように移動して, 約1か月で細胞が入れかわる。表皮の一番外側の**角質層（角層）**は, 平らな角質細胞がすきまなく敷きつめられた構造であり, 外部から異物が侵入しないように皮膚をまもるバリアとなっている。真皮および皮下組織には, 汗腺, 皮脂腺, 毛根や毛細血管が存在する。

● **皮膚からの薬物の吸収経路** 皮膚科の薬物療法では, 軟膏やクリームなどを皮膚に塗る**外用療法**が中心となる。

皮膚からの薬物の吸収は, 角質層を通る場合と, 汗孔・毛孔を通る場合がある（◯図12-1）。しかし, 汗孔・毛孔が体表に占める面積は小さいため, 大部分の薬物は角質層を通って吸収される。

● **部位による吸収速度の違い** 角質層や表皮が薄いほど, 薬物の吸収は速い。顔面や頸部, 腋窩, 肘や膝の内側, 外陰部ではからだのほかの部分より吸収が速く, また, 乳幼児や高齢者の皮膚では吸収が速い。さらに, 潰瘍やびらん, アトピー性皮膚炎などで表皮が欠損したり, 弱くなったりしていると薬物の吸収は速くなる。

皮膚から吸収された薬物は, 血中に入って全身に作用するため, 薬物の吸収が速すぎると全身性の有害作用が出現しやすい。したがって, 皮膚に薬物を投与するときは, 部位や状態によって種類や量を調節する必要がある。

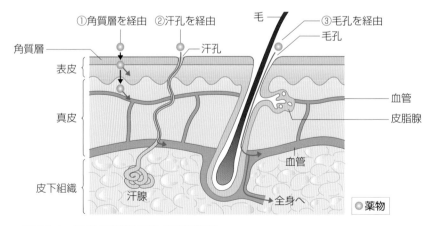

◯**図12-1 皮膚の構造と薬物の移行経路**
①〜③の経路のうち, 大部分の薬物は①を通って吸収される。

2 外用薬の基剤

　皮膚科で使用される**外用薬**は，有効成分をワセリンなどの**基剤**にまぜ込んだものである。基剤は，有効成分を皮膚にとどめて吸収を促進させるほか，それ自体が患部を保護する作用をもち，次のようなものがある。

　①**軟膏**　油脂性（疎水性）の基剤で，水をはじき，皮膚にとどまりやすい。その一方で，洗い落としにくく，べたつき感がある。ワセリンやパラフィン，プラスチベースなどがある。

　②**クリーム**　グリセリンなどの水溶性成分と，ワセリンなどの油脂性成分を界面活性剤（乳化剤）を加えてまぜたものである。塗りやすく，べたつき感が少ない。

　③**ゲル（ジェル，ゼリー）**　微粒子が液体に分散したコロイド溶液を寒天のように固めたものである。長時間皮膚にとどまり，吸収がよい。粘膜や創傷部位にも用いることができる。

　④**ローション**　水溶性の液体に，アルコールや界面活性剤をまぜたものである。使用時に爽快感があり，スプレーとしても使用される。

　⑤**テープ，パップ**　貼付薬❶（いわゆる「はり薬」）である。皮膚科薬のほか，狭心症治療薬などといった内科疾患に対する薬物を徐々に吸収させる目的で用いられることもある（●27ページ）。

3 外用薬の投与方法

　皮膚科で使用される外用薬は，その投与方法によっても薬物の吸収効率が異なり，用途に応じて使い分けられる。おもな投与方法に以下のものがある。

　①**単純塗布法**　外用薬を単に患部に塗る方法である。

　②**重層法**　外用薬を塗った部分に亜鉛華軟膏などを厚くのばしたガーゼや布（リント布）をのせる方法である。単純塗布法よりも吸収が促進される。

　③**密封法**　**ODT法** occlusive dressing technique ともいう。外用薬を塗った部分をプラスチックフィルムやラップでおおい，周囲を密封する方法である。水分によって角質層がふやけるため，薬物の吸収が促進される。

2　皮膚科用薬の種類

1 炎症性皮膚疾患の治療薬

　炎症性皮膚疾患は，**湿疹**や**皮膚炎**ともよばれ，強い瘙痒感があるほか，膿疱・水疱などを伴うこともある。おもな疾患に，接触性皮膚炎やアトピー性皮膚炎，脂漏性皮膚炎などがあり，急性・慢性のさまざまな経過をたどる。そのほかにも，炎症性角化症や，膠原病，薬疹・中毒疹などがある。

● **おもな薬物**　治療では，おもに抗炎症薬の外用療法が行われる。

　1 副腎皮質ステロイド薬　炎症性皮膚疾患に対しては，副腎皮質ステロイド薬を含む軟膏（**ステロイド外用薬**）が使用される。ステロイド外用薬は，

◎表 12-1　ステロイド外用薬の分類(一部)

薬効	軟膏濃度と一般名		商品名	備考
最も強力	0.05%	クロベタゾールプロピオン酸エステル	デルモベート	
	0.05%	ジフロラゾン酢酸エステル	ダイアコート	
かなり強力	0.05%	ベタメタゾン酪酸エステルプロピオン酸エステル	アンテベート	
	0.064%	ベタメタゾンジプロピオン酸エステル	リンデロン-DP	
	0.05%	フルオシノニド	トプシム	スプレー剤は 0.0143%
	0.1%	酪酸プロピオン酸ヒドロコルチゾン	パンデル	
強力	0.025%	フルオシノロンアセトニド	フルコート	スプレー剤は 0.007%
	0.12%	ベタメタゾン吉草酸エステル	リンデロン-V	
	0.1%	デキサメタゾンプロピオン酸エステル	メサデルム	
中等度	0.1%	トリアムシノロンアセトニド	レダコート	
	0.1%	ヒドロコルチゾン酪酸エステル	ロコイド	
	0.3%	プレドニゾロン吉草酸エステル酢酸エステル	リドメックスコーワ	
	0.1%	デキサメタゾン	デキサメタゾン	
弱い	0.5%	プレドニゾロン	プレドニゾロン	

作用の強さに，**最も強力** strongest，**かなり強力** very strong，**強力** strong，**中等度** medium，**弱い** weak の段階があり，病状により使い分けられる(◎表 12-1)。

[有害作用] ステロイド外用薬は，皮膚から吸収されて全身に作用するため，効果の強いものを長く使用すると，副腎機能低下などの全身性の有害作用をおこすことがある。また，使用部位で皮膚の萎縮や酒皶様皮膚炎などをおこす場合がある。

[注意] 乳幼児・高齢者に使用する場合や，顔面に使用する場合は，皮膚からの薬物の吸収効率が通常よりも高いことを考慮して，作用の弱いステロイド外用薬を選択する。

[2] **非ステロイド性抗炎症薬，抗ヒスタミン薬，抗アレルギー薬**　湿疹，蕁麻疹，虫刺され，かゆみなどに対して使用される。内服する場合よりも全身性の有害作用が少ない。

> **投与時の看護のポイント**
> ①ステロイド外用薬は，感染のある部分に使用してはならない。また，顔面や陰部などへ塗布するときは，つけすぎないようにするとともに，短期間で次回の受診をすることが必要である。
> ②白内障や緑内障の誘発を防ぐため，眼瞼下には使用しない。手掌や足底は角質層が厚いため皮膚吸収はわるい。
> ③ステロイド外用薬の局所性有害作用には，皮膚萎縮や紅斑，乾皮症，毛細血管拡張，多毛，免疫機能抑制などがある。

2 皮膚感染症の治療薬

● **おもな薬物**　原因微生物・ウイルスに応じて抗感染症薬の外用薬が用いられるほか，内服薬を用いる場合もある。

[1] **抗菌薬**　細菌性の皮膚感染症と，尋常性痤瘡(にきび)に使用される。おもな薬物に，ナジフロキサシン(アクアチム)，ゲンタマイシン硫酸塩(ゲンタシン)，クリンダマイシンリン酸エステル(クリンダマイシンリン酸エステル)などの外用薬がある。

[2] **抗真菌薬**　表在性真菌症である足白癬(水虫)や体部白癬，股部白癬などに使用される。おもな薬物に，クロトリマゾール(エンペシド)，ミコナゾール硝酸塩(フロリード D)，ビホナゾール(マイコスポール)などの外用薬がある。爪白癬などの深在性白癬に対しては，テルビナフィン塩酸塩(ラミシール)などの内服も必要となる。

注意 白癬菌は皮膚の角質層にひそんでいるため，長期にわたる塗布が必要である。

[3] **抗ウイルス薬**　帯状疱疹や単純疱疹などのウイルスが原因の皮膚ヘルペス感染症に用いられる。おもな薬物に，アシクロビル(ゾビラックス)やビダラビン(アラセナ-A)などの外用薬がある。

3 褥瘡の治療薬

褥瘡は，床ずれとよばれることもあり，寝たきりで体位変換できない場合に，圧迫された皮膚の血行が障害され，皮膚や皮下組織が壊死をおこした状態である。仙骨・肩甲骨部，肘，くるぶしなど，圧力のかかる部位にできやすい。

褥瘡は表皮にとどまる場合から，皮下組織，さらに筋肉や骨にまで及ぶ場合があり，また細菌感染をおこす場合もある。

治療は体位変換，創部の洗浄，適切な創傷被覆材による創部の保護，壊死組織の除去(デブリドマン)，皮膚欠損部の肉芽形成促進である。

● **おもな薬物**　外用薬として，以下の薬物が使用される。

[1] **抗炎症作用を有する薬物**　皮膚の発赤や炎症を抑える。ジメチルイソプロピルアズレン(アズノール軟膏)，酸化亜鉛(亜鉛華軟膏)などがある。

[2] **抗菌作用を有する薬物**　創部が感染をおこしている場合に用いる。おもな薬物に，ポビドンヨード・精製白糖合剤(ユーパスタ)，スルファジアジン銀(ゲーベン)などがある。

[3] **壊死組織除去作用を有する薬物**　ヨウ素(カデックス)は，膿・滲出液の吸収作用をもつ。ブロメライン(ブロメライン)は，タンパク質分解酵素製剤であり，壊死組織を分解して取り除く。

[4] **肉芽形成促進作用を有する薬物**　トレチノイントコフェリル(オルセノン)は，線維芽細胞の増殖を促すことにより，血管新生を促進する。ブクラデシンナトリウム(アクトシン)，アルプロスタジルアルファデクス(プロスタンディン)は，局所の血流を改善することにより，肉芽形成を促進する。

トラフェルミン（フィブラストスプレー）は，線維芽細胞増殖因子 fibroblast growth factor（FGF）の遺伝子組換え製剤で，FGF 受容体を直接刺激して，線維芽細胞の増殖と血管新生を促進する。

B 眼科用薬

1 眼の構造と眼科外用薬の特徴

● **眼の構造** 眼の前面には**角膜**という透明な膜があり，その後ろに**水晶体（レンズ）**がある（●図12-2）。角膜と水晶体を通った光は，眼球の内側をおおっている**網膜**の細胞で感知され，その情報が眼球の後部にある**視神経**によって脳に伝えられ，視覚として認識される。

網膜の外側は，**脈絡膜・毛様体・虹彩**からなる**ぶどう膜**と**強膜**でおおわれている。水晶体は，脈絡膜からのびた**毛様体・チン小帯**に結合している。水晶体の前面には，カメラのしぼりにあたる**虹彩**が存在し，虹彩の筋肉（**瞳孔括約筋・散大筋**）が収縮・弛緩することにより，瞳孔の大きさを調節し，眼球に入る光の量を調節する。

角膜と虹彩の間の空間が**前眼房（前房）**で，内部は**房水（眼房水）**で満たされている。角膜の外周部は結膜でおおわれており，さらにその外側に眼瞼（まぶた）が存在する。眼球と眼瞼の間の袋状になった部分が**結膜嚢**である。結膜嚢の眼球側は**眼球結膜**で，眼瞼側は眼瞼結膜でおおわれている。

● **薬物の吸収** 点眼された**点眼薬**（目ぐすり）は，結膜嚢にたまり，徐々に眼に吸収されて効果を発現していく（●図12-3）。

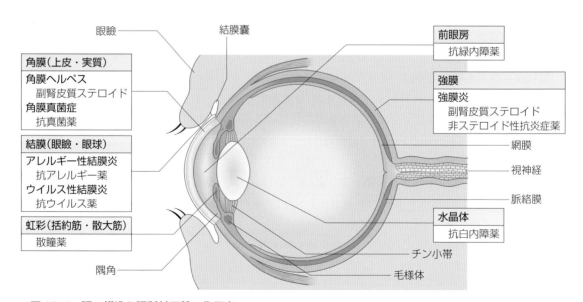

● **図 12-2 眼の構造と眼科外用薬の作用点**

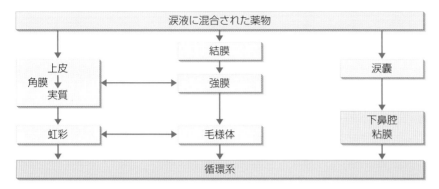

◎**図12-3　点眼薬の吸収経路**

　角膜から吸収された薬物は，房水へ移行し，さらに虹彩に作用する。結膜から吸収された薬物は，強膜・毛様体に作用する。これらの部位から取り込まれた薬物は，最終的には血管へ入り，全身に作用する。

　また，**涙液**(なみだ)にまじった薬物は，鼻側にある涙囊から鼻腔に入り，鼻粘膜から吸収されて血管に入り，全身に作用する。たとえば，緑内障治療薬である β 遮断薬は，点眼されて循環系に入ることにより，徐脈や気管支喘息悪化などの全身性の有害作用をもたらす場合があり，注意が必要である。

投与時の看護のポイント

①点眼は，下結膜囊に薬物を点眼するが，その際，睫毛(まつげ)などに容器の口が触れないようにする。

②結膜囊の容量は約 30 μL で，点眼薬1滴は約 50 μL である。したがって，1回の点眼は1滴で十分であり，決められた滴数以上の点眼はむだになるだけでなく，全身に悪影響を及ぼす可能性がある。

③点眼したあとは，1~5分眼瞼(まぶた)を閉じ，目頭を軽く押さえるよう指導する。こうすることで，点眼薬の効果を高めるとともに，もう一方の眼や全身への移行を少なくすることができる。

④2種の点眼薬を投与するときは，1剤のあと5分以上間隔をおいて投与する。この理由は，点眼後5分以降は点眼した量に関係なく，結膜囊に残る点眼薬の量が一定になるためである。

⑤点眼薬中に含まれる防腐剤(ベンザルコニウム塩化物)で，アレルギー反応をおこす患者には，防腐剤を含まず，1回ごと使い捨て容器に入った点眼薬(UD，ユニットドーズ製剤)が使用できることがある。ただし，販売されている薬物は限られている。

⑥コンタクトレンズ使用時は，レンズを外して点眼し，点眼後15分以上あけて再装着することが望ましい(防腐剤を含まない人工涙液を除く)。

② 眼科外用薬の種類

1 抗感染症薬

● **おもな薬物**　原因微生物・ウイルスに応じて抗感染症薬の点眼薬が用いられる。

　① 抗菌薬　細菌感染により，麦粒腫（ものもらい），結膜炎，角膜炎・角膜潰瘍などがおきる。原因菌に対して，各種の抗菌薬の点眼薬が使用されるが，ニューキノロン系抗菌薬であるオフロキサシン（タリビッド），レボフロキサシン水和物（クラビット），ガチフロキサシン水和物（ガチフロ）などがよく使用される。MRSA感染症（●78ページ）に対しては，バンコマイシン塩酸塩の眼軟膏（バンコマイシン眼軟膏）を使用する。

　② 抗真菌薬　免疫機能が低下している患者は，中心静脈栄養，副腎皮質ステロイド薬の投与，コンタクトレンズの不適切な使用などをきっかけとして，真菌性の角膜炎や眼内炎をおこす場合がある。原因菌としてカンジダ属のものが多い。治療においては，抗真菌作用のある点眼薬・眼軟膏として，ピマリシン（ピマリシン）が用いられる。

　③ 抗ウイルス薬　アデノウイルスによる流行性角結膜炎が有名であるが，治療法はなく，自然治癒を待つ。院内感染防止のため，隔離と消毒が必要である。単純ヘルペスによる結膜炎に対しては，アシクロビル（ゾビラックス）の眼軟膏を使用する。

2 抗炎症薬

● **おもな薬物**　炎症に対しては，眼科領域でも副腎皮質ステロイド薬と非ステロイド性抗炎症薬の点眼薬や眼軟膏が使用される。

　① 副腎皮質ステロイド薬　アレルギー性結膜炎や角膜炎，強膜炎などに対して，副腎皮質ステロイド薬の点眼薬・眼軟膏が使用される。おもな薬物に，プレドニゾロン酢酸エステル（PSゾロン点眼液，プレドニン眼軟膏），ベタメタゾンリン酸エステルナトリウム（リンデロン点眼液），デキサメタゾンリン酸エステルナトリウム（オルガドロン点眼・点耳・点鼻液），フルオロメトロン（フルメトロン点眼液）などがある。

　有害作用　副腎皮質ステロイド薬の点眼を長期間使用すると，眼圧上昇，白内障，ヘルペスや真菌感染症などが出現する場合があり，注意を要する。

　② 非ステロイド性抗炎症薬　結膜炎，角膜炎，強膜炎などのほか，白内障手術後の炎症などに対して，非ステロイド性抗炎症薬の点眼薬が用いられる。おもな薬物に，アズレンスルホン酸ナトリウム水和物（アズレン点眼液），プラノプロフェン（ニフラン点眼液）などがある。

3 抗アレルギー薬

● **おもな薬物**　花粉などによって引きおこされるアレルギー性結膜炎や，

アトピー性角結膜炎, 春季カタルなどの疾患に対して, 抗アレルギー薬の点眼薬が使用される。

　①**ヒスタミンH_1遮断薬**　おもな薬物に, レボカバスチン塩酸塩(リボスチン点眼液)などがある。

　②**ケミカルメディエーター遊離抑制薬**　おもな薬物に, クロモグリク酸ナトリウム(インタール点眼液・UD)やイブジラスト(ケタス点眼液)がある。H_1遮断作用とケミカルメディエーター遊離抑制作用を合わせもつケトチフェンフマル酸塩(ザジテン点眼液・UD)などもある。

　③**その他**　通常の抗アレルギー薬がきかない春季カタルに対しては, 免疫抑制薬であるシクロスポリン(パピロックミニ点眼液)やタクロリムス水和物(タリムス点眼液)が使用可能である。

4 緑内障治療薬

●**房水の流れと眼圧**　角膜と虹彩の間の前眼房(前房)は, 房水で満たされている。房水は毛様体で産生され, 虹彩と毛様体の間の後眼房(後房)に放出され, 虹彩と水晶体の間を経て前眼房へ流出し, 眼球の圧力(**眼圧**)を一定(10〜20 mmHg)に保つ。また房水は, 角膜と虹彩の付け根の隅角から排出される。隅角にある網目状の**線維柱帯**から, **シュレム管(強膜静脈洞)**を経て房水静脈へ排出される経路を**シュレム管経路**といい, 房水排出の主経路である。

　一方, 線維柱帯から毛様体へ向かう経路を**ぶどう膜強膜経路**といい, 房水排出の副経路である(●図12-4)。

●**眼圧と緑内障**　なんらかの原因で房水の排出経路がふさがって房水の排出が低下すると, 眼圧が上昇する。それにより, 視神経が圧迫されて傷害を受けて視野が欠損する病気が**緑内障**である。

●**おもな薬物**　緑内障の点眼薬は, ①房水の産生抑制, あるいは②房水の排出促進に作用する(●図12-4)。プロスタグランジン(PG)製剤, アドレナリン遮断薬, および炭酸脱水酵素阻害薬がよく用いられる。

　①**プロスタグランジン製剤**　ぶどう膜強膜経路の房水排出を促進し, 眼圧を下げる。おもな薬物に, イソプロピルウノプロストン(レスキュラ点眼液), ラタノプロスト(キサラタン点眼液), トラボプロスト(トラバタンズ点眼液)などがある。

　②**アドレナリン遮断薬**　β遮断薬は, 房水の産生を抑制することで眼圧を下げる。おもな薬物に, チモロールマレイン酸塩(チモプトール点眼液)やカルテオロール塩酸塩(ミケラン点眼液), ベタキソロール塩酸塩(ベトプティック点眼液)などがある。

　α_1遮断薬のブナゾシン塩酸塩(デタントール点眼液)は, ぶどう膜強膜経路の房水排出を促進することにより眼圧を下げる。

注意　β遮断薬の点眼液は, 全身の循環に入って徐脈や気管支喘息の悪化をきたす場合があるため, 注意する(●155ページ)。

　③**炭酸脱水酵素阻害薬**　炭酸脱水酵素を阻害することにより, 房水の産

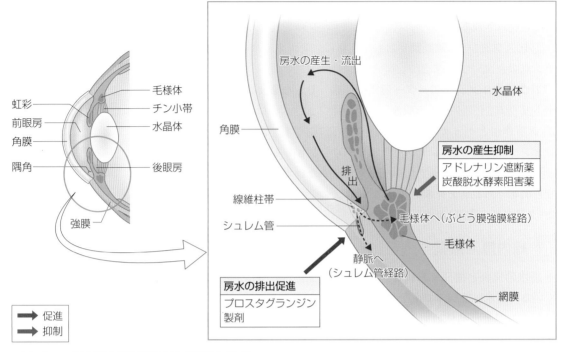

● **図12-4　緑内障の発生機序と治療薬の作用点**
なんらかの原因で房水の排出が低下すると，眼圧が上昇し，視神経が傷害されて緑内障となる。緑内障治療薬は，房水の産生抑制あるいは排出促進によって眼圧の上昇を抑える。

生を抑制する。おもな薬物に，ドルゾラミド塩酸塩（トルソプト点眼液）やブリンゾラミド（エイゾプト懸濁性点眼液）などがある。

4 その他　ジピベフリン塩酸塩（ピバレフリン点眼液❶）は，眼内でアドレナリンに変化し，房水の産生を抑制する。

a_2 作動薬のアプラクロニジン塩酸塩（アイオピジン UD 点眼液）も，房水産生を抑制する。緑内障治療のレーザー照射後に，眼圧上昇防止の目的で使用する。

コリン作動薬のピロカルピン塩酸塩（サンピロ点眼液）やコリンエステラーゼ阻害薬のジスチグミン臭化物（ウブレチド点眼液）は，瞳孔括約筋や毛様体筋を収縮させて縮瞳をおこすと同時に，隅角を開いてシュレム管経路の房水排出を促進する。

5 白内障治療薬

白内障は水晶体のタンパク質が酸化により変性し，水晶体がにごって視力が低下する疾患である。高齢者に多く，病変が進行する場合には手術を行うが，病気の進行を遅らせるために，酸化防止作用のある点眼薬を使用する。
● **おもな薬物**　ピレノキシン（カタリン点眼用），グルタチオン（タチオン点眼用）などがある。

□NOTE
❶現在，販売中止となっている。

6 その他

● **角膜の保護・修復, ドライアイ**　ヒアルロン酸ナトリウム(ヒアレイン点眼液)やビタミン B$_2$ 製剤のフラビンアデニンジヌクレオチドナトリウム(フラビタン点眼液・眼軟膏)が使用される。

● **結膜の充血**　ナファゾリン硝酸塩(プリビナ点眼液)などの α 刺激薬が使用される。

● **散瞳**　眼底検査のための散瞳に, アトロピン硫酸塩水和物(リュウアト眼軟膏)やトロピカミド(ミドリン M 点眼液)などの抗コリン薬が使用される。

● **加齢黄斑変性症**　加齢黄斑変性症は, 加齢に伴って網膜が変性をきたす疾患である。このうち病変部に異常な血管新生をきたす種類のものには, 血管新生促進因子である血管内皮細胞増殖因子 vascular endothelial growth factor (VEGF)を阻害する抗 VEGF 薬のラニビズマブ(ルセンティス硝子体内注射液)が有効である。

✏ work 復習と課題

❶ 次の文章のうち正しいものには○をつけ, 間違っているものでは字句を訂正しなさい。

　a. 乳幼児や高齢者の皮膚は, 薬物の吸収が成人よりもわるい。

　b. 頸部や肘・膝の裏側の皮膚は, 薬物の吸収がすみやかな部位である。

　c. 通常の点眼薬は, 1 滴を結膜嚢に入れるだけでは不十分である。

　d. 2 種類以上の点眼液を使用するときは, 5 分の間隔をおいて点眼する。

　e. 顔面に使用するステロイド外用薬は, 作用の強いものを選択する。

❷ 皮膚科用薬の基剤は, どのような目的で使用されているのか説明しなさい。

❸ 以下の左の薬物とそれが使用される疾患(検査)名を線で結びなさい。

アシクロビル　　　　　　　・	・加齢黄斑変性症
オフロキサシン　　　　　　・	・アレルギー性結膜炎
クロモグリク酸ナトリウム・	・緑内障
アトロピン硫酸塩水和物　　・	・細菌感染症
ラニビズマブ　　　　　　　・	・単純ヘルペスによる結膜炎
ジピベフリン塩酸塩　　　　・	・眼底検査

❹ 以下の薬物は緑内障の治療に使用されるものである。それぞれの薬物と関係のあるものを線で結びなさい。

ピロカルピン塩酸塩　　　　　・	・β 遮断
イソプロピルウノプロストン・	・炭酸脱水酵素阻害
チモロールマレイン酸塩　　　・	・プロスタグランジン
ドルゾラミド塩酸塩　　　　　・	・コリン作動薬

第 **13** 章

救急の際に使用される薬物

A　救急に用いられる薬物

　救急医療では，呼吸停止・心停止・多発外傷など生命の危機に直面している患者を扱うことが多い。このような患者の救命のためには，①気道の確保，②呼吸の維持，③循環の維持が最優先される。

● **BLS**　呼吸・循環の維持のため，器具や薬物を用いなくとも誰でも行える救命処置を**一次救命処置** basic life support（**BLS**）という。BLS では，心停止に対する心臓マッサージと呼吸停止に対する人工呼吸などを行う。

● **ALS**　BLS に引きつづき，器具や薬物を用いて医療職者が行う専門的な救命処置を，**二次救命処置** advanced life support（**ALS**）という。ALS では，呼吸や循環の維持および，すみやかな患者の社会復帰を目的として，気道確保や酸素投与，人工呼吸，除細動，薬物療法などが行われる。

　以下に，救急の場で用いられるおもな薬物について述べる。

1　心停止・ショックに対する薬物

● **おもな薬物**　心停止やショックに対しては，循環機能を維持するために，心筋の収縮力を高めて心拍出量を増加させる作用や，血管収縮させ血圧を上昇させる作用をもつ薬物が使用される（◉第9章「循環器系に作用する薬物」）。

　$\boxed{1}$ **アドレナリン（ボスミン）**　α_1 受容体を刺激して末梢血管を収縮させ血圧を高める。また心臓の β_1 受容体を刺激し，心筋の収縮力を高めて心拍出量を増加させる。心停止やアナフィラキシーショックに使用される。

　$\boxed{2}$ **ノルアドレナリン（ノルアドレナリン）**　α_1 受容体刺激作用が強いため，末梢血管を収縮させて血圧を高める。重症のショックに対して血圧を維持する目的で使用される。

　$\boxed{3}$ **ドパミン塩酸塩（イノバン）**　低用量では腎臓のドパミン D_1 受容体を介して腎血管を拡張させ，腎血流量を増やして腎機能を維持する。用量が増加すると心臓の β_1 受容体刺激により心収縮力を高める。さらに高い用量では血管の α_1 受容体を刺激して血圧を高める。

　$\boxed{4}$ **ドブタミン塩酸塩（ドブトレックス）**　心臓の β_1 受容体を選択的に刺激することにより，血圧を上昇させずに心収縮力を高める。

　$\boxed{5}$ **副腎皮質ステロイド薬**　心原性ショックや敗血症性ショックでは副腎機能が低下している場合があり，副腎皮質ステロイド薬の投与が有効である。また炎症や浮腫を改善する作用も強いため，アナフィラキシーショックや重症の喘息発作にも使用される。

2　不整脈・高血圧緊急症・狭心症に対する薬物

● **おもな薬物**　不整脈や高血圧緊急症，狭心症などの循環器疾患には，死にいたる可能性もある危険な疾患が多い。それぞれに対して，抗不整脈薬や，

降圧薬, 硝酸薬などが用いられる (▶第9章「循環器系にはたらく薬物」)。

1 **ジゴキシン(ジゴシン)**　心筋細胞内のカルシウム濃度を高めて, 心筋の収縮力を増加させる。心房細動に使用される。

2 **リン酸ジソピラミド(リスモダンP), プロカインアミド塩酸塩(アミサリン)**　ナトリウムチャネルを抑制することによって, 心臓の刺激伝導を抑える。心房細動や発作性上室頻拍, 心室頻拍を改善する。

3 **リドカイン塩酸塩(キシロカイン)**　ナトリウムチャネルを抑制することによって心臓の刺激伝導を抑える。心室期外収縮や心室頻拍を改善する。

4 **プロプラノロール塩酸塩(インデラル)**　β受容体を遮断することによって心臓の刺激伝導を抑える。洞性頻脈や発作性上室頻拍, 心室頻拍を改善する。高血圧や狭心症に対しても使用される。

5 **アトロピン硫酸塩水和物(アトロピン)**　ムスカリン受容体を遮断することによって心臓の刺激伝導を高める。徐脈性不整脈のほか, 有機リン化合物中毒にも使用される。

6 **ベラパミル塩酸塩(ワソラン)**　カルシウムチャネルを抑制することによって心臓の刺激伝導を抑えるカルシウム拮抗薬である。心房細動や発作性上室頻拍に使用される。

7 **ニカルジピン塩酸塩(ペルジピン), ジルチアゼム塩酸塩(ヘルベッサー)**　カルシウム拮抗薬である。血管平滑筋の緊張をやわらげて血管を拡張させ, 血圧を下げる。高血圧緊急症に使用される。

8 **ニトログリセリン(ミリスロール), 硝酸イソソルビド(ニトロール)**　硝酸薬であり, 一酸化窒素を放出させて血管平滑筋の緊張をやわらげ, 冠動脈を拡張して狭心症発作を改善する。舌下錠やスプレー剤が使用される。

3　血栓溶解薬

● **おもな薬物**　心筋梗塞や脳梗塞は, なんらかの原因で発生した血栓(フィブリン塊)によって血管が閉塞することによっておこる。そのため, 血栓をとかし, 血流を再度流れるようにする薬物が使用される (▶227ページ)。

1 **組織型プラスミノゲンアクチベーター(t-PA)**　血栓に直接作用して, プラスミノゲンをプラスミンに変化させることで血栓のフィブリンを溶解する。アルテプラーゼ(アクチバシン)が発症後6時間以内の心筋梗塞および, 発症後4.5時間以内の脳梗塞に対して使用される。

2 **ウロキナーゼ(ウロキナーゼ)**　血中でプラスミノゲンをプラスミンに変化させて, 血栓のフィブリンを溶解する。発症後6時間以内の心筋梗塞および, 発症後5日以内の脳梗塞に対して使用される。

4　利尿薬

● **おもな薬物**　利尿薬は重篤な浮腫がある場合や, 心不全・腎不全に対して, 水分や電解質を体外に排出する目的で使用される (▶219ページ)。

　1 フロセミド(ラシックス)　腎臓のヘンレループでナトリウムの排泄を促進することにより，尿量を増やす。腎不全や心不全で用いられる。

　2 スピロノラクトン(アルダクトンA)　ナトリウムの排泄を促進するが，カリウムの排泄は促進しない。心不全に使用される。

　3 D-マンニトール(マンニットール)，グリセリン合剤(グリセオール)　高い浸透圧によって急速な利尿をもたらす。頭蓋内疾患による脳浮腫に対して，脳圧を低下させる目的で使用される。

5　気管支喘息発作の治療薬

● **おもな薬物**　気管支喘息発作に対しては，気管支拡張および，気道の炎症抑制を目的として薬物が投与される(● 241ページ)。

　1 サルブタモール硫酸塩(ベネトリン)，プロカテロール塩酸塩水和物(メプチンエアー)　いずれも β_2 刺激薬で，気管支平滑筋の緊張を低下させて気管支を拡張する。吸入で使用される。

　2 アミノフィリン水和物(ネオフィリン)　キサンチン誘導体である。気管支を拡張させるとともに，気管支の炎症を抑える。

6　鎮痛薬

● **おもな薬物**　患者が激しい痛みを訴える場合，鎮痛薬の投与が検討される(● 190ページ)。

　1 モルヒネ塩酸塩水和物(アンペック)　オピオイド受容体の作動薬で，麻薬性鎮痛薬である。急性心筋梗塞，急性腹症，外傷などによる急性の激しい痛みに対して使用される。がんの疼痛コントロールの目的でも使用される。

　2 ペンタゾシン(ソセゴン)，ブプレノルフィン塩酸塩(レペタン)　オピオイド受容体の作動薬であるが，作用はモルヒネよりもおだやかである。急性の激しい痛みに使用される。

　注意　薬物依存を形成しやすいため，繰り返しての投与は避ける。

7　鎮静薬・静脈内麻酔薬・抗痙攣薬

● **おもな薬物**　救急の場では，しばしば患者にせん妄や興奮，痙攣（けいれん）などがみられる。これらの症状に対しては鎮静薬(● 177ページ)・静脈内麻酔薬(● 171ページ)・抗痙攣薬(● 187ページ)が用いられる。

　1 ジアゼパム(ホリゾン，セルシン)　ベンゾジアゼピン受容体の作動薬である。パニック障害による過呼吸発作や，麻酔前投薬のほか，不安をしずめる目的で広く使用される。痙攣発作がとまらない場合(痙攣重積)に静脈内投与または坐薬(ダイアップ)が使用される。

　2 ハロペリドール(セレネース)　ドパミン D_2 受容体の遮断薬である。統合失調症の治療薬であるが，せん妄(意識レベルが低下して不穏や興奮をき

たしている状態）の治療や鎮静の目的で広く使用される。

③ チアミラールナトリウム（イソゾール），アモバルビタール（イソミタール）　GABA 受容体に作用するバルビツール系麻酔薬である。一般の麻酔導入に使用されるほか，興奮している患者を処置するために，急速に麻酔導入を行う際に使用される。

注意 使用時は呼吸抑制に注意する。

④ フルニトラゼパム（サイレース），ミダゾラム（ドルミカム）　ベンゾジアゼピン系の静脈内麻酔薬であるが，作用はバルビツール系麻酔薬よりもおだやかである。

⑤ デクスメデトミジン塩酸塩（プレセデックス）　ノルアドレナリン神経終末の a_2 受容体を刺激することで，ノルアドレナリンの放出を低下させる。人工呼吸や手術の鎮静に用いる。呼吸抑制がほとんどない。

⑥ フェニトイン（アレビアチン）　神経細胞のナトリウムチャネルのはたらきを抑える。痙攣重積に対して使用される。

8　糖尿病患者の昏睡に対する薬物

　糖尿病患者は，インスリンの不足によって過度に高血糖になったり，反対にインスリン製剤や経口血糖降下薬の副作用によって過度に低血糖になったりすることがある（●260, 265 ページ）。いずれの場合も意識を失うことがあり，早急な対応が必要である。

● おもな薬物　とくに，低血糖による昏睡は生命の危機に直結するため，以下の薬物投与をはじめとした処置を即座に行うことが重要である。

① インスリン製剤　過度の高血糖による糖尿病性昏睡では，インスリンが不足した状態になっている。これを治療するために，速効性インスリン製剤（ヒューマリン R など）を点滴によって投与する。

② 炭酸水素ナトリウム（メイロン）　高血糖による糖尿病性昏睡では脂肪酸が分解されてケトン体が生じ，血液が酸性に傾いてアシドーシスとなっている。これを中性に戻すために炭酸水素ナトリウムが投与される。なお，炭酸水素ナトリウムは，ほかの原因によるアシドーシスにも使用される。

③ 50％ブドウ糖液　経口血糖降下薬の有害作用で低血糖となった場合，口から糖分を補給するが，意識がない場合や飲み込めない場合には，50％ブドウ糖液の静脈内注射を行う。

9　消化器疾患に対する薬物

● おもな薬物　胃・十二指腸潰瘍などにより急激な腹痛を訴える場合に，以下の治療薬が用いられる（●246ページ）。また，急性膵炎や肝性昏睡に対してはより迅速な対処が必要となる。

① シメチジン（タガメット），ファモチジン（ガスター）　胃のヒスタミン H_2 受容体を遮断して，胃酸の分泌を抑える。上部消化管（胃・十二指腸）か

らの出血に使用される。

　2 **ブチルスコポラミン臭化物(ブスコパン)**　胃・十二指腸潰瘍などによって，消化管の動きが活発になったことによる腹痛に対して使用される。

　3 **ガベキサートメシル酸塩(エフオーワイ)，ナファモスタットメシル酸塩(フサン)，ウリナスタチン(ミラクリッド)**　膵臓は各種の消化酵素を分泌するが，消化酵素が膵臓内で活性化され，膵臓自身が酵素によってとかされる病気が急性膵炎である。治療ではこれらの酵素の阻害薬が使用される。

　4 **分岐鎖アミノ酸製剤**　肝硬変によって肝機能が低下すると，アンモニアが蓄積し，体内のアミノ酸のバランスがくずれて昏睡状態となる(肝性脳症)。治療では肝不全用アミノ酸製剤(アミノレバン)が使用される。

B　急性中毒に対する薬物

　急性中毒は，人体に有害な物質が許容量をこえて体内へ取り込まれることによって，生体の機能に異常をきたすことである。

　中毒はその原因によって，①医薬品や農薬などの化学物質を誤ってあるいは自殺目的で故意に摂取した**薬物中毒**，②食物を介して毒物や毒素を産生する細菌を摂取した**食中毒**，③有毒な気体を吸入した**ガス中毒**に分けられる。

1　薬物中毒

1　薬物中毒の処置

● **情報収集**　薬物中毒を疑ったら，体内に摂取した化学物質の量と種類，摂取してからの時間などを関係者にたずねる。処置について知識がない場合は，公益財団法人日本中毒情報センターに問い合わせる[1]。

● **全身管理**　一般的な救急処置と同じように，バイタルサインに応じて気道確保や人工換気，酸素投与，輸液，薬物投与を行い，呼吸と循環を管理する。

● **薬物の除去**　体内から毒物を除去するため，周囲の物質を吸着する性質のある活性炭(薬用炭)を経口的に投与する。経口腸管洗浄薬として，ナトリウム・カリウム配合剤(ニフレック)も使用される場合がある。

　毒物を経口摂取してから1時間以内は胃にとどまっている可能性が高いため，舌根部を刺激して吐かせたり(催吐)，専用のチューブで微温湯を胃に注入して胃洗浄を行う場合もある。しかし，意識がない場合や，強酸・強アルカリ性物質や石油などを摂取した場合は，催吐や胃洗浄は危険である。

　また，尿からの毒物の排泄を促すため，輸液を行う。重症の中毒の場合は，血液透析や血液濾過などの血液浄化法も有効な場合がある。

● **解毒薬の投与**　特定の薬物による中毒に対しては解毒薬が存在する。原因となる薬物が判明している場合は，対応する解毒薬を投与する(◐表13-1)。

□ NOTE
❶日本中毒情報センター
⟨https://www.j-poison-ic.jp⟩〈閲覧 2021-09-28〉

○表13-1　主要な解毒薬

中毒起因薬物・重金属		解毒薬	備考
モルヒネなどのオピオイド		ナロキソン塩酸塩	
アセトアミノフェン		アセチルシステイン	
ベンゾジアゼピン系薬物		フルマゼニル	
ワルファリンカリウム		ビタミンK製剤	
ヘパリン		プロタミン硫酸塩	
メトトレキサート		ホリナートカルシウム	細胞で活性型葉酸になり拮抗する。
有機リン性農薬		アトロピン硫酸塩水和物 プラリドキシムヨウ化物	曝露早期に用いられる。
金属	鉛	エデト酸カルシウムニナトリウム水和物	
	銅	ペニシラミン	
	ヒ素・水銀・鉛・銅・金・ビスマス・クロム	ジメルカプロール	鉄・カドミウム中毒に使用するとかえって悪化する。
	水銀	チオプロニン	
	ヒ素・シアン	チオ硫酸ナトリウム水和物	
	3価の鉄	デフェロキサミンメシル酸塩	キレートをつくり腎臓から排泄する。ヘモグロビンの鉄とは反応しない。

2 おもな解毒薬

1 ナロキソン塩酸塩（ナロキソン塩酸塩）　モルヒネなどの麻薬はオピオイド受容体に結合して作用する。麻薬中毒による昏睡や呼吸困難に対して，オピオイド受容体の遮断薬であるナロキソン塩酸塩が用いられる。

2 プラリドキシムヨウ化物（パム），アトロピン硫酸塩水和物（アトロピン硫酸塩水和物）　有機リン化合物（農薬や毒ガスの成分）は，アセチルコリン分解酵素に強く結合して酵素阻害するため，体内のアセチルコリンが異常に増加して中毒症状をおこす。これらの薬物を分解酵素から引きはなすプラリドキシムヨウ化物（○159ページ）や，ムスカリン受容体を遮断するアトロピン硫酸塩水和物が治療に用いられる。

3 ホメピゾール（ホメピゾール）　アルコールの一種であるメタノール（工業原料，密造酒の成分）やエチレングリコール（工業原料，不凍液）は，体内で代謝されると有害な物質になり，中毒をおこす。ホメピゾールはアルコール脱水素酵素を阻害することにより，これらの物質の代謝を抑える。

4 アセチルシステイン（アセチルシステイン）　鎮痛解熱薬であるアセトアミノフェンは大量服用すると肝障害をおこす。アセチルシステインは体内に存在する解毒物質であるグルタチオンを補うことにより，アセトアミノフェンによる肝障害を改善する。

5 プロタミン硫酸塩（プロタミン硫酸塩）　抗凝固薬のヘパリンは，過剰投与によって出血傾向となる。プロタミン硫酸塩はヘパリンと結合して不活化するため，ヘパリン過剰投与による出血傾向の改善に用いられる。

　　6 ビタミン K 製剤　抗凝固薬であるワルファリンカリウムは，血液凝固を促進するビタミン K の生合成を抑えることにより作用する（●225 ページ）。ワルファリンカリウム過剰投与によって出血傾向となった場合，ビタミン K を補うことによって対処する。メナテトレノン（ケイツー）などがある。

　　7 葉酸製剤　抗がん薬のメトトレキサートは，葉酸（ビタミン B_9）の活性型への変換を抑えることで核酸の生合成を抑制し，がん細胞の増殖を抑える。一方，この作用は，正常細胞に対しては有害である（●110 ページ）。ホリナートカルシウム（ロイコボリン）は細胞内で活性型葉酸となり，核酸合成を促進して正常細胞に対するメトトレキサートの影響を小さくする。

　　8 グルコン酸カルシウム水和物（カルチコール）　フッ化水素酸（工業原料）の中毒に使用する。カルシウムがフッ素と結合して体内への吸収を防ぐ。また，フッ化水素酸による低カルシウム血症を改善する。

　　9 亜硝酸アミル，チオ硫酸ナトリウム水和物　シアン化合物（工業原料）の中毒に使用する。亜硝酸化合物は血液のヘモグロビンをメトヘモグロビンにかえ，メトヘモグロビン中の鉄イオンにシアンを吸収させる。チオ硫酸ナトリウム水和物（デトキソール）はシアンを無害なチオシアン酸にかえる。

　　10 キレート薬　金属イオンと強く結合して錯体という安定した化合物をつくり，金属イオンの体外への排泄を促す薬物をキレート薬という。中毒の原因物質に応じてさまざまな種類のキレート薬がある。

　　①**エデト酸カルシウムニナトリウム水和物（ブライアン）**　鉛中毒に用いられる。

　　②**ペニシラミン（メタルカプターゼ）**　銅・水銀・鉛の中毒に用いられる。

　　③**ジメルカプロール（バル）**　アンチモンやクロム，ビスマス，ヒ素，鉛，水銀，金，銅の中毒に用いられる。

　　④**チオプロニン（チオラ）**　水銀中毒に用いられる。

　　⑤**デフェロキサミンメシル酸塩（デスフェラール）**　3 価の鉄イオンを吸収する。ヘモグロビンの鉄とは反応しない。

2 食中毒

　　食中毒には，食物中の細菌やウイルスに感染して発熱・嘔吐・下痢などをおこす**感染型食中毒**と，細菌が出す毒素や有毒な動植物（フグ毒や毒キノコなど）を誤って食べたことにより中毒症状をおこす**毒素型食中毒**がある。

　　食中毒は，①食物，調理環境を清潔に保つ，②食物を十分に加熱する，③低温で保存する，などで予防することが大切であるが，発症した場合は輸液などの全身管理を十分に行い，適切な抗菌薬や解毒薬を投与する。

● **感染型食中毒**　サルモネラ属（鶏肉，卵），腸炎ビブリオ菌（魚介類），カンピロバクター属（肉類）などによる食中毒が多い。ニューキノロン系（●86 ページ）やマクロライド系（●83 ページ）の抗菌薬が有効である。腸管感染をおこすノロウイルスによる食中毒の治療は，対症的な全身管理である。

● **毒素型食中毒**　黄色ブドウ球菌（食品全般），ボツリヌス菌（魚介類・肉

●表13-2　ガス中毒の救急処置

中毒ガス	救急処置	
	一般的	薬物
一酸化炭素（CO）	有害環境より隔離，輸液，100%酸素を機械的人工呼吸，高圧酸素療法（必要あれば）	乳酸リンゲル液の点滴静脈内注射
シアンガス		亜硝酸アミルの吸入，チオ硫酸ナトリウムの静脈内注射，昇圧薬・利尿薬の投与
硫化水素		亜硝酸アミルの吸入
プロパンガス（LPG）液化天然ガス（LNG）		輸液と対症療法
刺激性ガス	気道確保，喉頭浮腫があれば挿管を実施，輸液	鎮静薬の投与，副腎皮質ステロイド薬の投与，抗菌薬の投与

類），腸管出血性大腸菌（食品全般）などは毒素を産生し，中毒症状をおこす。一般に抗菌薬は無効であり，対症的な全身管理を行う。ボツリヌス毒素には抗毒素血清（●127ページ）が用いられる。

3　ガス中毒

　気体（ガス体）の吸入による**ガス中毒**は，ガス自体に毒性がある場合（一酸化炭素・シアンガス・硫化水素）と，吸気中のガス濃度の上昇によって低酸素状態となり窒息する場合（プロパンガス・天然ガス）がある。

　ガス中毒患者の処置は，危険な環境から離したうえで，酸素吸入と人工換気を行う。その後の処置は，ガスの種類により異なる（●表13-2）。

▶ work 復習と課題

❶ 次の文章の空欄に適切な語句を入れなさい。

　　アドレナリンは，α_1受容体を刺激して末梢血管を収縮させ血圧を高める。また心臓のβ_1受容体を刺激し，（　①　）の収縮力を高めて（　②　）を増加させる。心停止やアレルギー反応による（　③　）ショックに使用される。

　　ノルアドレナリンは，アドレナリンよりもα_1受容体の刺激作用が強いため，（　④　）を収縮させて血圧を高める。重症のショックに対して血圧を維持する目的で使用される。

　　ドパミンは，低用量では腎臓の（　⑤　）受容体を介して腎血管を拡張させ，（　⑥　）を増やして腎機能を維持する。用量が増加すると心臓の（　⑦　）受容体刺激により心収縮力を高める。

　　ドブタミンは，心臓の（　⑦　）受容体を選択的に刺激することにより，（　⑧　）を上昇させずに心収縮力を高める。

❷ Aの語句に対応するBの語句を選びなさい。

【A．語句】　　　　　　　　　　　【B．対応する語句】

（1）ナロキソン塩酸塩　　　　　　（a）鶏肉・卵

（2）プラリドキシムヨウ化物（パム）　（b）抗血清

（3）ホメピゾール

（4）アセトアミノフェン

（5）亜硝酸化合物

（6）キレート薬

（7）サルモネラ属

（8）腸炎ビブリオ菌

（9）ノロウイルス

（10）感染型食中毒

（11）ボツリヌス菌

（12）一酸化炭素中毒

（c）麻薬中毒

（d）高圧酸素療法

（e）メタノール中毒

（f）抗菌薬

（g）有機性リン化合物中毒

（h）シアン化合物中毒

（i）魚介類

（j）肝障害

（k）腸管感染

（l）重金属中毒

❸ Aの薬物名に対応するBの説明文を選びなさい。

【A．語句】

（1）ジゴキシン

（2）リドカイン塩酸塩

（3）プロプラノロール塩酸塩

（4）アトロピン硫酸塩水和物

（5）ベラパミル塩酸塩

（6）ニカルジピン塩酸塩

（7）ニトログリセリン

【B．対応する語句】

（a）冠動脈を拡張して狭心症発作を改善する。

（b）β受容体を遮断して心臓の刺激伝導を抑える。

（c）心筋細胞内のカルシウム濃度を高めて心筋の収縮力を増加させる。

（d）カルシウムチャネルを抑制して心臓の刺激伝導を抑える。

（e）徐脈性不整脈・有機リン剤中毒に使用される。

（f）高血圧緊急症に使用される。

（g）ナトリウムチャネルを抑制して心臓の刺激伝導を抑える。

❹ Aの薬物名に対応するBの説明文を選びなさい。

【A．薬物名】

（1）組織型プラスミノゲンアクチベーター(t-PA)

（2）フロセミド

（3）D-マンニトール

（4）サルブタモール硫酸塩

（5）モルヒネ塩酸塩

（6）フェニトイン

（7）炭酸水素ナトリウム

（8）ガベキサートメシル酸塩

【B．説明】

（a）腎臓のヘンレループでナトリウムの排泄を促進して尿量を増やす。

（b）痙攣重積に使用される。

（c）プラスミノゲンをプラスミンに変化させて血栓のフィブリンを溶解する。

（d）急性膵炎に使用される。

（e）気管支喘息発作に使用される。

（f）急性心筋梗塞・急性腹症・外傷などによる急性の激しい痛みに使用される。

（g）脳浮腫に対して脳圧低下のために使用される。

（h）アシドーシスに使用される。

第 **14** 章

漢方薬

A　漢方医学の基礎知識

　漢方医学は，西洋医学とは別に発展してきた医療の体系であり，独自の疾患の考え方や薬（**漢方薬**）が用いられる。現代の医療では西洋医学が中心であるが，近年は漢方医学の導入も増えており，その重要性が高まっている。

1　漢方医学の基本的な考え方

　漢方医学は，疾患や治療について西洋医学と異なる体系をもつ。

● 西洋医学の考え方　西洋医学は，解剖学・生理学・病理学を中心に，「病気の原因を分析して，その原因に対応する治療を行う」という考え方を基本として発展してきた。たとえば，感染症の治療においては，病原菌という生体への攻撃因子に対して抗菌薬による治療が行われる。

● 漢方医学の考え方　漢方医学は，「病気は生体の恒常性の維持（ホメオスタシス）の乱れで発症する」という考え方が基本にあり，たとえ局所の病変であっても生体すべての生理機能のゆがみによるものとする。そのため，同じ病態であっても患者の特性・状況に応じて治療内容がかわってきたり，1つの薬が複数の治療効果・目的をもっていたりする。

　たとえば，腰痛症の場合，体力が弱く足腰の冷えを伴う高齢者には，泌尿器や生殖器の機能なども含めたはたらきを改善する八味地黄丸が投与される。また，腰仙部挫傷（いわゆるぎっくり腰）などの急性の腰痛には，筋肉の緊張をとるとされる芍薬甘草湯でよい効果が得られることがある。

2　漢方医学の診断と治療

　漢方医学では，ホメオスタシスを気・血・水の3要素により維持されるものと考え，「気」は生命活動に必要なエネルギーを，「血」は赤色の体液を，「水」は無色の体液をあらわす。これらの要素が複合的に乱れている状態（生体のゆがみ）を病気の本質ととらえて，このゆがみを特有の理念に基づいて把握することで病態を診断し，それを正常状態へと導く治療を行う。

1　証による診断

　漢方医学における最終診断を**証**という。証とは，患者が現時点であらわしている症状を，漢方医学の基本概念を通して整理・解析し，一定の法則下に統合した診断であり，治療への指針となる。ここで，「現時点で」とする理由は，病態はつねに変化していると考えるからである。

　証は，病気に対する生体反応の患者ごとの差とも言うことができ，「陰陽」「虚実」「寒熱」「表裏」など，対極の性質・状態をあらわすいくつかの評価軸で診断される。

● 陰陽　「陰陽」とは生命反応の強弱を示す。「陽」は生命反応の比較的亢

進した状態を，「陰」は逆に衰退した状態をさす。この生命反応は，体温，脈拍数，呼吸数，発汗傾向の有無，動作の緩慢，ストレス反応の強弱，代謝亢進または衰退などを総括して想定されるパラメーター（変数）である。

● **虚実**　「虚実」は体質をあらわす。「虚」は虚弱体質や無力性体質などと表現される状態で，消化吸収能が弱く，栄養状態もわるく，生命反応の予備能力が少ないことをさす。一方，「実」は頑健で，全身とくに腹部の筋肉の発達と緊張が良好で，胃腸もじょうぶで栄養状態も良好なことを示す。

● **その他**　からだを冷やすあるいは，あたためることをあらわす「寒熱」や，からだの表面部あるいは，深部をあらわす「表裏」などの評価軸がある。また，漢方医学では病気の時間的経過での病状の変化に対応して，太陽病期や少陽病期といった6つの病期（六病位）がある。そのほかにもいくつかの病態把握法があり，これらを総合的に評価して証を決定する（◉図14-1）。

2　漢方薬（方剤）による治療

　証は治療の指針となり，診断が得られた時点で治療すべき方向性も同時に決まる。治療では，ゆがみのない状態（原点）からどの方向に，どの程度変移しているかを認識して，それを再び原点に戻していくことを基本とする。

● **個別性の高い薬物療法**　証に基づいて適切に選択される生薬およびその組み合わせを方剤（後述）という。西洋医学の薬物療法では，病気の原因を決定し，それを標的とした治療薬を処方する。これは一見合理的にみえるが，使用した薬物によって，ときには生体内のホメオスタシスがくずされることとなり，それは有害作用としてあらわれる。

　一方，漢方医学の薬物療法では，患者の一見漠然とした訴えや患者の状態から得た情報を集めて証を決め，ひと組になった薬物群（方剤）を患者に投与する。さらに，患者に投与する方剤は，病状の変化に応じて流動的に変化させていく。このように漢方医学における方剤の使用は，個別的な薬物療法で

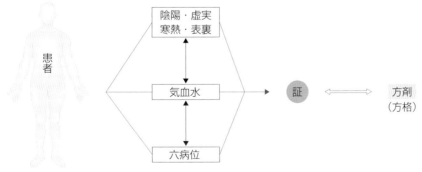

◉図14-1　証のとらえ方
証とは，患者が現時点であらわしている症状をいくつかの基本概念（陰陽・気血水・六病位など）をもって解析し，結果を総合的に診断することである。証が決まれば，自動的に用いる方剤も決まる。
（寺澤捷年：証（総論）．日本東洋医学会学術教育委員会編：入門漢方医学．p.33，2002，南江堂による）

あるという特徴をもつ。

● **長期の治療による全体的な回復**　漢方医学では，治療は疾病を単純になくすだけではなく，全体的なバランスの回復をはかることを目的とする。そのため，治療はゆっくりと時間をかけて行われることが多い。治療途中で状態がかわることもあるが，回復の段階に応じて方剤をおきかえながら，時間をかけてホメオスタシスの回復を待つ。したがって緊急時や早期に治療効果を期待する場合には，ほかの薬物療法を考慮する必要がある。

B　漢方薬各論

1　生薬・方剤と漢方薬の剤型

1　生薬と方剤

　漢方医療で用いる**生薬**は，そのほとんどが草根木皮の加工品であり，多種多様な化合物が含まれている。複数の生薬を決められた配合比率で組み合わせたものを**方剤**という。一般に「漢方薬」という場合，方剤を1つの薬物として取り扱ったものをさす。

● **方剤の特徴**　方剤は，経験に基づいて決められた複数の生薬から構成される。生薬として，ケイヒ(桂皮)，サイコ(柴胡)，マオウ(麻黄)，ブシ(附子)，ジオウ(地黄)，ニンジン(人参)，セッコウ(石膏)などが中心になる。

　ただし，1つの方剤において，すべての生薬は同じ重みではなく，中心とそれを補助するものがある。また，個々の生薬の効果よりも処方単位での複合的効果が重要とされ，生薬の組み合わせを少しかえるだけで作用が大きく変化する方剤もある。たとえば，麻黄湯は発汗を促し，咳をしずめる方剤であるが，ケイシ(桂枝)をセッコウにおきかえると逆に汗を止めて咳をしずめる麻杏甘石湯になる(◉表14-1)。

2　漢方薬の剤形

　いわゆる煎じ薬とよばれる湯液をはじめ，丸剤や散剤，外用薬(おもに軟膏)が主であったが，従来の剤形に加え，漢方薬のエキス剤も開発されている。医療用漢方薬では，混合生薬を煮詰めたエキスの原末に賦形剤を加えて，顆粒剤・細粒剤・カプセル剤・錠剤として用いられている❶(◉図14-2)。

◉表14-1　生薬の組み合わせによる薬効の変化の例

処方	構成生薬	作用
麻黄湯	マオウ，アンニン(杏仁)，カンゾウ(甘草)，ケイシ	発汗促進，鎮咳
麻杏甘石湯	マオウ，アンニン，カンゾウ，セッコウ	発汗抑制，鎮咳

発汗を促す麻黄湯の桂枝を石膏におきかえると発汗が抑えられる。

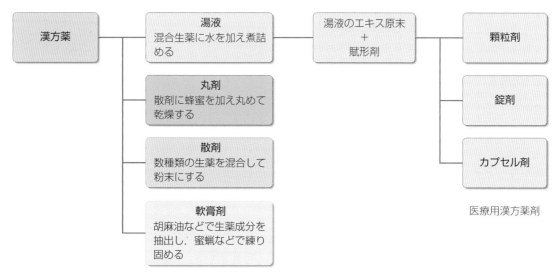

医療用漢方薬剤

◎図14-2　漢方薬の剤形

2 おもな漢方薬

　以降では代表的な方剤について，グループごとに概説する。臨床においては，各方剤の生薬の組み合わせや，それによって薬効がどのように変化するのかを理解することが求められる。

1 桂枝湯類
　桂枝湯類とは，中国古典のなかで，腸チフス様の「傷寒」という急性熱病の病態と治療を論じた『傷寒論』の最初に記載されている処方である。
　① 桂枝湯　ケイヒ・シャクヤク(芍薬)・タイソウ(大棗)・ショウキョウ(生姜)・カンゾウ(甘草)の5種が含まれる。体力が衰えたときの感冒(かぜ)の初期に用いられる。
　② 桂枝加芍薬湯　含まれる生薬は桂枝湯と同じであるが，シャクヤクを増量してある。比較的体力の衰えた人で腹痛，排便異常のある場合に使う。急性・慢性腸炎，過敏性大腸症候群，常習性のある便秘などが適応になる。

2 柴胡剤と瀉心湯類
　柴胡剤とは，単にサイコが入っているものではなく，サイコとオウゴン(黄芩)の2つを中心とする方剤と定義される。また，瀉心湯類の瀉心とは，胸のつかえ感をとることである。
　① 小柴胡湯　サイコ・ハンゲ(半夏)・ニンジン・タイソウ・カンゾウ・ショウキョウ・オウゴンの7種を含む。体力が中等度の人で上腹部のはりや食欲不振のある人に使用される。気管支炎，リンパ節炎，胃腸障害，慢性肝炎における肝機能障害の改善などに用いられる。

　②半夏瀉心湯　オウゴン・ニンジン・ハンゲ・タイソウ・カンゾウ・カンキョウ(乾姜)・オウレン(黄連)の7種を含む。みぞおちがつかえて，吐きけ・嘔吐があり，食欲不振で軟便，下痢傾向の場合に用いられる。

3　麻黄剤

　麻黄剤とは，マオウを主体とする処方で，急性熱性疾患の初期と生体反応が弱い証に使用される。
　①麻黄湯　キョウニン(杏仁)・マオウ・ケイヒ・カンゾウの4種を含む。平素からじょうぶで体力のある人の熱性疾患の初期症状に用いられる。悪寒・頭痛・発熱・腰痛などをおこすインフルエンザやかぜの初期，関節リウマチ，気管支喘息などに用いられる。
　②葛根湯　カッコン(葛根)・タイソウ・マオウ・カンゾウ・ケイヒ・シャクヤク・ショウキョウの7種を含む。発汗がなく，頭痛や発熱，悪寒，肩こり，筋肉痛などを伴うかぜ，炎症性疾患(結膜炎や中耳炎，扁桃腺炎，乳腺炎)に効果がある。

4　附子剤と地黄剤

　構成生薬の1つにブシが入っているものを総称して附子剤(①)，ジオウが中心となる方剤を地黄剤(①〜③)という。
　①八味地黄丸　ジオウ・サンシュユ(山茱萸)・サンヤク(山薬)・タクシャ(沢瀉)・ブクリョウ(茯苓)・ボタンピ(牡丹皮)・ケイヒ・ブシの8種からなり，ブシとジオウを含む。中年以降，とくに高齢者の腰部および下肢の脱力感，冷え，しびれ，夜間の頻尿に用いられる。腎炎や糖尿病，坐骨神経痛，腰痛，前立腺肥大などが対象になる。
　②六味丸　八味地黄丸からケイヒとブシを除いたものである。比較的体力の低下した人で，腰部および下肢の脱力感，頻尿，排尿時違和感などを訴える場合に用いられる。
　③十全大補湯　ジオウ・ニンジン・カンゾウ・トウキ(当帰)など10種を含む。病後や術後，慢性疾患などで疲労衰弱して，食欲不振や貧血，寝汗などがある場合に使う。

5　人参湯類

　大建中湯は，ニンジン・カンキョウ・サンショウ(山椒)に水飴(膠飴)を加えたものである。体力が低下した人で，開腹術後の腸管通過障害，腹膜炎，胆石症，尿路結石症などに用いられる。

6　石膏剤

　白虎湯という方剤名はセッコウの白い色に由来する。石膏剤には清熱作用があり，煩渇をとめる。のどが渇いて水を飲むが尿量もそれに見合ってあるというのが特徴である。

3 漢方薬の有害作用

　漢方薬には副作用や有害作用がないと誤解している患者も多い。しかし，薬である以上，漢方薬にも有害作用がある（◯表14-2）。

● **西洋薬との併用による有害作用**　西洋薬との併用により，有害作用が発現したり，増強したりするものがあるため注意が必要である。

　①**マオウ配合方剤による血圧上昇**　マオウはエフェドリンを含有しているため，高血圧患者に投与するときに注意が必要である。

　②**カンゾウ配合方剤による偽性アルドステロン症**　カンゾウ配合方剤はグリチルリチン酸を含み，尿細管でカリウム排泄を促進するため，連用で低カリウム血症や浮腫，血圧上昇などをおこす。ループ系・サイアザイド系利尿薬と併用すると血清カリウム低下を増強するため，注意が必要である。

　③**附子中毒**　アコニチン類の毒性が問題となるが，現在のエキス剤中のブシは加圧加熱処理されているため，常用量では中毒の危険性はない。

　④**小柴胡湯による薬剤性間質性肺炎**　慢性肝炎でインターフェロン使用中の患者に小柴胡湯を投与すると，薬剤性の間質性肺炎の発現頻度を増大させる。また，小柴胡湯は，肝細胞がん，肝硬変症などでも禁忌である。

　⑤**その他**　生薬による皮膚炎・湿疹，筋融解症，肝障害，膀胱炎様症状の発症などが報告されている。エキス剤に乳糖やデンプンが加えられている場合，乳糖不耐性の人は腹部膨満や下痢をおこすため，投薬前に確認する。

4 漢方薬の有効性に関するエビデンス

　漢方薬は，その有用性が臨床的に認められているにもかかわらず，科学的根拠がないものとしてとらえられてきた。

　その理由として，これまで漢方薬はそれぞれ単独の生薬の作用よりも，生薬の組み合わせのはたらきに重きをおいてきたことがある。また，信頼性の高い臨床研究に必要な二重盲検法（◯60ページ）において，プラセボ（偽薬）を準備することが困難であったことが，漢方薬での効果判定のむずかしさを生

◯**表14-2　おもな漢方薬の有害作用**

生薬	主要活性成分	作用	臨床症状	注意を要するポイント
マオウ	エフェドリン	交感神経刺激 中枢神経興奮	不眠，動悸，頻脈，興奮，血圧上昇，発汗過多，排尿障害	循環器疾患患者や高齢者への投与 交感神経刺激薬との併用
カンゾウ	グリチルリチン酸	カリウム排泄促進	血圧上昇，浮腫，体重増加，脱力感，四肢の痙攣麻痺	漢方薬の多剤併用 利尿薬との併用
ブシ	アコニチン類	神経毒	動悸，のぼせ，舌のしびれ，吐きけ	附子中毒
ダイオウ	センノシド アントラキノン類	抗便秘	下痢，腹痛	虚証患者の便秘 母乳中への移行

表14-3 漢方薬の併用に関する研究の例

種類	対象患者	副作用・有害作用	併用される漢方薬	研究結果（効果・作用機序など）
臨床研究	オキサリプラチン（抗がん薬）治療中	末梢神経障害	牛車腎気丸	NO（一酸化窒素）産生促進を介した鎮痛をもたらす。
	イリノテカン（抗がん薬）治療中	遅延性下痢，口内炎	半夏瀉心湯	腸内細菌の β-グルクロニダーゼ活性を阻害することで大腸内の活性型イリノテカンの生成を抑制し，下痢を軽減する。
	アンドロゲン除去療法（前立腺がん治療法の1つ）中	更年期様症状（のぼせなど）	桂枝茯苓丸	ホットフラッシュ（のぼせ）を治療中に経験した患者16名中13名で自覚頻度の低下と持続時間の短縮が報告されている。
	大腸がん切除術後	便秘，腸閉塞	大建中湯	術後腸閉塞発症率の減少が報告されている。
	悪液質あるいは化学療法継続中の担がん患者	倦怠感	補中益気湯	担がん患者の悪液質に伴う「疲労感」の改善が報告されている。
		食欲不振	六君子湯	食欲改善ホルモン（グレリン）の分泌を増強させ，化学療法中の食欲不振，吐きけ・嘔吐を改善させる。
		骨髄抑制	十全大補湯	化学療法後の白血球減少，血小板減少の軽減に有効であったとの報告がある。
基礎研究	細菌性腸炎・ウイルス性胃腸炎	下痢，全身脱水	五苓散	水チャネル（アクアポリン3）の発現を調節し，下痢を改善する。

み出してきた。しかしながら，最近行われている精度の高い臨床試験では，漢方薬の有効性が証明されてきている。

　とくに，がん患者の悪液質（栄養不足による衰弱状態）や化学療法や外科療法を含めたがん治療の副作用を軽減する手段（がん支持療法）として漢方薬を併用する活用法のエビデンスが集められてきている（○表14-3）。

✎ work　復習と課題

❶ 漢方薬と西洋薬の異なる点を考えてみよう。

❷ 漢方薬でいう方剤とはどのようなものか説明しなさい。

❸ 次の文章のうち正しいものには○をつけ，間違っているものでは字句を訂正しなさい。

　a．マオウ（麻黄）を高血圧の患者に投与すると，血圧が下がる。

　b．インターフェロン製剤で治療している慢性肝炎患者にショウサイコトウ（小柴胡湯）を投与すると，間質性肺炎がおこりやすくなる。

　c．カンゾウ（甘草）が含むエフェドリンは偽性アルドステロン症をおこす。

　d．カンゾウは連用すると，低カリウム血症をおこす。

　e．ダイオウ（大黄）が下剤のはたらきを示すのは，グリチルリチンを含有するからである。

第 **15** 章

消毒薬

A 消毒薬とは

1 消毒に関する基礎知識

医療現場にはさまざまな病原微生物やウイルスが存在している。患者や医療職者は，これらの侵襲につねにさらされており，感染が生じやすい。そのため，消毒や感染防止について十分に習熟しておく必要がある。

● 滅菌・消毒 「殺菌」とは，微生物を殺すことをいい，殺菌の程度によって**滅菌**や**消毒**という言葉も用いられる。効能を表記する際に「殺菌消毒」とあらわすなど，これらの言葉はほぼ同じ概念として扱われることも多いが，本来は異なる概念である。

①滅菌 すべての微生物を死滅・除去することを滅菌という。滅菌には，加熱や γ 線・X 線・紫外線・電子線高周波の照射，ガスの導入などがある。

②消毒 病原微生物を感染がおこらない程度まで死滅させ，減少させることを消毒という。消毒は感染防止のための有効な手段として汎用されており，強力な微生物殺菌作用をもつ化学物質（**消毒薬**）を用いて感染源や感染媒体上の病原微生物を死滅・除去することと定義される。

● 殺菌スペクトル 微生物・ウイルスは消毒薬に対する抵抗力が異なる。

一般細菌・酵母様真菌＜糸状菌（真菌）＜結核菌・ウイルス＜芽胞❶

消毒薬が効果を示す対象の範囲を**殺菌スペクトル**という。消毒薬はその効果によって**低水準消毒薬・中水準消毒薬・高水準消毒薬**に区分される（▶表15-1）。消毒を行う場面や状況，対象の条件が厳しくなれば，より強力な消毒薬を使う必要があるが，その一方で人体への危険性も増す。

2 消毒薬の種類

消毒の際には，対象が求める清潔度や，対象の種類（人体・環境・器具）に応じた消毒薬を使い分ける。そのほか，薬物が作用するまでの時間や至適濃度，持続性，吸着性，浸透性，使用方法の簡便性，経済性，廃棄処理の容易さなども考慮する。

1 低水準消毒薬

1 クロルヘキシジングルコン酸塩 陽イオンのビスビグアナイド❷とよばれる化合物の一種である。細胞膜への結合および膜を破壊する作用をもち，後述する第四級アンモニウム塩とほぼ同等の効果を示す。「ヒビテン」という商品名でよばれることが多い。

殺菌スペクトル グラム陽性菌に対して効果がある。グラム陰性菌に対しては，即効性は弱いが静菌的効果（▶73ページ）が持続するとされている。なお，

▤ NOTE

❶ある種の細菌が，環境が悪化したときに菌体内につくる（楕）円形の耐久性の高い構造物。

❷窒素を含む塩基性化合物（ビグアナイド，▶262ページ）が窒素原子をはさんで2つ連なった構造をもつ化合物。

○ 表 15-1　消毒薬の分類と有効微生物

区分	消毒薬	微生物に対する効果					備考
		一般細菌	真菌	結核菌	芽胞	ウイルス	
高水準	グルタラール	◎	◎	◎	◎	◎	刺激性, 内視鏡の消毒
中水準	ポビドンヨード	◎	◎	△	△	○	粘膜に使用可能, 体腔内禁止, アレルギーに注意
	次亜塩素酸ナトリウム（ハイポライト）	◎	◎	○	△	◎	金属腐食性, 塩素ガス発生
	消毒用エタノール（消毒用エタノール）	◎	○	◎	×	○	即効性, 医療器具の適応
	クレゾール石けん（クレゾール石けん液）	◎	○	◎	×	×	難水溶性で石けん液にとかして使用
低水準	クロルヘキシジングルコン酸塩（ヒビテン）	◎	△	×	×	△	
	ベンザルコニウム塩化物（オスバン消毒液）	◎	○	×	×	×	経口毒性が高い
	アルキルジアミノエチルグリシン塩酸塩	◎	○	△	×	×	医療器材や環境の適応

◎：有効, ○：ほぼ有効, △：有効な場合もある, ×：無効

院内感染で問題となることの多いメチシリン耐性黄色ブドウ球菌（MRSA）やバンコマイシン耐性腸球菌（VRE）はグラム陽性菌である。黄色ブドウ球菌に対しては, 速効性や殺菌力においてはあまりすぐれていないが, 持続性や静菌力においてはすぐれている。したがって, 黄色ブドウ球菌などに対して速効性や殺菌力が必要な場合には, なるべくスクラブ製剤❶やアルコール製剤など, 物理的な除菌作用やアルコールの殺菌作用などが付加された製剤を用いる。結核菌に対しては効果がない。真菌やエンベロープ❷を有するウイルスの一部に有効とされるが, ヒト免疫不全ウイルス（HIV）, アデノウイルス, エンテロウイルスなどの多くのウイルスや芽胞には無効である。

特徴・用途 無味無臭で皮膚への刺激も少ないため, 手指や皮膚, 医療用器材, 床などの消毒に用いられる。そのほか外陰部・外性器の皮膚や結膜嚢, 創傷部位の消毒にも用いられる。用途によって至適濃度が異なるため, 使用に際しては確認が必要である。0.2％エタノール溶液（ヒビテンアルコール）は速乾性手指消毒薬として用いられ, 0.5％エタノール溶液は手術部位の皮膚や医療機材の消毒に用いられる。

禁忌 通常, 人体粘膜への使用は可能とされるが, 過去にアナフィラキシーショックをおこした事例があるため, わが国では結膜嚢以外の粘膜への適用は禁忌である❸。

2 第四級アンモニウム塩　ベンザルコニウム塩化物やベンゼトニウム塩化物などの第四級アンモニウム塩は陽電荷をもつ。病原微生物表面の陰電荷部分に吸着して菌体タンパク質を変性し, 殺菌作用を発揮する。

殺菌スペクトル 一般細菌や多くの真菌に効果があるが, 結核菌や一部の真

NOTE

❶洗浄剤を配合した手洗い用消毒薬である。本剤を使ってよく泡だててこすったあと, 流水で洗い流すことで洗浄と消毒が同時に行える。

❷ウイルスをおおう脂質二重層膜である。脂質が主成分であるため, エタノールや石けんなどで処理すると容易に破壊することができる。

❸アメリカでは粘膜に使用される第一選択薬である。

菌，ウイルスには無効である。

| 特徴・用途 | 医療用器材や床などの非生体に対して用いられることが多い。臭気や刺激臭がないため，皮膚や手術部位の粘膜，手指などに用いられることもある。ただし生体のタンパク質と結合すると殺菌力を失う。

　③ 両性界面活性剤　アルキルジアミノエチルグリシン塩酸塩は，陰イオンの洗浄作用と陽イオンの殺菌作用を 1 分子中に含むことで，両方の作用を発揮する。第四級アンモニウム塩と比較すると，殺菌作用の速効性は劣るが，幅広い pH 領域で殺菌効果がある。低水準消毒薬に分類されるが，グラム陽性菌，グラム陰性菌，真菌の一部に有効であるのみならず，高濃度（0.2〜0.5%）で結核菌などの抗酸菌にも殺菌効果を示す。

| 殺菌スペクトル | 第四級アンモニウム塩に比べると即効性は落ちるが，グラム陽性菌，グラム陰性菌，結核菌，真菌の一部，エンベロープを有するウイルスの一部に有効である。ただし，多くのウイルスや芽胞には無効である。

| 特徴・用途 | 無臭であるため，環境消毒などにおいて繁用されている。生体に対しての毒性は低いが，脱脂作用があるため，環境や物品・器具の消毒に用いられる。石けんやタンパク質があると効力が低下するため，これらの残留物がないかどうか注意が必要である。

2 中水準消毒薬

　① ポビドンヨード　ポリビニルピロリドンとヨウ素を結合させた化合物で，一般にイソジン液とよばれる。遊離したヨウ素が菌体のタンパク質・核酸を破壊し，殺菌効果を示す。広い抗微生物スペクトルをもち，生体への刺激性が低く，副作用も比較的少ない。皮膚に適用すると被膜を形成して持続的な殺菌効果を発揮する。ただし，比較的短時間のうちに揮発して失活するため，持続性についてはクロルヘキシジンよりも劣る。

| 殺菌スペクトル | 一般細菌から結核菌，真菌，ウイルスまで有効である。クロストリジウム属などの一部の芽胞に有効であるが，バチルス属などの芽胞には無効である。

| 特徴・用途 | 効果は持続的であり，皮膚刺激性も少ないため，皮膚・粘膜などの消毒に適しており，手術前後の皮膚消毒や皮膚感染症の予防に用いられる。退色すると殺菌力も低下する。皮膚に適用して被膜を形成した場合，持続的な殺菌効果を発揮するが，この被膜は次第に退色するため，その場合，持続的な効果は期待できない。血液や体液で不活化されやすい。

　② ヨードチンキ　ヨードチンキはヨウ素（I）にヨウ化カリウム（KI）を加えて可溶化し，エタノール液とした製剤である。5〜10 倍に希釈する必要がある。希ヨードチンキの場合は，原液または 2〜5 倍希釈で使用する。酵素タンパク質の酸化分解による機能障害によって殺菌作用を示し，ポビドンヨードと同等の殺菌力をもつ。

| 殺菌スペクトル | グラム陽性菌，グラム陰性菌，結核菌，真菌，一部の芽胞に有効であるが，多くの芽胞には無効である。

| 特徴・用途 | 即効性があり，とくに皮膚の消毒に適している。ヨードチンキ

は健常皮膚のほかに創傷，潰瘍，口腔粘膜などにも使用される。刺激性があるため，皮膚炎の原因ともなる。そのほか，複方ヨード・グリセリン（ルゴール液）は，咽頭塗布薬として用いられる。

　③ **次亜塩素酸ナトリウム**　酵素阻害やタンパク質の変性，核酸の不活化により作用をあらわす。酸との混合によって多量の塩素ガスが発生するため，取り扱う際は安全性に留意が必要である。また原液の濃度では安定性がわるいため，冷所保存をしなければ比較的短期間に表示量以下の濃度に低下してしまう。

|殺菌スペクトル|　芽胞以外のほとんどの病原菌に有効である。

|特徴・用途|　次亜塩素酸（$HClO$）がおもな有効成分である。水溶液中の次亜塩素酸は pH5〜6 付近で濃度が最も高く，これより pH が高くなると次亜塩素酸イオン（OCl^-）が増加し，またこれより pH が低くなると塩素（Cl_2）が増加する。したがって殺菌効果は pH 依存性であり，pH が高ければ（アルカリ性側であれば）殺菌効果が減弱する。ただし，酸性側では塩素ガスが発生しやすくなるため，アルカリ性側に調製された次亜塩素酸製剤が市販されている。さまざまな医療用器具の消毒に用いる。

　消毒対象によって使用濃度が異なる。哺乳びんや投薬容器，薬液カップなどには 0.01〜0.0125％液，食器やリネン類には 0.02％液，ウイルス汚染のリネン類や環境消毒には 0.05〜0.1％液が用いられる。残留性は低いが，いずれの場合も浸漬後に十分に洗浄して残留消毒液を除去することが必要である。

　④ **消毒用エタノール**　生体および非生体のいずれにも汎用される中水準消毒薬である。殺菌スペクトルが広く，芽胞を除くほとんどすべての微生物に有効であるほか，速効性がある。

　タンパク質の変性，代謝障害，溶菌作用による殺菌効果を示す。使用濃度としては 60〜90％溶液が適当であるが，一般細菌に対しては 70％溶液の効果が最も高い。

|殺菌スペクトル|　MRSA や VRE を含むグラム陽性菌，グラム陰性菌，結核菌，真菌，ウイルスに有効であるが，芽胞には無効である。また，一部の糸状菌を殺滅するには長時間の接触が必要である。エンベロープを有するウイルスを比較的短時間で不活性化する。

|特徴・用途|　持続性には欠けるものの，即効性があり洗浄力も強く毒性も低いため，汎用されている。近年，頻回の石けんと流水による手洗いが看護師の皮膚トラブルの原因となることから，保湿剤を含む速乾性摩擦式アルコール製剤がよく用いられている。殺菌効果は同等もしくはすぐれていると報告されている。

|代替薬|　イソプロパノールは消毒用エタノールとほぼ同等の効果を有し，50〜70％液を手指や皮膚，注射針の針基部の消毒に用いる。特有のにおいがあり，刺激性もあるため，口腔内の使用は避ける。

　⑤ **クレゾール石けん**　フェノール（石炭酸）にメチル基を加えたもので，フェノールのおよそ 3 倍の殺菌力がある。菌体内に浸透して細胞壁を破壊し，細胞質内のタンパク質を沈殿させる。また，低濃度においては，酵素活性の

不活性化，酵素の漏出をおこす。

殺菌スペクトル　結核菌を含む通常の細菌に対して効果を示す。芽胞や大部分のウイルスには無効である。

特徴・用途　特異な臭気をもつため，「水質汚濁防止法」や「下水道法」による排水規制が厳格化するに伴って，使用場面は，結核菌や排泄物の消毒などに限られるようになっている。

3 高水準消毒薬

1 グルタラール　微生物中のSH基，OH基，COOH基，NH基をアルキル化し，DNA，RNA，タンパク質合成に影響を与える。

殺菌スペクトル　一般細菌から結核菌，真菌，芽胞，ウイルスまですべての病原微生物に対して強力な殺菌作用を示す。

特徴・用途　環境への使用は禁止されており，おもに内視鏡や医療用器材消毒に用いられる。人体にも強い有害作用（化学損傷）があるため，薬液を扱う場合は必ずゴム手袋を用意し，マスク・ゴーグル・ガウンを装着する。揮発性が強く，蒸気によっても粘膜に刺激を与えるため，ふたつきの浸漬容器を用いる。

B 消毒薬の適用

　消毒薬の適用に際しては，用途や部位に応じて注意すべきことがある。たとえば，臨床現場で日常的に遭遇する穿刺部位の皮膚消毒は，消毒用エタノール（アルコール）綿で何度か清拭するだけで十分であるが，カテーテル挿入部位の皮膚消毒では，これに加えてポビドンヨードを塗布することで殺菌効果の持続が期待できる❶。

1 消毒薬適用時の注意点

　消毒薬は，生体や環境にとっても有害な作用をもつため，使用や廃棄に際しては適切に処理する必要がある。以下に一般的な注意を示す。

(1) 消毒薬は原液のまま使うものもあるが，多くの場合，目的に応じて所定希釈濃度が決められている。指示通りに希釈することが重要である（◐表15-2）。

(2) 残留物や他の薬剤とまざると効果が減弱するものがある。消毒薬としての効果を発揮させるにはこうした点への配慮も必要である。

(3) 消毒薬によって消毒した医療用器材を使用する前には，浸漬や洗浄により，消毒薬を完全に除去する。

NOTE

❶かつては術後の損傷部位に対しても消毒をおこなっていたが，消毒薬がかえって生体のもつ自然治癒力を阻害していることが明らかになり，創面周囲を消毒したうえ，清潔な状態で被覆する方法がとられている。

表15-2　消毒薬の適用例

消毒の対象	消毒薬	使用濃度
手指・皮膚	• 消毒用エタノール • イソプロパノール • イソプロパノール添加エタノール • クロルヘキシジングルコン酸塩 • ポビドンヨード	原液 50〜70% 原液 0.1〜0.5% 7.5%
手術部位の皮膚	• ポビドンヨード • 消毒用エタノール • 0.5%クロルヘキシジン含有消毒用エタノール • クロルヘキシジングルコン酸塩	7.5〜10% 原液 原液 0.1〜0.5%
手術部位の粘膜	• ポビドンヨード • 第四級アンモニウム塩(ベンザルコニウム塩化物)	10% 0.01〜0.025%
皮膚の創傷部位	• ポビドンヨード • クロルヘキシジングルコン酸塩	10% 0.05%
粘膜の創傷部位	• ポビドンヨード • 第四級アンモニウム塩(ベンザルコニウム塩化物)	10% 0.01〜0.025%
医療用金属器具	• 消毒用エタノール • イソプロパノール • イソプロパノール添加エタノール • 0.5%クロルヘキシジン含有消毒用エタノール • 第四級アンモニウム塩(ベンザルコニウム塩化物) • 塩化アルキルジアミノエチルグリシン	原液 50〜70% 原液 原液 0.1% 0.05〜0.2%
内視鏡	• グルタラール	3%

2 消毒に関する注意喚起と指導

　近年，インフルエンザウイルスやノロウイルス，新型コロナウイルスのようなウイルス感染症が，院内感染にとどまらず，一般社会生活のなかでも感染拡大する事例が報告されている。医療職者は，医療現場だけでなく，日常生活でも感染予防を心がけ，消毒や感染予防の方法を市民に啓蒙していくことも大切である[1]。

◆ 手洗いと手指消毒

● **手洗い**　手指についたウイルスは流水で15秒洗い流すことによって1/100になる。また，固形石けんやハンドソープで10秒もみ洗いし，流水で15秒洗い流すことによって1/10,000に減らすことができる。

● **60〜70%エタノールによる手指消毒**　60〜70%(もしくはそれ以上の濃度)のエタノールを3mL程度とり，よくすり込む。ただし，アルコールに過敏な人もいるため注意が必要である。なお，引火性があるので空間噴霧は危険である。

NOTE
[1] とくに，COVID-19のパンデミック以降，厚生労働省・経済産業省・消費者庁は，ウェブサイトの特設ページ[1]において，消毒・除菌方法について注意喚起している(表15-3)。

1) 新型コロナウイルスの消毒・除菌方法について(厚生労働省・経済産業省・消費者庁特設ページ)(https://www.mhlw.go.jp/stf/seisakunitsuite/bunya/syoudoku_00001.html)(参照2021-07-01).

○表15-3　新型コロナウイルス消毒・除菌方法一覧

方法*	物	手指	現在の市販品の 医薬品医療機器等法上の整理
水および石けんによる洗浄	○	○	―
熱水	○	×	―
アルコール消毒液	○	○	医薬品・医薬部外品(モノへの適用は雑品)
次亜塩素酸ナトリウム水溶液 (塩素系漂白剤)	○	×	雑品(一部, 医薬品)
手指用以外の界面活性剤 (洗剤)	○	― (未評価)	雑品(一部, 医薬品・医薬部外品)
次亜塩素酸水 (一定条件を満たすもの)	○	― (未評価)	雑品(一部, 医薬品)

＊ それぞれ所定の濃度がある。

(厚生労働省：新型コロナウイルスの消毒・除菌方法について〈https://www.mhlw.go.jp/stf/
　seisakunitsuite/bunya/syoudoku_00001.html〉〈閲覧 2021-10-29〉による，一部改変)

◆ 物の消毒

●**熱水**　食器や箸などは 80℃の熱水に 10 分間さらすことで消毒することができる。

●**次亜塩素酸ナトリウム❶**　テーブルやドアノブなどは，次亜塩素酸ナトリウム(塩素系漂白剤)を 0.05％に薄めてふく。消毒後，水ぶきが必要であり，眼に入ったり皮膚についたりしないようにゴム手袋を着用し，誤飲にも注意する。酸性の液体とまぜると塩素ガスが発生するため危険である。金属に対しては腐食性があるため使用は控える。

●**60〜70％エタノール**　手指消毒と同様にふきとりによる殺菌効果が期待できる。

NOTE
❶「次亜塩素酸水」と「次亜塩素酸ナトリウム」は名前が似ているため混同されやすいが，異なる物質なので注意が必要である。次亜塩素酸ナトリウムはアルカリ性であり，原液で長期保存が可能である。一方，次亜塩素酸水は酸性で，安定性が低いため，保存期間は短い。

✎ work 復習と課題

❶ 消毒薬に対する病原微生物の抵抗性は，結核菌やウイルスの方が，一般細菌や酵母様真菌よりも(①)い。また，生育に適さない環境下では菌体内に胞子を形成する(②)は，消毒薬に対して最も強い抵抗性をもつ。

❷ 逆性石けんは，石けんとは逆の(③)イオンをもつ本剤が病原体表面に吸着することで(④)作用を発揮する。しかし，(⑤)効果は期待できない

❸ 0.2％，0.5％の(⑥)を含むエタノール液(ヒビテンアルコール)は，前者が速乾性手指消毒薬として，後者が手術部位の皮膚や医療機材の消毒薬として汎用される。

❹ 一般にイソジン液と呼ばれる(⑦)は，ポリビニルピロリドンと(⑧)を結合させた化合物で，一般細菌から結核菌，真菌，ウイルスまで有効で，(⑧)を遊離することで菌体タンパク質・核酸を破壊し効果をあらわす。

付 章

輸液製剤・輸血剤

A 輸液製剤

1 輸液製剤とは

生命維持には, からだの恒常性の維持が不可欠である。水・電解質バランスや酸塩基平衡の異常, 栄養障害などの体液の代謝異常に対しては, これらを正常化あるいは予防するために不足している水や電解質, 栄養を補う必要がある(**輸液療法**)。このために用いられる医薬品を**輸液製剤**といい, 体外から静脈を経由して投与される。

輸液製剤は抗菌薬などの薬物の溶解剤としても使用される。また, 抗がん薬など特定の薬物を緩徐に点滴投与するために, 薬物を輸液製剤と**混合調製**(**混注**)することにも使用される。そのほか, 緊急時においては, 薬物を投与するための血管を確保する目的で使用される。

1 水分・電解質バランスおよび酸塩基平衡の正常化と維持

輸液療法には, その目的によって**補充(欠乏)輸液**と**維持輸液**がある。
● **補充(欠乏)輸液**　出血などによる体液の欠乏を補うために行う。しかし, 欠乏量を 1 日で補正しようとすると, 心肺機能に負担がかかりすぎて危険な場合もある。そのため, 通常は欠乏量の 1/2〜1/3 を 1 日の投与量とする。
● **維持輸液**　水・電解質を欠乏していない患者の場合でも, 経口摂取ができなくなったときには, 細胞の活動を維持するために 1 日あたり必要最小限の水・電解質, ビタミン, エネルギー量を輸液製剤によって補給する。

腎機能が正常であれば, 1 日あたり, 水分 1,500〜2,000 mL, ナトリウムイオン(Na^+)50〜80 mEq, カリウムイオン(K^+)40〜60 mEq, カルシウムイオン(Ca^{2+})10 mEq, マグネシウムイオン(Mg^{2+})10 mEq, リン(P)15 mmol, グルコース(ブドウ糖)約 100 g を投与する。

2 栄養状態の改善・維持

経口摂取が不十分な場合に, 栄養を補給するために行う輸液を**栄養輸液**という。栄養輸液には, 末梢静脈から比較的低エネルギー量の栄養を補給する**末梢静脈栄養** peripheral parenteral nutrition(**PPN**)と, 通常の食事とほぼ同等のエネルギー量の栄養補給が期待できる**高カロリー輸液製剤**(◯319 ページ)を用いる**中心静脈栄養** total parenteral nutrition(**TPN**)がある。
● **注意点**　点滴による持続的な栄養輸液は, 長期に及ぶと日常生活動作(ADL)を低下させることになりかねない。そのため, 栄養輸液からできるだけ早期に経口・経腸栄養に切りかえることが望ましい。
● **合併症**　輸液では, 合併症にも注意する必要がある。導入時には, カテーテル留置により, 気胸や血胸, 動脈損傷, 腕神経叢損傷, 感染などがお

こる可能性がある。また，導入後には，血糖や電解質の異常，肝機能障害，ビタミンや微量金属欠乏などの代謝や栄養に関する障害がおこる可能性がある。

3 血管確保

輸液や薬物を静脈内投与するために，肘正中皮静脈や外頸静脈などの末梢静脈および，鎖骨下静脈や内頸静脈，大腿静脈などの中心静脈からカテーテルを挿入して留置することを**血管確保**という。

● **投与量**　血管を確保したあとは，点滴速度を調整し，輸液の流量を適正に保つ。流量が 10 mL/時間以下になると血液凝固をおこすため，たとえば点滴セットが 20 滴/mL の場合，200 滴/時間（10 mL/時間）が最低点滴速度となる。

2　おもな輸液製剤

輸液製剤は，多くの種類のものが市販されている。これらの製剤は，①電解質輸液製剤，②栄養輸液製剤，③その他の輸液製剤に分類できる（◯図 A-1）。

1 電解質輸液製剤

電解質輸液製剤は，おもに細胞外液を補給するために用いられる。電解質

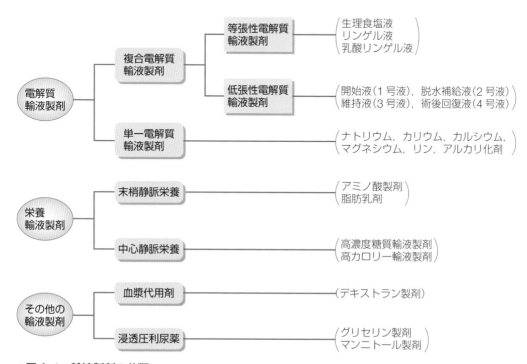

◯図 A-1　輸液製剤の分類
さまざまな輸液製剤が市販されているが，大きくこのように分類できる。

輸液製剤は，含まれる電解質によって，ナトリウム，カリウム，カルシウム，マグネシウム，リン酸といった複数種類の電解質を含む**複合電解質輸液製剤**と，1種類の電解質を高濃度で含む**単一電解質輸液製剤**に分類される。

さらに，複合電解質輸液製剤は，浸透圧の違いによって，**等張性電解質輸液製剤**と**低張性電解質輸液製剤**に分類される。

◆ 複合電解質輸液製剤

● **等張性電解質輸液製剤**　生理食塩液やリンゲル液，乳酸リンゲル液（ハルトマン液）などがあり，ナトリウムを組成の中心とした細胞外液に類似した電解質輸液製剤である。

輸液製剤全体および電解質の浸透圧が細胞外液と等張であるため，投与した輸液成分のほとんどは細胞内に移動せず細胞外にとどまる。そのため，ショックや出血などによって循環血液量が減少し，細胞外液を補給・補正する必要があるときに使用する（◎表 A-1）。

１ **生理食塩液（0.9%塩化ナトリウム水溶液）**　通常 500 mL を 2 時間かけて点滴する。

２ **リンゲル液**　生理食塩液にカリウムとカルシウムを加えて血漿の組成に近づけたものである。代謝性アルカローシスの治療にも用いられる。

３ **乳酸リンゲル液（ハルトマン液）**　リンゲル液に乳酸が加えられたものである。乳酸はエネルギー源として添加されているのではない。輸液中の乳酸イオンは，体循環に入ったあと，肝臓で代謝されて炭酸水素イオン（HCO_3^-）になるため，体内をアルカリ性に傾けることを目的に添加されている。そのため，代謝性アシドーシスの治療にも用いられる。

● **低張性電解質輸液製剤**　配合されている電解質全体の濃度（総電解質濃度）が低いため，電解質の浸透圧は低張であるが，糖質を加えることで輸液製剤全体の浸透圧が等張または高張となっている電解質輸液製剤である。

低張複合電解質輸液製剤には，血液の酸塩基平衡に重要な成分である HCO_3^- は含まれていないが，生体内で代謝されて HCO_3^- となる乳酸ナトリウム（一部の製剤では酢酸ナトリウム）が含まれている。

ナトリウム濃度が等張性電解質輸液製剤に比べて著しく低い。しかし，特定の電解質を多く含ませることで細胞内に電解質を流入させることもできる

◎表 A-1　基本的な輸液の組成

種類	Na⁺ (mEq/L)	K⁺ (mEq/L)	Cl⁻ (mEq/L)	Ca²⁺ (mEq/L)	乳酸 (mEq/L)	ブドウ糖 (%)	備考
生理食塩液	154.0	——	154.0	——	——	——	ナトリウムを中心とする輸液である。脱水の際の細胞外液の補充には生理食塩液を第一選択とする。
リンゲル液	147.0	4.0	155.5	4.5	——	——	
乳酸リンゲル液 （ハルトマン液）	130.0	4.0	109.0	3.0	28.0	——	
5%ブドウ糖液	——	——	——	——	——	5.0	基本的に水分の補充のために用いる。

ため，用途に応じて，**開始液（1号液）**，**脱水補給液（2号液）**，**維持液（3号液）**，**術後回復液（4号液）**に分類される。

① **開始液（1号液）** 急性の疾患などで，とりあえず輸液を開始する必要のある場合に初期輸液として用いられる。心不全などで塩化ナトリウムの負荷をかけることが好ましくない，あるいは腎不全などでカリウムを投与すべきではない可能性もあるため，塩化ナトリウム濃度は生理食塩液の1/2程度であり，カリウムは含まれていない。

[注意] 開始液はあくまでとりあえず用いるものであり，水・電解質異常など病態が明らかになった段階で，すみやかに適切な輸液に変更する。

② **脱水補給液（2号液）** 塩化ナトリウム濃度は開始液（1号液）とほぼ同じであるが，カリウムやマグネシウム，リンなどの細胞内液に多く含まれる電解質が加えてある。そのため細胞内液と細胞外液の補給が可能であり，電解質損失の大きい低張性脱水（ナトリウム欠乏性脱水）に用いられる。

[禁忌] 総電解質濃度は開始液より高めである。そのため，高張性脱水（水分欠乏性脱水）の場合や高カリウム血症および高乳酸血症を合併している場合には使用してはならない。さらに，リンを含む製剤は，副甲状腺機能低下症などによる高リン酸血症，低カルシウム血症には禁忌である。また，マグネシウムを含む製剤は甲状腺機能低下症などによる高マグネシウム血症には禁忌となっている。

③ **維持液（3号液）** ナトリウムは生理食塩液の1/3〜1/4程度の濃度であるが，カリウムは20 mEq/Lと高濃度に含んでいる。グルコース（ブドウ糖）などの糖質を4%程度含む浸透圧比が約1.0の製剤と，糖質を7.5%含む浸透圧比が約2.0の製剤がある。体液バランスを保つ目的で，水・電解質異常がなく経口摂取が不可能である場合に用いられる。胃潰瘍の出血後や麻痺性腸閉塞による禁食，消化管の手術後などがその適用例である。

[注意] 維持液は，数日間，経静脈的に水・電解質を補充する。しかし，それ以上長期に経口摂取不可能な場合は，維持液に含まれない電解質や栄養が不足してくるため，注意が必要である。

④ **術後回復液（4号液）** 電解質濃度が最も低く，水分補給のために用いられる。高張性脱水が典型的な適応である。手術後に尿量の少ない患者や，腎障害がある患者など，カリウム貯留の可能性がある患者の水分補給に用いられるため，カリウムを含まない。

[注意] 低ナトリウム血症や水中毒の患者には使用しない。

◆ 単一電解質輸液製剤

生理食塩液や5%ブドウ糖液に特定の電解質を添加して，体内で不足している電解質を補充するために用いられる電解質輸液製剤である。

おもな製剤に塩化ナトリウム（NaCl）液，塩化カリウム（KCl）液，硫酸マグネシウム（$MgSO_4$）液，リン酸ナトリウム（Na_2HPO_4/NaH_2PO_4）補正液，乳酸ナトリウム（$C_3H_5NaO_3$）液，塩化カルシウム（$CaCl_2$）液などがある。

カリウム製剤はハイリスク薬であり，投与方法を誤ると心停止の危険性が

ある。リン酸二カリウム液は静脈内注射による高カリウム血症のリスクがあったが，現在ではカリウムをナトリウムにおきかえた製剤であるリン酸ナトリウム補正液が発売されている。

2 栄養輸液製剤

三大栄養素の糖質（炭水化物）と脂質，タンパク質のうち，グルコース（ブドウ糖）とタンパク質はエネルギー源として1gあたり4kcal，脂質は1gあたり9kcalを供給する。

これらの栄養素に欠乏が生じたときに，その補給を行う輸液製剤が栄養輸液製剤である。栄養輸液製剤は静脈から投与され（静脈栄養），輸液の種類によって末梢静脈と中心静脈の経路を使い分けられる。

注意 静脈栄養施行時には，ビタミンB_1の欠乏によるアシドーシスなどが生じるため，高カロリー輸液用総合ビタミン製剤の混注が行われる。また，静脈栄養の期間が2週間をこえる場合には，微量金属が不足するため，これらの製剤の投与も考慮しなければならない。

● **高濃度糖質輸液製剤** 水分およびエネルギー量の補充を目的とする輸液製剤である。おもな製剤のブドウ糖液には，5〜70%のさまざまな濃度がある。

注意 グルコースは細胞内に取り込まれてエネルギー源となる一方で，細胞外液のカリウム濃度の低下をおこしやすいため，注意が必要である。

① **5%ブドウ糖液** 細胞外液と等張であるため，溶血や血管障害をおこさずに水分を補給することができる。

② **20〜50%の高張ブドウ糖液** エネルギー供給の目的で使用される輸液製剤である。

投与経路 高張ブドウ糖液の投与経路には，中心静脈が選択される。その理由として，末梢静脈から高濃度糖質輸液を投与すると，静脈炎を生じて，疼痛・腫脹・発赤などの症状と静脈の閉塞をおこすことがある。中心静脈から投与した場合には，血管が太くて血液の流量が多いため，高濃度の輸液であっても大量の血液で希釈されて悪影響を避けることができる。

③ **その他の糖質輸液製剤** ブドウ糖液以外の糖質輸液製剤には，キシリトールやフルクトース（果糖），マルトースの製剤がある。これらはインスリン非依存的に細胞に取り込まれて代謝されるため，おもに糖尿病患者に用いられる。

● **アミノ酸輸液製剤** アミノ酸は，体内でのタンパク質生合成の原料となる。そのため，アミノ酸輸液製剤は，タンパク質が欠乏する低栄養状態や低タンパク血症，手術前後などに用いられる。

アミノ酸輸液製剤は，①栄養素の基質として投与される一般用の総合アミノ酸輸液，②分岐鎖アミノ酸（BCAA）を豊富に含む高濃度分岐鎖アミノ酸（BCAA rich）輸液，③肝不全や腎不全などの特殊な病態のアミノ酸療法に用いられる特殊アミノ酸輸液に大別され，それぞれ組成が異なる。

①②の製剤に含まれるアミノ酸組成は，以下の基準に準拠している。

- 必須アミノ酸を主体とするもの：Vuj-N 処方，FAO 暫定基準
- 必須アミノ酸と非必須アミノ酸の配合比を考慮したもの：FAO/WHO 基準，TEO 基準，人乳アミノ酸組成

● **脂肪乳剤**　エネルギーや必須脂肪酸の補充を目的とする輸液製剤である。脂肪乳剤は等張であるため，末梢静脈からの投与が可能である。

注意　脂肪乳剤を使用する際，投与速度が速すぎると脂質異常を引きおこししたり，免疫機能を低下させたりする可能性がある。また，脂肪乳剤とほかの輸液を混合すると，配合の変化や異物混入などによる外観の変化を観察することが困難になる。

　混合によって電解質や pH，アミノ酸などの影響を受け，乳化が不安定となって粒子径の粗大化や破壊を生じることがある。とくにカルシウムやマグネシウムなどの金属イオンを含む製剤との混合は，脂肪粒子を凝集させ，粗大化を引きおこす。脂肪乳剤に含まれる脂肪粒子の平均粒子径は 0.2〜0.4 μm である。そのため，ほとんどの脂肪粒子は，一般に点滴経路上に設置する微生物除去用の孔径 0.22 μm のフィルター（インラインフィルター）を通過できない。したがって，フィルターを使わずに投与することになるが，脂肪乳剤は易感染性であるため，閉鎖式ルートを使用して感染予防に努める必要がある。

禁忌　脂質の増加が重篤な障害をもたらす危険性があるため，高度の肝障害，脂質異常症，血栓症の患者には禁忌である。

● **高カロリー輸液製剤**　高濃度のグルコース，タンパク質（アミノ酸），脂肪のほか，ビタミン，電解質，微量元素を含む輸液製剤であり，エネルギー量が高い。エネルギーと栄養素の補充を目的とする。

注意　高張液であり，末梢静脈から投与すると静脈障害を引きおこすため，中心静脈から投与する。合併症の重篤なアシドーシスに対しては，ビタミン B_1 製剤を併用することで予防ができる。

3 その他

● **血漿代用剤**　循環血漿量は，毛細血管壁を境として，血管内からの毛細血管圧と組織間液からの血液膠質浸透圧❶のバランスでなりたっている。デキストラン製剤は，血漿の約 4 倍の血液膠質浸透圧をもち，強力な循環血漿量増加作用を示す。

　おもな薬物に，多糖類のデキストラン製剤であるデキストラン 40・ブドウ糖（低分子デキストラン糖），乳酸リンゲル液〔デキストラン 40 加〕（低分子デキストラン L）がある。

● **浸透圧利尿剤**　浸透圧によって水分を移行させる作用をもつ。薬物が作用する組織や目的に応じて用いられる。

　おもな薬物にグリセリン製剤とマンニトール製剤がある。

1 **濃グリセリン・果糖（グリセオール）**　血液脳関門を通過せず，脳や眼で浸透圧によって組織間液から血液に水分を移行させるはたらきをもつため，脳圧亢進や眼圧亢進の治療に用いられる。

NOTE
❶毛細血管壁が血漿タンパク質（毛細血管壁を通過できない）に対する半透膜として作用することでおこる，組織間液と血漿の間におこる浸透圧。

②D-マンニトール（マンニットール）　体内で代謝されずに尿細管腔まで移行し，浸透圧によって水分を管腔に保持して尿中に排出する利尿作用をもつ。急性腎不全の治療，脳圧亢進による脳浮腫の治療に用いられる（○221ページ）。

3 輸液実施の際に注意が必要な人

1 乳児・小児

乳児や小児は，以下に示す特徴をもつ。

(1) 体重あたりの全体水分量が，成人では約60％であるのに対し，新生児では約80％，乳児では約70％と大きい。また，成人に比べて細胞外液の割合が大きい。

(2) 1日の水分必要量が多い。また，水分代謝回転も成人の約3倍と大きい。

(3) 尿濃縮力が未熟である。

これらの特徴のため，発熱や下痢，嘔吐などで直接に体液を喪失したり，水分の経口摂取が不良であったりすると容易に脱水症をおこす。そのため，乳児・小児では臨床症状から脱水症の程度を推定し，迅速に処置することが必要とされる。

2 高齢者

高齢者は，以下に示す特徴をもつ。

(1) 体重あたりの全体水分量は成人の約60％に対して約55％である。

(2) 成人に比べて細胞内液に対する細胞外液の比率が高い。

これらの特徴のために成人よりも脱水がおこりやすく，細胞内液のおもな電解質であるカリウム・リン・マグネシウムの減少もおこりやすい。とくに，カリウムは容易に欠乏状態になるため注意が必要である。

● **臓器機能低下による注意点**　高齢者は，加齢によって臓器の機能低下がおこる。さらに，消化器障害，意識障害，筋麻痺，精神障害，呼吸困難などの高齢者に多い症状がある場合，経口摂取が困難となりやすい。これらのため，高齢者は輸液を用いることが多い。

①腎機能低下　おもに動脈硬化によって機能低下し，糸球体濾過量が20歳のときに比べて80歳では約50％となる。これによって，尿濃縮力が低下するほか，脱水症がおこりやすい。

②中枢機能の低下　加齢に伴い渇中枢が機能低下し，脱水状態であっても症状があらわれにくくなる。さらに，のどの渇きを感じにくくなり，脱水症状がより重症化しやすくなるため，患者が脱水症状をおこしていないかをつねに注意深く観察する必要がある。

B　輸血剤

1　輸血とは

　血液やその成分が減少した場合や機能に障害が発生した場合，それに対して，血液そのもの，またはその成分を補充することを**輸血**という。

　輸血には，ヒト血液の全成分を使用する**全血輸血**と，ヒト血液を血液成分ごとに分離しておき，必要に応じて使用する**成分輸血**がある。必要な成分以外による副作用や合併症の回避，循環系への負担減少，献血に依存している血液の有効利用という理由から，現在は成分輸血が原則となっている。

● 規定・法律　輸血には，医薬品の使用と同様に一定のリスクを伴う。そのため，輸血を安全に行うことを目的として，「医薬品医療機器等法」および「安全な血液製剤の安定供給の確保等に関する法律」で以下のことが定められている。

(1)医療機関において，ヒト血液を原料とする特定生物由来製品❶を使用する際には，血液製剤のもつ危険性ならびにその使用によって得られる治療効果について，患者(または家族)に説明し，同意を得る。

(2)血液の安全確保のため，副作用報告を厚生労働省に行う。

(3)輸血を実施した場合は，実施後3～4か月で感染症の確認を必ず行う。

(4)輸血を受けた患者の個人データが調査のために利用される可能性があることを説明し，同意を得る。

□NOTE
❶生物由来製品のうち，市販などののちに保健衛生上の危害の発生または拡大防止のための措置が必要なもの(「医薬品医療機器等法」第2条第11項)。輸血用血液，血漿分画製剤，遺伝子組換え血液凝固因子第Ⅷ因子製剤，人工胎盤抽出物などが含まれる。

2　おもな輸血用血液製剤

　輸血用製剤には，ヒト血液に添加剤を加えた**全血製剤**と，血液成分ごとに分離した**血液成分製剤**があり，血液成分製剤には**赤血球製剤**と**血漿製剤**，**血小板製剤**の種類がある(●図A-2)。さらに，血漿に含まれるタンパク質を物

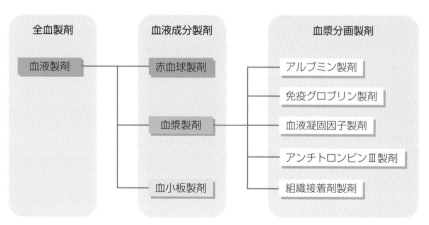

◉図 A-2　**輸血用血液製剤の分類**

理化学的に分離・精製したものを**血漿分画製剤**といい，アルブミン製剤や免疫グロブリン製剤，血液凝固因子製剤がある。

　血液製剤は，患者の ABO 血液型や Rho(D) 抗原が一致したものを使用することが原則である。さらに，輸血後移植片対宿主病(●325ページ)を予防するために，放射線を照射した製剤もある。

1　全血製剤

　健常なヒトから採取した血液に，クエン酸ナトリウムなどの抗血液凝固薬を添加した製剤である(●表A-2)。大量出血時など，赤血球と血漿を同時に補充しなければならない場合に用いられる。成分輸血が主流となったため，使用量は減少傾向にある。

●表 A-2　輸血用血液製剤

分類		一般名(商品名)	保存温度	有効期間	適応
全血製剤		人全血液* (人全血液-LR「日赤」)	2〜6℃	採血後 21 日間	出血が多く，赤血球と血漿を同時に補充しなければならない場合
血液成分製剤	赤血球製剤	人赤血球液* (赤血球液-LR「日赤」)	2〜6℃	採血後 21 日間	赤血球の不足，またはその機能が低下している場合
		洗浄人赤血球液* (洗浄赤血球液-LR「日赤」)	2〜6℃	製造後 48 時間	血漿成分に起因するアレルギー反応を避ける場合
		解凍人赤血球液* (解凍赤血球液-LR「日赤」)		製造後 4 日間	臓器移植時の同種免疫を予防する場合
		合成血* (合成血液-LR「日赤」)		製造後 48 時間	ABO 式血液型不適合による新生児溶血性疾患
	血漿製剤	新鮮凍結人血漿 (新鮮凍結血漿-LR「日赤」)	〜−20℃	採血後 1 年間	複数の凝固因子が欠乏している場合
	血小板製剤	人血小板濃厚液* (濃厚血小板-LR「日赤」)	20〜24℃ 振盪しながら	採血後 4 日間以内	血小板減少症を伴う疾患
		人血小板濃厚液 HLA* (濃厚血小板 HLA-LR「日赤」)			抗 HLA 抗体を有するため上記製剤では効果が得られない場合
血漿分画製剤	アルブミン製剤	人血清アルブミン (献血アルブミン「JB」)	〜30℃ (禁凍結)	国家検定合格の日から 2 年間	熱傷などによってアルブミンが喪失した場合や，肝硬変などでアルブミンの合成が低下した場合
	免疫グロブリン製剤	人免疫グロブリン (ガンマグロブリン「タケダ」)	〜10℃ (禁凍結)	国家検定合格の日から 2 年間	無または低 γ グロブリン血症，麻疹・A 型肝炎・ポリオの予防および症状の軽減
	血液凝固因子製剤	乾燥濃縮人血液凝固第Ⅷ因子 (クロスエイト MC)	〜30℃ (禁凍結)	国家検定合格の日から 2 年 6 か月間	血液凝固第Ⅷ因子欠乏(血友病 A)患者の出血傾向の抑制

＊ のついた製剤のなかには，輸血による移植片対宿主病を予防するために放射線が照射されている製剤もある。

2 血液成分製剤

● **赤血球製剤**　赤血球をおもな成分とする製剤であるが，ともに含まれる白血球数・血小板数・カリウム濃度などの違いによって，さまざまな種類がある（●表A-2）。

保存方法 糖代謝を低下させるため2〜6℃で保存する。自己血輸血のために赤血球を長期保存する必要があるときは，凍結保存が行われる。

①**人赤血球液（赤血球液-LR「日赤」）**　慢性貧血や失血の場合に用いられる赤血球製剤で，使用頻度が高い。

②**合成血（合成血液-LR「日赤」）**　ヒト血液から分離したO型赤血球を生理食塩水で洗浄したあと，AB型のヒト血漿を加えた合成血液製剤である。ABO式血液型不適合による新生児溶血性疾患に用いられる。

● **血漿製剤**　採血後6時間以内に，血漿を−20℃以下で凍結させたもので，新鮮凍結人血漿●（新鮮凍結血漿-LR「日赤」）などがある（●表A-2）。肝障害や播種性血管内凝固症候群（DIC）などによって，複数の血液凝固因子が欠乏した際に，出血傾向の改善をおもな目的として用いられる。

注意 血漿製剤の使用には，同種免疫などによる副作用や，ウイルス感染の危険性がある。したがって血漿製剤の使用は，それ以外に治療法がなく，有効性が危険性を上まわると判断された場合にのみ行うべきである。

保存方法 FFPは使用するまでは−20℃以下で保存し，使用時は30〜37℃で容器のまま解凍する。FFPに含まれる凝固因子は，解凍後は時間がたつにつれて失活するため，3時間以内に輸血するのが原則である。

● **血小板製剤**　ヒト血漿中の血小板を，血液成分採血あるいは全血から分離した製剤で，人血小板濃厚液（濃厚血小板-LR「日赤」）などがある。一般に，血中の血小板数が50,000/μL以上であれば重篤な出血はおこらず，血小板数が20,000〜50,000/μLに減少すると出血傾向となる。出血傾向および止血困難状態の改善を目的に用いられる。

有害作用 血小板輸血は，赤血球輸血に比べて，発熱反応，発疹，アナフィラキシー様反応，呼吸困難，低血圧などの発現率が高い。その理由として，他人の白血球を含む輸血を頻回に受けると，血液製剤に残存する白血球表面のヒト組織適合白血球抗原（HLA）に対する抗HLA抗体が産生されることがある。

抗HLA抗体は，血小板表面のHLA抗体に対してもはたらくため，30〜60％の血小板輸血患者では血小板が不応状態となり効果が減少する。また，抗HLA抗体は発熱性非溶血性輸血反応などを引きおこす危険性もある。

注意 頻回に輸血が必要な患者では，白血球除去フィルターを使用して抗HLA抗体の産生を予防する。また，血小板減少症を伴う疾患で，抗HLA抗体を有するために通常の血小板製剤では効果がみられない場合は，患者のHLAに適合した血小板製剤（濃厚血小板HLA-LR「日赤」）が投与される。

保存方法 血小板は，低温で保存すると不可逆的な形態変化をおこして輸血後の寿命が短くなるほか，酸素が不足すると機能障害をおこす。そのため，

NOTE
❶欧名の頭文字からとったFFP（fresh frozen plasma）という略称でよばれることもある。

使用するまでは 20〜24℃ で振盪保存することが必要である。

3 血漿分画製剤

　血漿分画製剤は，血漿中に含まれる特定のタンパク質を物理化学的に分離・精製したものである（●322ページ，表A-2）。

　①アルブミン製剤　人血清アルブミン（献血アルブミン「JB」）などがある。出血性ショック，熱傷やネフローゼ症候群などによるアルブミンの喪失，肝硬変に伴うアルブミン合成低下による低アルブミン血症に対して用いられる。

　②免疫グロブリン製剤　おもな製剤は，免疫グロブリンのうち IgG を濃縮したものである。重篤なウイルス感染症によって自己の免疫による回復が期待できない場合に，抗体を補充するために用いられる。筋肉内注射用の人免疫グロブリン（ガンマグロブリン筋注「タケダ」）と，静脈内注射用の pH4 処理酸性人免疫グロブリン（献血ポリグロビン N）がある。

　そのほか，抗 Rho(D) 抗体や，抗 HBs 抗体，抗破傷風抗体などの，より特異的抗原に対する免疫グロブリンを濃縮した製剤もある（●124ページ）。

　③血液凝固因子製剤　血友病などによって，特定の血液凝固因子（●225ページ）が不足したときに出血傾向となる。不足した血液凝固因子を補充して，出血傾向を抑制するために用いられる。

　④アンチトロンビンⅢ製剤　アンチトロンビンは，抗凝固因子または凝固制御因子とよばれ，血液凝固を抑制する因子の1つである。乾燥濃縮人アンチトロンビンⅢ（ノイアート）などの製剤がある。先天性アンチトロンビン欠乏に基づく血栓症や播種性血管内凝固症候群（DIC）に用いられる。

　⑤組織接着剤　血液凝固反応を利用した製剤で，血漿由来のフィブリノゲンとトロンビンを主成分としている。おもに手術の創部において，縫合部や切断面・切離面からの血液・体液のもれや，肺などの切断面における空気のもれを防ぐために用いられる。フィブリン糊ともよばれ，キット化されたフィブリノゲン加第ⅩⅢ因子（ベリプラスト P）がある。

3　輸血に伴う有害作用

　輸血ではさまざまな有害作用が生じることがある。そのため，輸血開始時と輸血中だけではなく輸血終了後も患者の状態を観察しなければならない。

● 溶血性輸血反応　なんらかの原因により溶血した赤血球の輸血によって生じる副作用である。発生の時間によって**即時型溶血性副作用**と**遅延型溶血性副作用**がある。

　①即時型溶血性副作用　ABO 型不適合輸血によって，溶血反応が輸血直後から一両日中におこり，症状として発熱や悪寒戦慄を伴う。溶血が血管内でおこることから，**血管内溶血**ともよばれる。多量のヘモグロビンが血管を経由して尿細管に排出されるため，腎機能が障害されて無尿になることがある。

　溶血の程度が強い場合は，播種性血管内凝固症候群（DIC）に発展すること

もあるなど，合併性の程度が強く進行も速いため，重篤になりやすい。

　②**遅延型溶血性副作用**　輸血後，供血者（ドナー）由来の赤血球がもつ血液型抗原に対して，抗体が徐々に産生され，1〜2週間後に体内に残存するドナー由来の赤血球を溶血する。溶血の際，赤血球が脾臓などの細網内皮系組織で貪食・分解されるため，**血管外溶血**とよばれる。赤血球のヘモグロビンがビリルビンに代謝されるため，軽い黄疸や貧血をおこす。一方で，即時型溶血性副作用のように重篤にはならないことが多い。

● **非溶血性輸血反応**　発熱性の輸血副作用で溶血を伴わないものである。白血球抗体や血小板抗体による抗原抗体反応や細菌汚染などによって生じる。アナフィラキシー反応，アナフィラキシーショック，蕁麻疹による皮疹や皮膚瘙痒感，呼吸困難，血圧低下などの症状をおこすことがある。

● **輸血感染症**　輸血を介して感染する感染症のことである。近年は，輸血製剤の病原性微生物のスクリーニングが徹底されるようになり，梅毒トレポネーマやヒト免疫不全ウイルス（HIV），B型肝炎ウイルス（HBV），C型肝炎ウイルス（HCV）の感染は予防されている。ただし，感染後に時間がたっておらず抗原・抗体が検出されない期間（ウインドウ期）に採取された血液は，感染の危険性がある。

　また，マラリア原虫やサイトメガロウイルス（CMV），EBウイルスなどの感染は完全に予防できていない。

● **輸血後移植片対宿主病**　組織に対して，輸血製剤などの異物が示す親和性を**組織適合性**という。組織適合性のない2者間で輸血が行われた場合に，輸血製剤に残存したドナー由来のリンパ球が，患者の組織を非自己と認識して体内で増殖し，患者組織を破壊する病態を**輸血後移植片対宿主病**（**輸血後GVHD** graft versus host disease）という。致死率が非常に高い重篤な副作用である。

　輸血後GVHDを予防するためには，血液製剤に放射線照射を行うことが有効である。

● **輸血関連急性肺障害**　輸血中あるいは輸血後6時間以内に，非心原性に肺水腫を伴って呼吸困難に陥ることを**輸血関連急性肺障害** transfusion-related acute lung injury（**TRALI**）という。詳細な発生機序は解明されていないが，重篤な有害作用であり，約10%が致命的になるため注意が必要である。発症した場合は，早期より人工呼吸管理を含めて適切に全身管理を行わなければならない。

🖊 **work** 復習と課題

❶ 輸液の目的をあげなさい。

❷ 次の文章のうち正しいものには○をつけ，間違っているものでは字句を訂正しなさい。

　ａ．乳酸リンゲル液は，代謝性アルカローシスの治療に使われる。

　ｂ．低張性電解質輸液製剤は，カルシウム濃度が低いことが特徴的である。

　ｃ．高カロリー輸液を行うときは，ビタミン D を添加する。

　ｄ．高カロリー輸液を行うときは，中心静脈を介して行う。

　ｅ．輸液流量は 10 mL/時間以上でないと血液凝固をおこす。

❸ 乳児や小児が成人に比べて脱水症状になりやすいのはなぜか。

❹ 成分輸血とはなにかを説明しなさい。

❺ 次の文章のうち正しいものには○をつけ，間違っているものでは字句を訂正しなさい。

　ａ．新鮮凍結人血漿は，解凍後 3 時間以内に使用する。

　ｂ．血小板製剤は，使用するまで室温で保管する。

　ｃ．赤血球を 2〜6℃で保存するのは，糖代謝を活発にするためである。

　ｄ．血管内溶血がおきると，ヘモグロビンがビリルビンに代謝されるため重症の腎障害をおこす。

看護業務に必要な薬の知識

A 薬に関する単位

　治療では，薬物を定められた用量・用法で使うことは必須である。そのため，薬物に関する単位は確実に覚えておかなければならない（◉表1）。

◉表1　よく用いられる単位

分類	単位	読み方	意味
重量	kg	キログラム	10^3 g
	g	グラム	1 g＝1000 mg
	mg	ミリグラム	10^{-3} g
	μg	マイクログラム	10^{-6} g
	ng	ナノグラム	10^{-9} g
容量	L	リットル	1 L＝1000 mL
	dL	デシリットル	10^{-1} L＝100 mL
	mL	ミリリットル	10^{-3} L
	μL	マイクロリットル	10^{-6} L
含量	U	ユニット	ビタミンやホルモンなどの効力を国際的に統一して示すために，WHO が定義した生物学的力価の単位
	IU	アイユー	
	mEq	ミリイークィバレント	ミリグラム当量（milligram equivalent）で，meq（メック）と略すこともある。電解質の量をあらわす単位
濃度	％	パーセント	質量百分率（w/w％または単に％） • 粉末など 100 g 中に薬物（固体）が何 g 含まれているかをあらわす。 体積百分率濃度（v/v％） • 溶液 100 mL に薬物（液体）が何 mL とけているかをあらわす。 質量対体積百分率（w/v％） • 溶液 100 mL に薬物（固体）が何 g とけているかをあらわす。
	g/dL	グラム・パー・デシリットル	溶液 1 dL あたりの重量（g）
	μg/mL	マイクログラム・パー・ミリリットル	溶液 1 mL あたりの重量（μg）
	U/mL	ユニット・パー・ミリリットル	溶液 1 mL あたりのユニット（U）
	mEq/L	ミリイークィバレント・パー・リットル	溶液 1 L あたりのミリグラム当量
投与速度	mL/h	ミリリットル・パー・アワー	1 時間あたりの投与量（mL）
	mL/min	ミリリットル・パー・ミニッツ	1 分間あたりの投与量（mL）
	μg/kg/分＝γ	ガンマ	体重 1 kg，1 分間あたりの投与量（μg）
	mg/h	ミリグラム・パー・アワー	1 時間あたりの投与量（mg）

B　処方せん

　処方とは，医師が特定の人の疾病に対して与薬が必要であると判断し，必要な薬品を選択して，用法・用量や使用期間を定める一連の行為をさす。**処方せん**は，処方を文書化したものであり，適切な薬物療法を実施するうえで，医師から薬剤師への情報伝達手段として基本かつ重要なものである。

● **関係する法規**　「医師法」第22条および「歯科医師法」第21条で，「処方せんの交付義務」が定められており，医師・歯科医師が治療上必要であると認めた場合には，患者(またはその看護にあたっているもの)に処方せんを交付しなければならない。「医師法」第20条および「歯科医師法」第20条によって，無診療による処方せん交付は禁じられている。

　処方せんは，薬剤師に医師が指示どおりに医薬品を調剤することを要求するものであるため，医師の処方の意図が，薬剤師に正確に伝わらなければならない。

　また，「薬剤師法」第24条で，薬剤師は処方せん中に疑義があるときは，それを確認したあとでなければ調剤してはならないことが定められており，独立した職能として調剤に責任をもつことが求められている。

1　処方せんの記載事項

　処方せんは，「医師法施行規則」第21条，「歯科医師法施行規則」第20条および「保険医療機関及び保健医療養担当規則」第23条によって以下を記載することが定められている(●図1)。

(1)患者の氏名
(2)年齢(生年月日，6歳未満の場合は生年月日を記載)・性別
(3)薬名(処方薬。保険診療においては厚生労働大臣の定める医薬品)
(4)分量(内服薬は1日分の投与量，頓服薬は1回分の投与量)
(5)用法(服用回数：1日3回など，服用時点：毎食後など)
(6)用量(内服薬：投与日数，頓服薬：投与回数)
(7)発行の年月日(処方せんの使用期間は，原則として発行日を含めて4日以内である)
(8)使用期間
(9)病院もしくは診療所の名称および所在地または医師の住所
(10)記名押印または署名(処方医のもので，正確に判読できること)
(11)保険者番号
(12)保険者証・被保険者手帳の記号番号
　これに加えて，麻薬を処方する場合には，次の2項目を記載しなければならないことが「麻薬及び向精神薬取締法」第27条6項および「麻薬及び向精神薬取締法施行規則」第9条の3によって定められている。
(13)免許証の番号(麻薬施用者のもの)
(14)患者の住所

処 方 せ ん

（この処方せんは、どの保険薬局でも有効です。）

様式第二号　（第二十三条関係）

公費負担者番号							保険者番号							

公費負担医療の受給者番号							被保険者証・被保険者手帳の記号・番号				・			

患者	氏　名			保険医療機関の所在地及び名称	
	生年月日	明大昭平　　年　月　日	男・女	電話番号　　保険医氏名　　　　　　㊞	
	区　分	被保険者	被扶養者	都道府県番号　｜点数表番号｜医療機関コード	

交付年月日	平成　　年　月　日	処方せんの使用期間	平成　年　月　日	特に記載のある場合を除き、交付の日を含めて4日以内に保険薬局に提出すること。

処方	変更不可	個々の処方薬について、後発医薬品（ジェネリック医薬品）への変更に差し支えがあると判断した場合には、「変更不可」欄に「レ」又は「×」を記載し、「保険医署名」欄に署名又は記名・押印すること。
	保険医署名	「変更不可」欄に「レ」又は「×」を記載した場合は、署名又は記名・押印すること。

備考	
	保険薬局が調剤時に残薬を確認した場合の対応（特に指示がある場合は「レ」又は「×」を記載すること。）　□保険医療機関へ疑義照会した上で調剤　　□保険医療機関へ情報提供

調剤済年月日	平成　　年　月　日	公費負担者番号	
保険薬局の所在地及び名称保険薬剤師氏名	㊞	公費負担医療の受給者番号	

備考　1．「処方」欄には、薬名、分量、用法及び用量を記載すること。

　　　2．この用紙は、日本工業規格 A 列5番を標準とすること。

　　　3．療養の給付及び公費負担医療に関する費用の請求に関する省令（昭和51年厚生省令第36号）第1条の公費負担医療については、「保険医療機関」とあるのは「公費負担医療の担当医療機関」と、「保険医氏名」とあるのは「公費負担医療の担当医氏名」と読み替えるものとすること。

◗図1　処方せん

●**1日量と1回量**　薬物の摂取量について，処方せんには従来，**1日量**(1日に摂取する量)が用いられてきた(◗表2)。しかし，1日量は施設などによって記載方法が異なることが多いため，記載ミスや情報伝達エラーの原因となる可能性があった。

○ 表2　内服薬処方せんでの1日量と1回量の記載例

方式	薬剤名（用量）	錠数	回数	服用時間	何日分
1日量	○○(15)	3錠	分3	毎食後	7日分
1回量	○○錠15mg	1回1錠	1日3回	朝昼夕食後	7日分

※ ○○錠15mg　1回1錠朝昼夕食後，1日3回服用するように処方する場合

　このようなミスを防止するため，現在では，内服薬の処方せんにおいて，最少の基本単位である**1回量**（1度の服薬で摂取する量）で記載方法を統一することが推奨されている❶（○表2）。
● **後発医薬品への変更**　後発医薬品（ジェネリック医薬品，○58ページ）は，先発医薬品の特許が切れたあとに，成分や規格容量などが同一であるとして，臨床試験などを省略して認可される医薬品である❷。
　処方せんにおいて，処方する医師が，後発医薬品へ変更することにさしつかえがあると判断したときに，意思表示として，所定のチェック欄に，署名または記名・押印する様式になっている（○図1）。
● **残薬の確認**　処方せんの備考欄には残薬確認欄❸があり，文書で残薬状況を報告することによって，次回の処方薬を削減することがはかられている。医師は残薬確認が必要と思われる場合，「保険医療機関へ疑義照会した上で調剤」または「保険医療機関へ情報提供」のいずれかにチェックをいれる。それを受けて，保険薬局は調剤時に残薬を確認し，残薬があった場合には，保険医療機関へ疑義照会したうえで調剤あるいは，情報提供をする。

2　注射薬処方せんの記載事項

　注射薬処方せんの記載事項は，内服薬の記載事項に準拠しているが，注射薬の特殊性を考慮して，もう少し細かな点も記載される（○図2）。次におもな記載項目を示す。

(1)患者氏名
(2)年齢（生年月日）・性別
(3)診療科名（病棟名）
(4)処方医師名
(5)発行年月日
(6)投与実施年月日
(7)薬名（処方薬）
(8)分量（1回分の投与量）
(9)用法（投与方法や投与ルート，投与回数，投与速度，投与時点など）

─ NOTE

❶しかしながら，2021年時点では，従来の1日量を記載することが一般的であり，全面的に切りかわるにはもうしばらく時間がかかると思われる。
❷2005年の厚生労働省通知により，新たに申請する後発医薬品の名称は「一般名」＋「剤形」＋「規格」＋「会社名」に統一されている。
❸残薬確認欄は，2016年の診療報酬改正から設定された。

注射薬処方箋

実施日　2021年03月21日

処方箋番号　214639

患者番号　109900088　病棟　薬剤部　病室　　　科　第一内科

|||||

氏名　**薬剤部 専用患者1**
ヤクザイブ　イブ　センヨウカンジャ

外　来

生年月日　昭和45年10月29日　50才　性別　男

身長 175cm　体重 72kg
体表面積　1.87
食事　なし

発行年月日　2021年03月21日　11:26

処方医師名　薬剤部医師

実施日

薬品名	1回施用量	手技 (ルート)	用法 (時間)	21日	22日	23日	24日	25日	26日	27日	28日
②ピーエヌツイン【2号】 1,100mL	2袋	IVHミキシング (TPN)	24時間キープ	1							
②エレメンミック注　2mL	2mL	中心静脈		1							
②ガスター注射液　20mg/2mL	40mg			1							
②パントール注射液　500mg/2mL	1000mg			1							
②強力ネオミノファーゲンシーP 20mL	60mL			1							
②ネオラミン・マルチV	1V			1							
メインルートより											
【薬剤部医師：第一内科】											
②セファメジンα注射用　1g	1g	div	朝、夕	2							
②大塚生食注TN　100mL/KT	1KT	末梢静脈		2							
【薬剤部医師：第一内科】											
②献血アルブミン・Wf 25% 50mL	100mL	div	昼	1							
【薬剤部医師：第一内科】		末梢静脈									
③《向》ペンタジン注射液 15mg/1mL	15mg	im	疼痛時	2							
【薬剤部医師：第一内科】		筋注									
③イノバン0.3%注シリンジ 150mg/50mL	50mL	civ(精密持続点滴)	医師の指示通り	1							
総容量　50ml　速度　2ml/h											
医師の指示どおりに		末梢静脈									
【薬剤部医師：第一内科】											

薬剤師名

北海道大学病院
3/21より抗生物質を開始

— 1 —

冷所
薬剤部　第一内科
ヤクザイブ　センヨウカンジャ
薬剤部 専用患者1 殿

薬剤部　第一内科
ヤクザイブ　センヨウカンジャ
薬剤部 専用患者1 殿

◉**図2　注射薬処方せんの例（北海道大学病院）**
内服薬の処方せんの記載事項に準拠しているが，注射薬の特殊性を考慮してより細かな点についても記載されている。

C　添付文書

1 添付文書とは

医薬品に関する情報を入手する場合，最も手軽に利用されるのが添付文書

▶表3　添付文書に記載されている項目

・作成または改訂年月	・用法および用量に関連する注意	・その他の副作用
・日本標準商品分類番号	・重要な基本的注意	・臨床検査結果に及ぼす影響
・承認番号，販売開始年月	・特定の背景を有する患者に関する注意	・過量投与
・貯法，有効期間	合併症・既往歴等のある患者	・適用上の注意
・薬効分類名	腎機能障害患者	・その他の注意
・規制区分	肝機能障害患者	・薬物動態
・名称	生殖能を有する者	・臨床成績
・薬価基準収載年月	妊婦	・薬効薬理
・再審査・再評価結果の公表年月	授乳婦	・有効成分に関する理化学的知見
・効能・効果の追加承認年月	小児等	・取り扱い上の注意
・警告	高齢者	・承認条件
・禁忌（次の患者には投与しないこと）	・相互作用	・包装
・組成・性状	併用禁忌（併用しないこと）	・主要文献
・効能または効果	併用注意（併用に注意すること）	・文献請求先および問い合わせ先
・効能または効果に関連する注意	・副作用	・保険給付上の注意
・用法および用量	重大な副作用	・製造販売業者等

である。添付文書には，医薬品の使用時に必要な情報がぎっしりとまとめられている（▶表3，図3）。医薬品を適正かつ安全に使用するためには，日ごろから添付文書を読む習慣を身につけることが重要である。

添付文書の記載内容❶をみると，次のような疑問が解決する。

- この医薬品の適正な投与量はどれくらいか，投与経路はなにか。
- この患者にこの医薬品を投与してだいじょうぶか。
- どのような保管方法をとればいいのか。
- 投与の際の注意すべき点はなにか。
- 副作用があらわれてしまったがどうすればよいか。

添付文書は，「医薬品医療機器等法」第52条によって医薬品に必ず添付するように規定されている公文書である。万が一，薬物療法による医療事故が発生して医療訴訟がおきた場合，この添付文書の記載内容をふまえて，個別の事例ごとに，医学・薬学の学問水準から総合的に判断される。すなわち，添付文書は医薬品を使用する際の1つの規則を示していると考えることができる。

● **入手方法**　添付文書を入手するには，以下の3つの方法がある。

（1）医薬品の包装の内容物として入手する。

（2）メーカーに請求して入手する。

（3）独立行政法人医薬品医療機器総合機構のウェブサイトから入手する。

独立行政法人医薬品医療機器総合機構（PMDA）では，添付文書情報を検索し，参照できるサービス[1]を提供している。ここで入手できる情報は，医療用医薬品の添付文書内容を各製薬会社によって電子化されたものである。実際の添付文書をほぼ忠実に再現するPDFファイルが入手可能である。

NOTE

❶高齢化および医療・ICTの進歩など，医療を取り巻く状況の変化を受け，医療用医薬品の添付文書等の記載事項が，2019（平成31）年4月1日から変更された。変更点は「原則禁忌」「慎重投与」の廃止，「特定の背景を有する患者に関する注意」の新設などである。ただし，同年4月時点ですでに承認済み，あるいは承認申請中の医薬品については，2024（令和6）年3月末までに，できる限りすみやかに添付文書の改訂を行うこととなっている。

1）独立行政法人医薬品医療機器総合機構（PMDA）：医療用医薬品情報検索（https://www.pmda.go.jp/PmdaSearch/iyakuSearch）（参照 2021-07-01）.

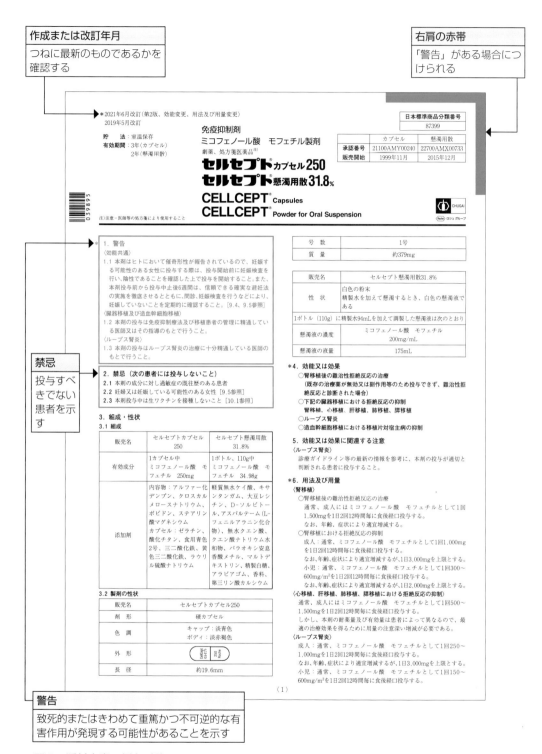

作成または改訂年月
つねに最新のものであるかを確認する

右肩の赤帯
「警告」がある場合につけられる

＊2021年6月改訂(第2版、効能変更、用法及び用量変更)
2019年5月改訂

日本標準商品分類番号
87399

貯　法：室温保存
有効期間：3年(カプセル)
　　　　　2年(懸濁用散)

免疫抑制剤
ミコフェノール酸　モフェチル製剤
劇薬、処方箋医薬品®

セルセプト®カプセル250
セルセプト®懸濁用散31.8%

CELLCEPT® Capsules
CELLCEPT® Powder for Oral Suspension

注)注意-医師等の処方箋により使用すること

	カプセル	懸濁用散
承認番号	21100AMY00240	22700AMX00733
販売開始	1999年11月	2015年12月

禁忌
投与すべきでない患者を示す

1. 警告
(効能共通)
1.1 本剤はヒトにおいて催奇形性が報告されているので、妊娠する可能性のある女性に投与する際は、投与開始前に妊娠検査を行い、陰性であることを確認した上で投与を開始すること。また、本剤投与前から投与中止後6週間は、信頼できる確実な避妊法の実施を徹底させるとともに、問診、妊娠検査を行うなどにより、妊娠していないことを定期的に確認すること。[9.4、9.5参照]
(臓器移植及び造血幹細胞移植)
1.2 本剤の投与は免疫抑制療法及び移植患者の管理に精通している医師又はその指導のもとで行うこと。
(ループス腎炎)
1.3 本剤の投与はループス腎炎の治療に十分精通している医師のもとで行うこと。

2. 禁忌(次の患者には投与しないこと)
2.1 本剤の成分に対し過敏症の既往歴のある患者
2.2 妊婦又は妊娠している可能性のある女性 [9.5参照]
2.3 本剤投与中は生ワクチンを接種しないこと [10.1参照]

3. 組成・性状
3.1 組成

販売名	セルセプトカプセル250	セルセプト懸濁用散31.8%
有効成分	1カプセル中 ミコフェノール酸　モフェチル 250mg	1ボトル、110g中 ミコフェノール酸　モフェチル 34.98g
添加剤	内容物:アルファー化デンプン、クロスカルメロースナトリウム、ポビドン、ステアリン酸マグネシウム カプセル:ゼラチン、酸化チタン、食用青色2号、三二酸化鉄、黄色三二酸化鉄、ラウリル硫酸ナトリウム	軽質無水ケイ酸、キサンタンガム、大豆レシチン、D-ソルビトール、アスパルテーム(L-フェニルアラニン化合物)、無水クエン酸、クエン酸ナトリウム水和物、パラオキシ安息香酸メチル、マルトデキストリン、精製白糖、アラビアゴム、香料、第三リン酸カルシウム

3.2 製剤の性状

販売名	セルセプトカプセル250
剤　形	硬カプセル
色　調	キャップ:淡青色 ボディ:淡赤褐色
外　形	CellCept 250 Roche
長　径	約19.6mm

号　数	1号
質　量	約379mg

販売名	セルセプト懸濁用散31.8%
性　状	白色の粉末 精製水を加えて懸濁するとき、白色の懸濁液である

1ボトル(110g)に精製水94mLを加えて調製した懸濁液は次のとおり

懸濁液の濃度	ミコフェノール酸　モフェチル 200mg/mL
懸濁液の液量	175mL

＊4. 効能又は効果
○移植後の難治性拒絶反応の治療
　(既存の治療薬が無効又は副作用等のため投与できず、難治性拒絶反応と診断された場合)
○下記の臓器移植における拒絶反応の抑制
　腎移植、心移植、肝移植、肺移植、膵移植
○ループス腎炎
○造血幹細胞移植における移植片対宿主病の抑制

5. 効能又は効果に関連する注意
〈ループス腎炎〉
診療ガイドライン等の最新の情報を参考に、本剤の投与が適切と判断される患者に投与すること。

＊6. 用法及び用量
〈腎移植〉
○腎移植後の難治性拒絶反応の治療
　通常、成人にはミコフェノール酸　モフェチルとして1回1,500mgを1日2回12時間毎に食後経口投与する。
　なお、年齢、症状により適宜減量する。
○腎移植における拒絶反応の抑制
　成人:通常、ミコフェノール酸　モフェチルとして1回1,000mgを1日2回12時間毎に食後経口投与する。
　なお、年齢、症状により適宜増減するが、1日3,000mgを上限とする。
　小児:通常、ミコフェノール酸　モフェチルとして1回300〜600mg/m²を1日2回12時間毎に食後経口投与する。
　なお、年齢、症状により適宜増減するが、1日2,000mgを上限とする。
〈心移植、肝移植、肺移植、膵移植における拒絶反応の抑制〉
通常、成人にはミコフェノール酸　モフェチルとして1回500〜1,500mgを1日2回12時間毎に食後経口投与する。
しかし、本剤の耐薬量及び有効量は患者によって異なるので、最適の治療効果を得るために用量の注意深い増減が必要である。
〈ループス腎炎〉
成人:通常、ミコフェノール酸　モフェチルとして1回250〜1,000mgを1日2回12時間毎に食後経口投与する。
なお、年齢、症状により適宜増減するが、1日3,000mgを上限とする。
小児:通常、ミコフェノール酸　モフェチルとして1回150〜600mg/m²を1日2回12時間毎に食後経口投与する。

(1)

警告
致死的またはきわめて重篤かつ不可逆的な有害作用が発現する可能性があることを示す

◉図3　添付文書の例(一部)
添付文書の例(複数ページのうちの一部)を示す。このあとに続くページでは、「使用上の注意(副作用や高齢者・妊婦への投与・適用上の注意など)」や「取り扱い上の注意」などについても記載されている。
(中外製薬株式会社:セルセプト添付文書, 2021年6月改訂〔第2版〕. p.1, 2021による)

2 添付文書の読み方

　添付文書には，多くの情報が記載されているが，臨床においてとくに注意しなければならない情報がある。以降，添付文書の中で注意して読むべき項目について，○図3にそって述べる。

●**改訂年月日**　医薬品は発売後多くの患者に使用されるため，新たに副作用が見つかったり，有害作用があらわれたりすることがある。そのつど添付文書は更新されるため，つねに最新版の添付文書を読むことが重要となる。

　添付文書が更新されるときは，効能・効果の削除などの重大なできごとが生じたときである。そのため，添付文書の更新事項を確認するとともに，その理由を知っておくほうが対策を立てやすい。

●**右肩の赤帯の有無**　最初に確認することは，広げたときに右肩に赤い色がついているかどうかである。添付文書の右肩が赤く塗られている医薬品には，「警告」があり，発売後にこの医薬品が原因での死亡例または重篤例が報告されていることを示している。すなわち，慎重に使用しなければならない医薬品ということになる。

●**「警告」と「禁忌」**　「警告」と「禁忌」は，いずれも見落とすと，患者の重大な健康被害に直結するおそれがある重要な情報である。医薬品を扱う医療職者は，職種にかかわらず必ず目を通しておく必要がある。

警告 致死的またはきわめて重篤かつ不可逆的な有害作用が発現することで，重大な健康被害につながる可能性がある場合に記載される。

禁忌 「次の患者に投与してはならない」ことを意味している。添付文書では「警告」についで記載される。患者の症状，原疾患，合併症，既往歴，家族歴，体質，併用薬剤から判断して投与すべきではない患者をあらわしている。

●**「使用上の注意」**　医薬品を投与するときには，適用方法に関連する基本的な注意事項をまもらなければ，期待した効果が得られないことがある。

　「使用上の注意」には，重要な基本的注意，相互作用，高齢者や妊婦・授乳婦，小児への投与，注射薬の混合時の注意，製剤の特性に伴う投与上の注意点，さらには過量投与時の症状，対処方法が記載されている。

●**「重大な副作用」・「その他の副作用」**　添付文書では，「使用上の注意」の中に「副作用」の項目があり，そこではさらに「重大な副作用」と「その他の副作用」に分けて記載されている。副作用は，発現頻度・重篤度・可逆性の3点から評価できる。患者にとって最も重要なのは，重篤度が高く不可逆的な副作用である。

　①**重大な副作用**　致命的な結果にいたる可能性がある。

　②**頻度の高い副作用**　その薬剤に特徴的で発生頻度の高い副作用があり，症状があらわれたときは必ず使用薬剤を確認する必要がある。

　③**一般的な副作用**　胃腸症状などは見すごされがちであるが，なかには重大な副作用に連動する場合もあるため注意を怠ってはならない。

3　イエローレターとブルーレター

　警告や使用上の注意に関連して，社会への健康被害の防止という観点から，重要かつ緊急性の高い情報を周知する必要がある場合は，厚生労働省の指示あるいは，自主的な判断により，製薬企業から次の情報が発信される。

● **イエローレター（緊急安全情報）**　緊急かつ重大な注意喚起や使用制限が必要な状況に対して実行される。

● **ブルーレター（安全性速報）**　一般的な使用上の注意の改訂よりも，迅速な注意喚起や適正使用のための対応の注意喚起が必要な状況に対して発行される。

参考文献

1. 伊賀立二ほか監修：くすりの地図帳——The atlas of medication. 講談社, 2007.
2. 今堀和友・山川民夫監修, 大島泰郎ほか編：生化学辞典, 第4版. 東京化学同人, 2007.
3. 遠藤政夫ほか編：医科薬理学, 改訂4版. 南山堂, 2005.
4. 高久史麿・矢崎義雄監修, 北原光夫ほか編：治療薬マニュアル2021. 医学書院, 2021.
5. 日本東洋医学会学術教育委員会編：入門漢方医学. 南江堂, 2002.
6. 日本臨床薬理学会編：臨床薬理学, 第4版. 医学書院, 2017.
7. Katzung, B. G. 著, 柳澤輝行ほか監訳：カッツング薬理学, 原書10版. 丸善, 2009.
8. Goddman, L. S. and Gilman, A. 著, Brunton, L. 編, 髙折修二ほか監訳：グッドマン・ギルマン薬理書——薬物治療の基礎と臨床(上), 第12版. 廣川書店, 2013.
9. Goddman, L. S. and Gilman, A. 著, Brunton, L. 編, 髙折修二ほか監訳：グッドマン・ギルマン薬理書——薬物治療の基礎と臨床(下), 第12版. 廣川書店, 2013.
10. Rodwell, V. W., et al. 著, 清水孝雄監訳：イラストレイテッドハーパー・生化学, 原書第30版. 丸善出版, 2016.
11. Whalen, K., et al. 編, 柳澤輝行・丸山敬監訳：イラストレイテッド薬理学(リッピンコットシリーズ), 原書第6版. 丸善出版, 2016.
12. Lüllmann, H., et al. 著, 佐藤俊明訳：カラー図解これならわかる薬理学, 第2版. メディカル・サイエンス・インターナショナル, 2012.

索引